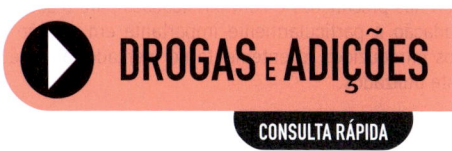

DROGAS E ADIÇÕES
CONSULTA RÁPIDA

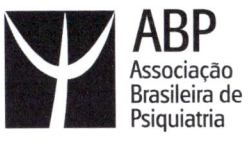

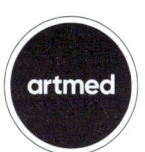

A Artmed é a editora oficial da ABP

Nota: A medicina é uma ciência em constante evolução. À medida que novas pesquisas e a própria experiência clínica ampliam o nosso conhecimento, são necessárias modificações na terapêutica, onde também se insere o uso de medicamentos. Os autores desta obra consultaram as fontes consideradas confiáveis, num esforço para oferecer informações completas e, geralmente, de acordo com os padrões aceitos à época da publicação. Entretanto, tendo em vista a possibilidade de falha humana ou de alterações nas ciências médicas, os leitores devem confirmar estas informações com outras fontes. Por exemplo, e em particular, os leitores são aconselhados a conferir a bula completa de qualquer medicamento que pretendam administrar, para se certificar de que a informação contida neste livro está correta e de que não houve alteração na dose recomendada nem nas precauções e contraindicações para o seu uso. Essa recomendação é particularmente importante em relação a medicamentos introduzidos recentemente no mercado farmacêutico ou raramente utilizados.

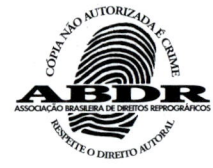

D784   Drogas e adições : consulta rápida / Organizadores, Anne Orgler Sordi... [et al.] – Porto Alegre : Artmed, 2025.
xiv, 226 p. ; 20 cm

ISBN 978-65-5882-235-6

1. Psiquiatria. 2. Abuso de substâncias – Tratamento.
I. Sordi, Anne Orgler.

CDU 616.89

Catalogação na publicação: Karin Lorien Menoncin – CRB 10/2147

ANNE ORGLER **SORDI**
LISIA **VON DIEMEN**
FLAVIO **PECHANSKY**
ALESSANDRA MENDES **CALIXTO**
FELIX HENRIQUE PAIM **KESSLER**

ORGANIZADORES

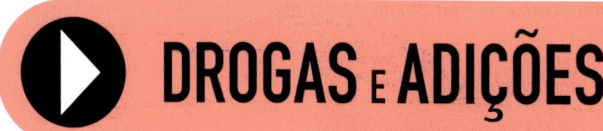

DROGAS E ADIÇÕES
CONSULTA RÁPIDA

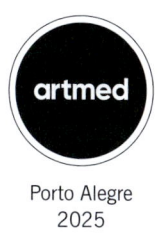

Porto Alegre
2025

© GA Educação Ltda., 2025.

Coordenador editorial
Cláudia Bittencourt

Editora
Mirian Raquel Fachinetto

Preparação de originais
Heloísa Stefan

Leitura final
Cecília Beatriz Alves Teixeira e Ana Carolina Madureira Machado

Capa e projeto gráfico
Tatiana Sperhacke / Tat Studio

Editoração
Kaéle Finalizando Ideias

Reservados todos os direitos de publicação ao GA EDUCAÇÃO LTDA.
(Artmed é um selo editorial do GA EDUCAÇÃO LTDA.)

Rua Ernesto Alves, 150 – Bairro Floresta
90220-190 – Porto Alegre – RS
Fone: (51) 3027-7000

SAC 0800 703 3444 – www.grupoa.com.br

É proibida a duplicação ou reprodução deste volume, no todo ou em parte, sob quaisquer formas ou por quaisquer meios (eletrônico, mecânico, gravação, fotocópia, distribuição na Web e outros), sem permissão expressa da Editora.

IMPRESSO NO BRASIL
PRINTED IN BRAZIL

AUTORES

Anne Orgler Sordi Psiquiatra. Coordenadora do Programa de Mestrado Profissional em Prevenção e Assistência em Saúde Mental e Transtornos Aditivos do Hospital de Clínicas de Porto Alegre (HCPA). Especialista em Psicoterapia de Orientação Analítica pelo Centro de Estudos Luis Guedes (CELG). Doutora em Psiquiatria e Ciências do Comportamento pela Universidade Federal do Rio Grande do Sul (UFRGS).

Lisia von Diemen Psiquiatra. Professora adjunta de Psiquiatria da UFRGS. Coordenadora de Saúde Mental do HCPA. Mestra em Ciências Médicas: Psiquiatria pela UFRGS. Doutora em Psiquiatria e Ciências do Comportamento pela UFRGS.

Flavio Pechansky Psiquiatra. Professor titular do Departamento de Psiquiatria da UFRGS. Mestre e Doutor em Clínica Médica pela UFRGS. Hubert H. Humphrey *Fellow* na Johns Hopkins Bloomberg School of Public Health. Fundador e ex-diretor do Centro de Pesquisa em Álcool e Drogas (CPAD)/HCPA/UFRGS. Criador e ex-coordenador do Programa de Mestrado Profissional em Saúde Mental e Transtornos Aditivos do HCPA. Presidente do International Council on Alcohol, Drugs and Traffic Safety. Membro do Comitê de Consultores do Conselho Nacional de Drogas (Conad). Membro do Comitê de *Advisors* da Organização Mundial da Saúde (OMS) sobre Álcool e Epidemiologia de Drogas.

Alessandra Mendes Calixto Enfermeira. Consultora em Dependência Química do HCPA. Especialista em Dependência Química pela Universidade Federal de Ciências da Saúde de Porto Alegre (UFSCPA). Mestra em Ensino na Saúde pela UFRGS. Doutora em Enfermagem pela UFRGS.

Felix Henrique Paim Kessler Psiquiatra. Professor adjunto do Departamento de Psiquiatria e Medicina Legal da UFRGS. Chefe do Serviço de Psiquiatria de Adições e Forense do HCPA. Doutor em Psiquiatria e Ciências do Comportamento pela UFRGS. Pesquisador do CPAD/HCPA/UFRGS. Editor da *Revista Brasileira de Psicoterapia*.

Alexandre Kieslich da Silva Psiquiatra. Professor do Curso de Medicina da Universidade do Vale do Taquari (Univates). Professor das Residências de Psiquiatria do Hospital Bruno Born (Lajeado/RS) e do Hospital Divina Providência (Arroio do Meio/RS). Formação em Terapia Dialética pelo Behavior Tech Institut. Mestre em Ciências da Saúde pela UFRGS.

Aline da Rosa Goulart Assistente social do HCPA. Especialista em Saúde Mental, Psicopatologia e Atenção Psicossocial: Saúde e Bem-estar pela Unopar/Anhanguera.

Aline Oliveira Enfermeira assistencial da Unidade de Internação da Psiquiatria da Infância e Adolescência do HCPA. Especialista em Saúde Mental Coletiva pela UFRGS.

Amanda Vilaverde Perez Internista do HCPA. Residente de Medicina Intensiva no HCPA.

Ana Cristina da Silva Assistente social. Supervisora do Serviço Social da Emergência do HCPA. Mestra em Ciências Médicas pela UFRGS.

Ana Laura Walcher Médica residente de Psiquiatria no HCPA.

AUTORES

Ana Lúcia Golin Psicóloga clínica e hospitalar. Especialista em Dependência Química pela Universidade Federal de São Paulo (Unifesp), em Terapias de Técnicas Integradas pelo Instituto Fernando Pessoa e em Terapia Familiar e de Casal pela Universidade do Vale do Rio dos Sinos (Unisinos). Formação em Terapia do Esquema pelo Grupo Wainer. Mestra em Saúde Mental e Transtornos Aditivos pela UFRGS.

Ana Rita Siqueira Borges Nutricionista contratada do HCPA. Mestra em Prevenção e Assistência em Saúde Mental e Transtornos Aditivos pela UFRGS.

Anderson Ravy Stolf Psiquiatra. Professor adjunto de Psiquiatria da Universidade Federal do Mato Grosso do Sul (UFMS). Doutor em Psiquiatria pela UFRGS.

André Akira Sueno Goldani Psiquiatra. Doutorando em Psiquiatra e Ciências do Comportamento na UFRGS.

Andressa Goldman Ruwel Médica.

Angélica Nickel Adamoli Profissional de Educação Física do Serviço de Educação Física e Terapia Ocupacional do HCPA. Professora da Formação de Instrutores de *Mindfulness* do Centro de Promoção de *Mindfulness* (CPM). Especialista em Atenção Psicossocial no âmbito do Sistema Único de Saúde pela Universidade Federal de Pelotas (UFPel). Mestra em Ciências pela UFPel. Doutora em Psicologia pela Pontifícia Universidade Católica do Rio Grande do Sul (PUCRS).

Bárbara Ferreira Althoff Psiquiatra forense. Mestranda em Ciências da Saúde na UFCSPA.

Bibiana Bolten Lucion Loreto Psiquiatra. Professora do Curso de Medicina da Universidade Feevale. Especialista em Psiquiatria de Adições pelo HCPA. Doutoranda em Psiquiatria e Ciências do Comportamento na UFRGS.

Bibiana de Borba Telles Médica residente de Psiquiatria no HCPA.

Caroline Zanoni Cardoso Farmacêutica hospitalar. Farmacêutica clínica das Unidades de Psiquiatria do HCPA. Especialista em Gestão em Saúde pela Fundação Oswaldo Cruz (Fiocruz). Mestra em Prevenção e Assistência em Saúde Mental e Transtornos Aditivos pela UFRGS.

Cássio Lamas Pires Professor de Educação Física Sanitarista. Professor de Educação Física do HCPA. Especialista em Saúde Pública pela Escola de Saúde Pública do Rio Grande do Sul (ESP-RS). Mestre em Saúde Coletiva pela UFRGS. Doutor em Ciências do Movimento Humano pela UFRGS.

Cristhian Ferreira Falleiro Biomédico. Estagiário no CPAD/HCPA/UFRGS.

Daniel Tornaim Spritzer Psiquiatra. Especialista em Psiquiatria da Infância e Adolescência pelo HCPA/UFRGS. Mestre e Doutor em Psiquiatria e Ciências do Comportamento pela UFRGS.

Daniela Tassinari Psiquiatra assistente do Instituto Perdizes do Hospital das Clínicas da Faculdade de Medicina da Universidade de São Paulo (IPer-HCFMUSP). Pós-graduação em Psiquiatria Forense pelo Instituto de Psiquiatria (IPq) do HCFMUSP.

Eduarda Carolina Altenhofer Psicóloga. Especialista em Adições pelo HCPA.

Eduardo Guarnieri Médico.

Elizandra Ferreira Pires de Carvalho Psicóloga. Atuação em Saúde Mental na Fundação Municipal de Saúde de Teresina (PI). Especialista em Consumo e Consumidores de Substâncias Psicoativas pela Universidade Federal da Bahia (UFBA). Mestra em Saúde Mental e Transtornos Aditivos pela UFRGS.

Felipe Rech Ornell Psicólogo. Especialista em Terapia Cognitivo-comportamental pela Wainer Psicologia. Especialista em Dependência Química pela Faculdade de Administração, Ciências, Educação e Letras (Facel) e em Psicologia Clínica e Psicologia em Saúde pelo Conselho Federal de Psicologia (CFP). Mestre e Doutor em Psiquiatria e Ciências do Comportamento pela UFRGS. Pesquisador do CPAD/HCPA/UFRGS.

Fernanda Lia de Paula Ramos Psiquiatra. Diretora da Villa Janus. Especialista em Dependência Química pela Unifesp e em Psicoterapia pela UFRGS. Coordenadora do Departamento de Transtornos Aditivos da Associação de Psiquiatria do Rio Grande do Sul (APRS). Membro da Câmara Técnica do Conselho Regional de Medicina do Rio Grande do Sul (Cremers).

Fernando Monteiro da Rocha Psiquiatra. Preceptor e supervisor da Residência Médica de Psiquiatria (Adição) do HCPA. Especialista em Terapia de Grupo pelo Centro de Estudos, Avaliação e Pesquisa de Goiás (Ceapeg). Aperfeiçoamento em Terapia Comportamental Dialética (DBT) pelo Instituto de Terapia Cognitivo-comportamental (InTCC) e em Psicodrama pela UFCSPA e pelo Centro de Estudos Augusto Leopoldo Ayrosa Galvão (Cealag). Mestre em Saúde Coletiva pela Unisinos.

Gabriella de Andrade Boska Enfermeira de Saúde Mental. Professora adjunta da Escola de Enfermagem (EENF) da UFRGS. Especialista em Saúde Mental com ênfase em Álcool e Outras Drogas pela USP. Doutora em Ciências da Saúde pela USP.

Gabrielle Terezinha Foppa Psiquiatra. Especialista em Psiquiatria Forense pelo HCPA.

Gláucia dos Santos Policarpo Enfermeira.

Helena Ferreira Moura Psiquiatra. Professora adjunta de Psiquiatria da Universidade de Brasília (UnB). Especialista em Dependência Química pela Unifesp. Doutora em Psiquiatria pela UFRGS.

Ingrid Hartmann Psiquiatra do Serviço de Psiquiatria de Adições e Forense do HCPA. Especialista em Dependência Química pela Unifesp. Doutora em Psiquiatria e Ciências do Comportamento pela UFRGS.

Isis Caroline das Neves Silva Enfermeira. Especialista em Saúde Mental Coletiva e Atenção Integral ao Usuário de Drogas pelo HCPA/UFRGS.

Jéssica dos Santos Dias Terapeuta ocupacional. Especialista em Atenção Integral ao Usuário de Drogas pelo HCPA/UFRGS.

Joana Corrêa de Magalhães Narvaez Psicóloga. Professora adjunta do Departamento de Psicologia da UFCSPA. Especialista em Psicologia Clínica pela Contemporâneo – Instituto de Psicanálise e Transdisciplinaridade. Mestra e Doutora em Ciências Médicas pela UFRGS.

João Maurício Castaldelli-Maia Psiquiatra.

Jonathas da Silva Moraes Profissional de Educação Física. Especialista em Atenção Integral ao Usuário com Transtornos Aditivos pelo HCPA/UFRGS.

Jose Miguel Dora Internista e endocrinologista do HCPA.

José Roberto Goldim Biólogo do HCPA. Assessor da Diretoria de Pesquisa e coordenador do Núcleo de Bioética Clínica e do Comitê de Bioética Clínica da Diretoria Médica do HCPA. Professor de Bioética nos Mestrados Profissionais de Pesquisa Clínica e de Saúde Mental do HCPA. Professor titular da PUCRS. Mestre em Educação pela UFRGS. Doutor em Medicina: Clínica Médica pela UFRGS. Pós-doutorado na Digital Society Initiative – Universität Zürich, Suíça.

Karina Ligabue Terapeuta ocupacional. Especialista em Tratamento de Adições pelo HCPA e em Dependência Química pela UFCSPA. Mestra em Psiquiatria e Ciências do Comportamento pela UFRGS.

Kawoana Trautman Vianna Internista. Residente de Geriatria no HCPA.

Helen Vargas Laitano Psicóloga clínica do HCPA. Mestra em Assistência ao Paciente Alcoolista e em Uso de Outras Substâncias Psicoativas pelo HCPA.

Lisiane dos Santos Soria Enfermeira psiquiátrica. Enfermeira assistencial da Unidade de Adição do HCPA. Especialista em Saúde Mental pela ESP-RS. Mestra em Ciências Médicas pela UFRGS.

Lisieux E. de Borba Telles Psiquiatra. Professora adjunta de Psiquiatria da UFRGS. Especialista em Psiquiatria Forense pela UFRGS. Mestra em Psiquiatria Forense pela Universidade Nacional de La Plata (UNLP). Doutora em Medicina pela UNLP.

Lucas França Garcia Sociólogo. Professor de Bioética da Unicesumar. Mestre e Doutor em Ciências Médicas pela UFRGS.

Luiza Bohnen Souza Enfermeira do Serviço de Enfermagem em Psiquiatria Infantil e de Adições (SEPIA) do HCPA. Especialista em Saúde Mental pelo Grupo Hospitalar Conceição (GHC). Mestra em Enfermagem pela UFRGS.

Márcia Costa da Silva Enfermeira.

Márcio Silveira da Silva Enfermeiro psiquiátrico. Chefe da Unidade de Psiquiatria da Infância e Adolescência do HCPA. Especialista em Saúde Mental pela UFRGS. Mestre em Saúde Mental e Transtornos Aditivos pelo HCPA/Secretaria Nacional de Políticas sobre Drogas (Senad).

Marcio Wagner Camatta Enfermeiro. Professor adjunto do Departamento de Assistência e Orientação Profissional do Programa de Pós-graduação em Enfermagem da UFRGS. Mestre e Doutor em Enfermagem pela UFRGS.

Mariana Escobar Nutricionista clínica assistencial do HCPA. Especialista em Fisiologia do Exercício pela UFRGS. Mestra em Ciências Biológicas: Bioquímica pela UFRGS. Doutora em Psiquiatria e Ciências do Comportamento pela UFRGS.

Marianne de Aguiar Possa Psiquiatra e preceptora da Residência Médica de Psiquiatria do HCPA. Especialista em Dependência Química pela Unifesp.

Marília Borges Osório Enfermeira especialista em Saúde Mental do HCPA. Especialista em Saúde Mental no Contexto Multidisciplinar pelo Instituto Eficaz. Mestra em Saúde Mental e Transtornos Aditivos pelo HCPA.

Marise Hartmann Enfermeira. Especialista em Saúde Mental pela UFRGS.

Marlova Schmidt Assistente social do HCPA. Especialista em Dependência Química pela Faculdades Integradas de Taquara (Faccat).

Melina Nogueira de Castro Psiquiatra do HCPA. Especialista em Psiquiatria de Adições e Psiquiatria da Infância e Adolescência pelo HCPA.

Michelle da Silva Carvalho Enfermeira do SEPIA/HCPA. Especialista em Saúde Mental pela Universidade do Extremo Sul Catarinense (Unesc). Mestra em Saúde Mental e Transtornos Aditivos pela UFRGS.

Nino Marchi Psicólogo. Professor do Curso de Capacitação da Federação Brasileira de Comunidades Terapêuticas (Febract). Professor convidado das Residências de Psiquiatria do Hospital Bruno Born e do Hospital Divina Providência. Diretor de Serviços da Família Casa Tahoma (*Sober Living House*). Especialista em Dependência Química pela Unifesp. Mestre em Toxicologia pelo Departamento de Ciências Farmacêuticas da UFRGS. Doutorando em Psiquiatria e Ciências do Comportamento na UFRGS. Editor-chefe da *Revista da Sociedade de Psicologia do Rio Grande do Sul – Diaphora*.

Patrícia de Saibro Psiquiatra. Professora da Pós-graduação em Saúde Mental e Transtornos Aditivos da UFRGS. Preceptora da Residência de Psiquiatria do HCPA. Especialista em Dependência Química pela Unifesp. Mestra em Saúde Mental e Transtornos Aditivos pelo HCPA.

Paula Gonçalves Filippon Enfermeira do SEPIA/HCPA. Especialista em Saúde Mental Coletiva e Saúde Pública pela UFRGS. Mestra em Saúde Coletiva pela UFRGS.

Pedro Domingues Goi Psiquiatra contratado da Unidade de Internação de Psiquiatria de Adições do HCPA. Mestre e Doutor em Psiquiatria e Ciências do Comportamento pela UFRGS.

Pedro Henrique Piras Coser Psiquiatra. Mestre em Ciências pela Unicamp.

Rafael Ramos Amaral Médico residente de Psiquiatria no HCPA.

Renata Brasil Araujo Psicóloga. Professora de Terapia Cognitivo-comportamental e Terapia do Esquema. Coordenadora e supervisora dos Ambulatórios de Dependência Química e Terapia Cognitivo-comportamental do Hospital Psiquiátrico São Pedro. Aperfeiçoamento especializado em Dependência Química pela Cruz Vermelha Brasileira (RS). Formação em Terapia do Esquema pelo International Society of Schema Therapy/Núcleo de Estudos e Atendimentos em Terapias Cognitivas (ISST/NEAPC). Mestra em Psicologia Clínica pela PUCRS. Doutora em Psicologia pela PUCRS. Ex--presidente da Associação Brasileira de Estudos do Álcool e Outras Drogas (Abead) e da Associação de Terapias Cognitivas do Rio Grande do Sul (ATC-RS).

Rodrigo Pereira Pio Psiquiatra. Especialista em Dependência Química pelo HCPA. Residente de Psiquiatria (Adição) no HCPA.

Ronaldo Rodrigues de Oliveira Psiquiatra. Especialista em Psiquiatria de Adições pelo HCPA. Especialista em Terapia Cognitivo-comportamental pela Univates. Mestre em Biotecnologia em Saúde pela Univates.

Sabrina Rodrigues Profissional de Educação Física. *Personal trainer* e pesquisadora do HCPA. Especialista em Atenção Integral ao Usuário de Álcool e Drogas pelo HCPA. Pós-graduada em Saúde Pública pela Faculdade Educamais (Unimais). Mestranda em Cardiologia e Ciências Cardiovasculares na UFRGS.

Silvia Bassani Schuch Goi Psiquiatra. Preceptora da Residência Médica de Psiquiatria do Hospital Materno Infantil Presidente Vargas (HMIPV)/UFCSPA. Especialista em Psicoterapia de Orientação Analítica pelo CELG. Doutora em Psiquiatria e Ciências do Comportamento pela UFRGS. Pesquisadora do CPAD/HCPA/UFRGS.

Silvia Chwartzmann Halpern Assistente social. Professora do Programa de Mestrado em Saúde Mental e Transtornos Aditivos do HCPA. Especialista em Terapia de Casal e Família pelo Centro de Terapia de Casal e Família – Domus. Mestra em Educação Especial pela Universidade da Carolina do Norte (Chapel Hill UNC/EUA). Doutora em Psiquiatria e Ciências do Comportamento pela UFRGS.

Tatiana Lauxen Peruzzolo Psiquiatra contratada do Serviço de Psiquiatria de Adições e Forense do HCPA. Mestra e Doutora em Psiquiatria e Ciências do Comportamento pela UFRGS.

Tatiana von Diemen Farmacêutica hospitalar. Farmacêutica da Unidade Psiquiátrica do HCPA. Especialista em Farmácia Hospitalar e Farmácia Clínica pela Sociedade Brasileira de Farmácia Hospitalar (Sbrafh). Mestra em Ciências Farmacêuticas pela UFRGS.

Thiago Henrique Roza Psiquiatra e psiquiatra forense. Professor adjunto de Psiquiatria e Medicina Legal da Universidade Federal do Paraná (UFPR). Doutor em Psiquiatria e Ciências do Comportamento pela UFRGS. Jovem Liderança Médica da Academia Nacional de Medicina.

Tiago Bordin Lucas Médico residente de Psiquiatria no HCPA.

Vitória Scussiato Jaeger Psicóloga. Especialista em Atenção Integral ao Usuário de Drogas pelo HCPA. Mestranda em Ensino na Saúde na UFRGS.

Wesal Khaled Dahan Médica.

APRESENTAÇÃO

É uma honra para mim escrever a apresentação de *Drogas e adições: consulta rápida*. Estou envolvido com os organizadores, que fazem parte do Centro de Pesquisa em Álcool e Drogas (CPAD) do Hospital de Clínicas da Universidade Federal do Rio Grande do Sul (UFRGS) desde que o centro iniciou suas atividades, ou seja, há mais de 25 anos. Durante esse tempo, nossas universidades – University of Kentucky e UFRGS – organizaram encontros científicos, desenvolveram projetos em parceria, promoveram intercâmbios de treinamento e publicaram artigos em conjunto. Este envolvimento gerou amizades de uma vida inteira, bem como levou professores visitantes tanto à UFRGS como à University of Kentuck.

Este livro de consulta rápida foi escrito por autores renomados, com experiência e conhecimento prático no tratamento das adições. Ele será útil para profissionais da área da saúde em geral, bem como uma referência para familiares, além de fonte de auxílio para todos que, de uma forma ou outra, são afetados pelas adições. O livro é um guia prático de "como fazer", com capítulos que incluem protocolos clínicos para as substâncias mais frequentemente utilizadas e sugestões de intervenção tanto para indivíduos como para grupos. Embora não seja um livro-texto, apresenta as melhores práticas, permitindo que o leitor rapidamente localize e entenda as informações relacionadas à adição em um único local.

Drogas e adições aborda com sucesso os limites entre abuso, uso impróprio e adições. Ressaltar a importância deste manual de consulta rápida é, para mim, uma forma de olhar brevemente para minhas experiências com os estudos e práticas clínicas relacionados às adições nos Estados Unidos. Isso começou em 1967, no National Institute of Mental Health. Àquela época, ninguém pensava em elaborar nada parecido com este livro. Na verdade, a literatura clínica e a pesquisa norte-americanas eram muito limitadas, centradas em dois hospitais do governo e em um pequeno grupo de universidades localizadas nas maiores cidades. As melhores práticas incluíam três níveis num *continuum* relacionado à adição a substâncias: – dependência física, dependência psicológica e tolerância. Esses eram o foco da psicoterapia e das intervenções médicas. Havia discordância entre farmacêuticos, médicos, psicoterapeutas comportamentais e "cognitivistas". Havia também uma lacuna entre intervenções médicas e comportamentais. O tratamento mais aceito nos Estados Unidos variava entre tratamento ambulatorial sem medicação e comunidades terapêuticas, até que passou a ser utilizada manutenção com metadona, que se constituiu em uma das principais armas da Guerra Contra as Drogas, fomentada pela Autoridade Nacional de Drogas ("*Drug Czar*") quando veteranos aditos voltaram da Guerra do Vietnã. Naquele período, muitos de nós começamos a pensar em comportamentos que podem se tornar aditivos não necessariamente como patológicos, mas como algo que poderia ser positivo quando não em excesso, sugerindo uma conceitualização mais associada a um *continuum* – de leve a grave. O exercício físico, por exemplo, pode ser positivo se praticado com moderação, mas pode ser aditivo se em excesso, assim como o trabalho e a comida. Outros reconheciam que "o que funcionar é bom", ou seja, intervenções farmacológicas, grupos de mútua-ajuda, intervenções cognitivo-comportamentais, combinações de intervenções, além da importância de combinar ("*match*") pacientes com tratamentos – o que é encorajado por este livro.

Então, o HIV e a aids se tornaram notícia de primeira página, com aproximadamente 1/5 dos usuários de heroína injetável sendo infectados nos Estados Unidos. A agulha ganhou relevância – assim como os objetos usados no preparo da solução de heroína. Usuários de drogas injetáveis receberam pouca atenção, uma vez que não tinham uma voz política organizada. Mas isso mudou, assim como este livro encoraja a mudança.

Drogas e adições: consulta rápida não é a resposta única e definitiva (*sine-qua-non*), pois ainda existem muitas questões sem respostas. Por exemplo: quais são as bases genéticas da adição? Como podemos desenvolver e utilizar terapia gênica? Que outras medicações devem ser criadas? A recuperação é um processo ou um desfecho? A espiritualidade e os relacionamentos podem ser parte da "recuperação"? Como as melhores práticas podem ser adequadas para cada um?

Uma forma de iniciar a abordagem das adições é discuti-las em uma *matriz biológica*, *psicológica*, *social* e *espiritual*. É importante inicialmente pensar sobre as adições antes de focar em suas complexidades. Deve-se prestar atenção às condições de vida e ao ambiente em que vive cada pessoa.

Desejo que este livro o desafie a pensar sobre quais procedimentos podem ser aprimorados e o que deve ser adicionado. E, finalmente, pensar sobre como podemos nos desafiar, assim como aos outros, a implementar estas mudanças, ensinar e desenvolver questões de pesquisa que permitam compreender e auxiliar aqueles tocados pelas adições.

Carl Leukefeld, Ph.D.
Professor
College of Medicine
University of Kentucky

PREFÁCIO

A escrita deste livro é um sonho antigo de seus organizadores, que trabalham juntos há quase 15 anos. Percebemos que o tratamento dos transtornos aditivos e comportamentais (TAC) ainda é um grande desafio para os mais diversos profissionais da área da saúde. Por ser uma área que transita entre a ciência, a bioética, a cultura, a política e a sociologia, muitas vezes os olhares direcionados a esse tema são diversos e complexos. No entanto, o esforço em compreender de forma integral o indivíduo que apresenta uma adição – seja química ou comportamental – é fundamental para que se ofereçam possibilidades adequadas de tratamento, em um exercício de interdisciplinaridade. A partir disso, surgiu a ideia da elaboração de um manual didático, prático, baseado nas evidências científicas mais atuais e nas melhores práticas clínicas de profissionais que atuam há muitos anos no atendimento de indivíduos que vivem com os transtornos aditivos e seus familiares.

A necessidade da elaboração deste manual vem sendo sinalizada há muitos anos pelos alunos e profissionais que transitam pelo Serviço de Psiquiatria de Adições e Forense do Hospital de Clínicas de Porto Alegre (HCPA), criado a partir de uma iniciativa da Secretaria Nacional de Políticas sobre Drogas (Senad). Como resultado de um projeto desenvolvido há mais de uma década, esse Serviço – idealizado pelo professor Flavio Pechansky e estruturado por uma grande equipe – foi concebido e desenvolvido não só para prestar atendimento de excelência aos indivíduos com TAC, mas para ser um centro de excelência em assistência, ensino e pesquisa.

Ao longo desses anos foram desenvolvidos inúmeros protocolos interdisciplinares e multidisciplinares de atendimento baseados em evidências científicas, nos estudos desenvolvidos pelo Centro de Pesquisa em Álcool e Drogas (CPAD)/HCPA/UFRGS e na experiência clínica desses profissionais e de outros colaboradores que de alguma forma fizeram parte dessa história. Assim, o conteúdo deste livro pretende ser um ponto de partida para profissionais que atuam no campo das adições, procurando sintetizar e disponibilizar esse conhecimento a alunos e aos mais diversos profissionais que atuam nessa área, tanto em instituições públicas quanto privadas, seja nos Centros de Atenção Psicossocial (CAPS), em nível hospitalar, ambulatorial ou mesmo em consultórios privados. Neste livro você encontrará protocolos assistenciais que visam à avaliação, tratamentos psicoterápicos e farmacológicos, bem como intervenções não farmacológicas de diferentes especialidades, descritos de maneira prática e objetiva para serem acessados rápida e facilmente.

É importante ressaltar que as condutas propostas em *Drogas e adições: consulta rápida*, mesmo sendo sugestões de boas práticas clínicas baseadas em evidências, devem sempre levar em consideração as particularidades de cada serviço, além das características individuais dos pacientes, como personalidade e outras comorbidades psiquiátricas. Por fim, destacamos que cada profissional deve atuar dentro das normatizações de seu conselho profissional, respeitando os parâmetros éticos e a segurança do seu paciente.

Desejamos a você uma boa leitura e ótimas consultas rápidas a cada um dos capítulos.

Os organizadores

SUMÁRIO

APRESENTAÇÃO X
Carl Leukefeld

1 **CLASSIFICAÇÃO DOS TRANSTORNOS ADITIVOS** 1
Ingrid Hartmann

2 **NEUROBIOLOGIA DOS TRANSTORNOS ADITIVOS** 9
Andressa Goldman Ruwel
Cristhian Ferreira Falleiro
Eduardo Guarnieri
Felix Henrique Paim Kessler

3 **AVALIAÇÃO DOS TRANSTORNOS ADITIVOS** 14
Pedro Domingues Goi
Silvia Bassani Schuch Goi
Helena Ferreira Moura

4 **CIÊNCIA DA IMPLEMENTAÇÃO E AS ADIÇÕES** 21
André Akira Sueno Goldani
Lisia von Diemen

5 **MULTIDISCIPLINARIDADE, TRANSDISCIPLINARIDADE E INTERDISCIPLINARIDADE NOS TRANSTORNOS ADITIVOS** 25
Marcio Wagner Camatta
Lisiane dos Santos Soria

6 **PROTOCOLOS CLÍNICOS PARA TRATAMENTO DA INTOXICAÇÃO E DESINTOXICAÇÃO PELO USO DE SUBSTÂNCIAS**

   6.1 **ÁLCOOL** 29
   Anne Orgler Sordi
   André Akira Sueno Goldani
   Melina Nogueira de Castro
   Felix Henrique Paim Kessler

   6.2 **COCAÍNA** 37
   Patrícia de Saibro
   Rodrigo Pereira Pio
   Rafael Ramos Amaral
   Tatiana Lauxen Peruzzolo

   6.3 **BENZODIAZEPÍNICOS E FÁRMACOS Z** 43
   Marianne de Aguiar Possa
   Patrícia de Saibro
   Tatiana Lauxen Peruzzolo

   6.4 **TRANSTORNO POR USO DE OPIOIDES** 48
   Ingrid Hartmann

   6.5 **TABACO** 54
   Daniela Tassinari
   João Maurício Castaldelli-Maia
   Anderson Ravy Stolf

   6.6 **MACONHA** 62
   Silvia Bassani Schuch Goi
   Pedro Domingues Goi

   6.7 **ANFETAMINAS PRESCRITAS** 66
   Helena Ferreira Moura
   Wesal Khaled Dahan

   6.8 **DROGAS SINTÉTICAS E NOVAS SUBSTÂNCIAS PSICOATIVAS** 70
   Fernanda Lia de Paula Ramos
   Pedro Henrique Piras Coser

7 **PROTOCOLOS DE INTERVENÇÕES PSICOTERÁPICAS INDIVIDUAIS**

   7.1 **INTERVENÇÃO BREVE** 78
   Marília Borges Osório
   Gláucia dos Santos Policarpo
   Michelle da Silva Carvalho
   Marcio Wagner Camatta

   7.2 **ENTREVISTA MOTIVACIONAL** 84
   Felipe Rech Ornell
   Renata Brasil Araujo

   7.3 **PREVENÇÃO DE RECAÍDAS** 95
   Alexandre Kieslich da Silva

   7.4 **REDUÇÃO DE DANOS** 100
   Paula Gonçalves Filippon
   Luiza Bohnen Souza
   Gabriella de Andrade Boska

   7.5 **ABORDAGEM FAMILIAR NOS TRANSTORNOS POR USO DE SUBSTÂNCIAS** 105
   Ana Lúcia Golin
   Eduarda Carolina Altenhofer
   Vitória Scussiato Jaeger

   7.6 **PROTOCOLO SMART** 109
   Alessandra Mendes Calixto
   Marcio Wagner Camatta
   Marília Borges Osório

SUMÁRIO

7.7 PSICOLOGIA E PSIQUIATRIA POSITIVAS 113
Nino Marchi

7.8 MANEJO DE CONTINGÊNCIAS 118
Márcio Silveira da Silva
Aline Oliveira
Márcia Costa da Silva
Marise Hartmann

8 PROTOCOLOS DE INTERVENÇÕES PSICOTERÁPICAS EM GRUPOS

8.1 GRUPO MOTIVACIONAL: ESTRATÉGIA DE ACOLHIMENTO 125
Fernando Monteiro da Rocha
Paula Gonçalves Filippon
Alessandra Mendes Calixto

8.2 TREINAMENTO DE HABILIDADES SOCIAIS (ROLE-PLAY) 130
Karina Ligabue
Paula Gonçalves Filippon
Vitória Scussiato Jaeger

8.3 GRUPO DE PREVENÇÃO À RECAÍDA 133
Melina Nogueira de Castro
Ronaldo Rodrigues de Oliveira

8.4 GRUPO PARA O MANEJO DA RAIVA 136
Helen Vargas Laitano
Vitória Scussiato Jaeger

8.5 GRUPO DE REGULAÇÃO EMOCIONAL 140
Karina Ligabue
Isis Caroline das Neves Silva
Jéssica dos Santos Dias
Ronaldo Rodrigues de Oliveira

8.6 *MINDFULNESS* PARA COMPORTAMENTOS ADITIVOS E COMPULSIVOS 143
Angélica Nickel Adamoli

8.7 PRÁTICA DE EXERCÍCIOS FÍSICOS 148
Cássio Lamas Pires
Jonathas da Silva Moraes
Sabrina Rodrigues

8.8 GRUPO DE MULHERES 152
Elizandra Ferreira Pires de Carvalho
Anne Orgler Sordi
Joana Corrêa de Magalhães Narvaez

9 AVALIAÇÃO E MANEJO CLÍNICO DAS ADIÇÕES COMPORTAMENTAIS 156
Thiago Henrique Roza
Daniel Tornaim Spritzer
Bibiana Bolten Lucion Loreto
Felix Henrique Paim Kessler

10 ABORDAGEM DOS TRANSTORNOS DA PERSONALIDADE NOS TRANSTORNOS POR USO DE SUBSTÂNCIAS 168
Ana Laura Walcher
Gabrielle Terezinha Foppa
Tiago Bordin Lucas

11 ABORDAGEM DAS PRINCIPAIS COMORBIDADES CLÍNICAS RELACIONADAS ÀS ADIÇÕES 172
Kawoana Trautman Vianna
Amanda Vilaverde Perez
Alexandre Kieslich da Silva
Jose Miguel Dora

12 AVALIAÇÃO DA PSIQUIATRIA FORENSE EM ADIÇÕES 179
Lisieux E. de Borba Telles
Bárbara Ferreira Althoff
Bibiana de Borba Telles

13 CONSULTORIA HOSPITALAR EM ADIÇÃO 184
Lisia von Diemen

14 ASSISTÊNCIA DE ENFERMAGEM EM ADIÇÕES 192
Alessandra Mendes Calixto
Marcio Wagner Camatta
Marília Borges Osório

15 ABORDAGEM NUTRICIONAL EM TRANSTORNOS ADITIVOS 198
Ana Rita Siqueira Borges
Mariana Escobar

16 O PAPEL DO FARMACÊUTICO NA ASSISTÊNCIA AO PACIENTE COM TRANSTORNOS ADITIVOS 204
Tatiana von Diemen
Caroline Zanoni Cardoso

17 O SERVIÇO SOCIAL NA ATENÇÃO INTEGRAL AO USUÁRIO DE DROGAS 208
Silvia Chwartzmann Halpern
Ana Cristina da Silva
Aline da Rosa Goulart
Marlova Schmidt

18 REDE DE ASSISTÊNCIA PÓS-ALTA 212
Luiza Bohnen Souza
Paula Gonçalves Filippon
Gabriella de Andrade Boska

19 INTERFACES ENTRE AS ADIÇÕES E A BIOÉTICA 217
Alessandra Mendes Calixto
Lucas França Garcia
José Roberto Goldim

ÍNDICE 223

CAPÍTULO 1
CLASSIFICAÇÃO DOS TRANSTORNOS ADITIVOS

INGRID HARTMANN

O uso de substâncias psicoativas (SPAs) com potencial de abuso é bastante comum e ocorre em um *continuum* de gravidade que vai do uso eventual e voluntário, no extremo de menor gravidade, até o quadro que conhecemos como dependência ou adição, no extremo de maior gravidade.[1] Neste capítulo, é utilizada a nomenclatura do *Manual diagnóstico e estatístico de transtornos mentais*, 5ª ed., Texto revisado (DSM-5-TR) – transtornos por uso de substâncias (TUS) – para designar os padrões patológicos de consumo de SPAs.

Segundo o *World Drug Report 2023*, no ano de 2021, em todo o mundo, mais de 296 milhões de pessoas (1 em cada 17 indivíduos entre 15 e 64 anos) fizeram uso de alguma SPA nos últimos 12 meses, e o número de pessoas que apresentaram TUS foi de 39,5 milhões.[2]

A trajetória de um indivíduo – da experimentação inicial até o desenvolvimento do TUS – é influenciada pela interação de fatores relativos ao indivíduo que podem conferir vulnerabilidade ou proteção (biológicos, psicológicos e relacionados a seu contexto familiar e social) e também relativos às substâncias utilizadas (como classe e vias de administração, as quais irão influenciar o potencial de abuso das substâncias).

O TUS, em suas formas mais graves (designadas na edição anterior do DSM e na *Classificação estatística internacional de doenças e problemas relacionados à saúde* [CID-11] como "dependência"), é compreendido como um transtorno crônico e recidivante, que se caracteriza, de modo resumido, pela perda de controle sobre o consumo e a priorização do uso apesar dos prejuízos associados. Nesse transtorno, ocorrem alterações funcionais em circuitos cerebrais envolvidos na recompensa, no estresse e no autocontrole, entre outros, que podem perdurar por muito tempo após a interrupção do consumo, aumentando a vulnerabilidade dos indivíduos à recaída mesmo anos depois de interromper o uso.[3] O TUS já instalado não pode ser curado, mas pode ser tratado de modo efetivo, e seu tratamento idealmente deve associar abordagens farmacológicas e/ou psicossociais.

▶ CONCEITOS INICIAIS

Para a melhor compreensão do TUS, faz-se necessário o entendimento de alguns conceitos relacionados, os quais são abordados a seguir.

■ SUBSTÂNCIAS PSICOATIVAS COM POTENCIAL DE ABUSO

As substâncias psicoativas com potencial de abuso (SPAs) são aquelas que, com o uso inicial, produzem efeitos prazerosos e recompensadores, mas que, com o uso continuado, possuem a capacidade de levar à dependência.[4] Essas substâncias podem ser classificadas de diferentes formas, como a partir de seus efeitos psicoativos (**Quadro 1.1**),[1] ou como lícitas (p. ex., álcool e tabaco) e ilícitas (p. ex., cocaína, crack, entre outras).

Outra classificação que merece destaque diz respeito ao "uso não médico" de medicamentos com potencial de abuso, como benzodiazepínicos, estimulantes e opioides. Essa forma de consumo refere-se ao uso desses medicamentos de modo diferente do prescrito ou para fins diferentes dos prescritos (por seus efeitos prazerosos, para aliviar sentimentos negativos ou melhorar o desempenho, entre outros). Tais medicamentos podem ser obtidos mediante receita médica (e utilizados de forma diversa) ou de modo ilícito (por intermédio de familiares/amigos ou no mercado ilícito). Esse tipo de consumo constitui um importante problema de saúde pública em vários países e representa um desafio diagnóstico em muitos casos.

QUADRO 1.1 ▶ CLASSIFICAÇÃO DAS SPAs DE ACORDO COM SEUS EFEITOS PSICOATIVOS*

CATEGORIAS DE SPAs	EXEMPLOS
Depressoras do SNC	Álcool, benzodiazepínicos, barbitúricos, GHB, inalantes e opioides (incluindo aqui medicamentos, como morfina, e substâncias ilícitas, como heroína)
Estimulantes	Cocaína/crack, anfetaminas, cafeína e nicotina
Alucinógenas	Maconha e canabinoides sintéticos,** LSD, mescalina, PCP e MDMA (ecstasy)
Anestésicas/Dissociativas	PCP, cetamina e anestésicos voláteis (propofol)

*Existe alguma sobreposição entre os efeitos psicoativos das diferentes substâncias (algumas substâncias podem apresentar múltiplos efeitos, ou efeitos diversos em diferentes doses).[1]
**A maconha é classificada por alguns autores na categoria "perturbadores do SNC".
GHB, gama-hidroxibutirato; LSD, dietilamida do ácido lisérgico;
MDMA, 3,4-metilenodioximetanfetamina; PCP, fenciclidina; SNC, sistema nervoso central;
SPA, substância psicoativa com potencial de abuso.

Fonte: Rastegar e Fingerhooh.[1]

■ TOLERÂNCIA E SÍNDROME DE ABSTINÊNCIA

A tolerância e a síndrome de abstinência (**Quadro 1.2**) estão incluídas entre os critérios diagnósticos dos padrões patológicos de consumo de SPAs na CID-11 e no DSM-5-TR. Sua presença, porém, não é *necessária* para que tais diagnósticos sejam estabelecidos.

Além disso, certos grupos de medicamentos prescritos são reconhecidos por induzirem, com o uso continuado, tolerância e síndrome de abstinência. As duas classes de medicamentos mais frequentemente envolvidas são o grupo dos sedativos, hipnóticos e ansiolíticos (em particular os benzodiazepínicos) e os opioides. Para essas classes de substâncias, portanto, a presença exclusiva dos critérios "tolerância" e "abstinência" não é *suficiente* para o diagnóstico de "TUS" ou de "dependência" em pacientes que estejam fazendo uso dessas medicações conforme prescrição médica, e a cuidadosa avaliação da presença de outras características é necessária para o diagnóstico adequado.[1,5]

QUADRO 1.2 ▶ TOLERÂNCIA E SÍNDROME DE ABSTINÊNCIA

Tolerância	Caracterizada pela necessidade de quantidades cada vez maiores da substância para alcançar o efeito desejado, ou pelo efeito acentuadamente reduzido quando a dose habitual é consumida.
Síndrome de abstinência	Síndrome característica de determinada substância que se desenvolve após a cessação ou redução do uso em indivíduos que a tenham usado de forma prolongada. A maioria dos indivíduos com síndrome de abstinência sente necessidade de readministrar a substância para reduzir os sintomas. O DSM-5-TR e a CID-11 detalham critérios para a síndrome de abstinência característica de cada classe de substâncias.

Fonte: World Health Organization;[4] American Psychiatric Association.[6]

■ PROBLEMAS RELACIONADOS AO CONSUMO

O uso de SPAs, tanto agudo quanto crônico, está associado à ocorrência de problemas em diversas áreas, como saúde física (p. ex., envolvimento em acidentes após uso agudo de álcool ou cirrose hepática por seu uso continuado) e mental (p. ex., prejuízo cognitivo e outros transtornos induzidos por substâncias), em relacionamentos sociais e familiares, além de dificuldades ocupacionais (estudos ou trabalho) e legais. A presença de tais prejuízos se torna mais comum conforme se intensifica o consumo de SPAs, mas não se limita ao uso continuado ou intenso delas, e está incluída entre os critérios utilizados pelos sistemas de classificação para o diagnóstico dos padrões patológicos de consumo.

▶ DIAGNÓSTICO E CLASSIFICAÇÃO DOS TRANSTORNOS ADITIVOS

■ TRANSTORNOS POR USO DE SUBSTÂNCIAS

O diagnóstico atual dos padrões patológicos de consumo de SPAs é descritivo, baseado na presença de um conjunto de sinais e sintomas característicos, e desenvolveu-se sobretudo a partir de trabalhos de Griffith Edwards, que propôs o conceito de síndrome de dependência do álcool em meados da década de 1970.

Os sistemas de classificação atualmente utilizados para esses diagnósticos são o DSM-5-TR (publicado pela American Psychiatric Association [APA]) e a CID-11 (publicada pela Organização Mundial da Saúde [OMS]),[5,7] e uma comparação aproximada entre os diagnósticos propostos por ambos é apresentada na **Figura 1.1**.[5]

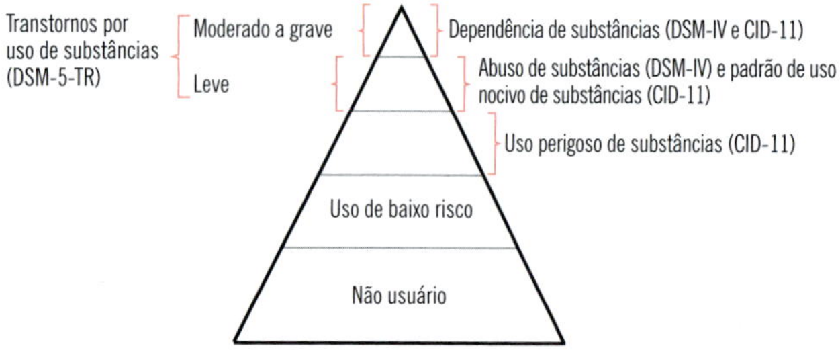

```
Transtornos por      ┌ Moderado a grave ─┐    ╱╲    ┌─ Dependência de substâncias (DSM-IV e CID-11)
uso de substâncias  ─┤                    │   ╱  ╲   ├─ Abuso de substâncias (DSM-IV) e padrão de uso
(DSM-5-TR)           └ Leve ──────────────┘  ╱────╲  │   nocivo de substâncias (CID-11)
                                            ╱      ╲ └─ Uso perigoso de substâncias (CID-11)
                                           ╱────────╲
                                          ╱ Uso de   ╲
                                         ╱ baixo risco╲
                                        ╱──────────────╲
                                       ╱   Não usuário  ╲
                                      ╱_____╲
```

FIGURA 1.1 ▶ **COMPARAÇÃO APROXIMADA ENTRE DIAGNÓSTICOS DO DSM-IV, DO DSM-5-TR E DA CID-11.**

Fonte: Modificada de Sauders.[5]

DSM-5-TR

O DSM-5 substituiu os diagnósticos "abuso de substâncias" e "dependência de substâncias", contidos em sua versão anterior (DSM-IV), pela categoria diagnóstica única "transtorno por uso de substâncias" — mantida no DSM-5-TR —, que abrange o espectro do uso problemático de substâncias e identifica três níveis de gravidade, de acordo com o número de critérios apresentados (de 11 possíveis): TUS leve (2 a 3 critérios), moderado (4 a 5 critérios) ou grave (6 ou mais critérios).[1,7] O TUS leve equivale aproximadamente ao diagnóstico prévio de "abuso de substâncias", e o TUS moderado a grave, ao diagnóstico prévio de "dependência de substâncias"[1] (ver **Figura 1.1**). Os 11 critérios diagnósticos podem ainda ser divididos em quatro agrupamentos gerais (baixo controle, deterioração social, uso arriscado e critérios farmacológicos)[1,6] e são apresentados no **Quadro 1.3**.[6]

QUADRO 1.3 ▶ CRITÉRIOS DIAGNÓSTICOS PARA TRANSTORNOS POR USO DE SUBSTÂNCIAS – DSM-5-TR

Um padrão problemático de uso de substâncias, levando a comprometimento ou sofrimento clinicamente significativos, manifestado por **pelo menos dois** dos seguintes critérios, ocorrendo durante um período de 12 meses.

BAIXO CONTROLE SOBRE O USO DA SUBSTÂNCIA

1. A substância é frequentemente consumida em maiores quantidades ou por um período mais longo do que o pretendido.

2. Existe um desejo persistente ou esforços malsucedidos no sentido de reduzir ou controlar o uso da substância.

3. Muito tempo é gasto em atividades necessárias para a obtenção da substância, na utilização da substância ou na recuperação de seus efeitos.

4. Fissura ou um forte desejo ou necessidade de usar a substância.

(Continua)

QUADRO 1.3 ▶ CRITÉRIOS DIAGNÓSTICOS PARA TRANSTORNOS POR USO DE SUBSTÂNCIAS – DSM-5-TR (Continuação)

PREJUÍZO SOCIAL

5. Uso recorrente da substância, resultando no fracasso em desempenhar papéis importantes no trabalho, na escola ou em casa.

6. Uso continuado da substância, apesar de problemas sociais ou interpessoais persistentes ou recorrentes causados ou exacerbados por seus efeitos.

7. Importantes atividades sociais, profissionais ou recreacionais são abandonadas ou reduzidas em virtude do uso da substância.

USO ARRISCADO DA SUBSTÂNCIA

8. Uso recorrente da substância em situações nas quais isso representa perigo para a integridade física.

9. O uso da substância é mantido apesar da consciência de ter um problema físico ou psicológico persistente ou recorrente que tende a ser causado ou exacerbado pela substância.

CRITÉRIOS FARMACOLÓGICOS

10. Tolerância definida por qualquer um dos seguintes aspectos:
  a. Necessidade de quantidades progressivamente maiores da substância para alcançar a intoxicação ou o efeito desejado.
  b. Efeito acentuadamente menor com o uso continuado da mesma quantidade da substância.

11. Abstinência, manifestada por qualquer um dos seguintes aspectos:
  a. Síndrome de abstinência característica da substância.
  b. A substância (ou uma substância estreitamente relacionada) é consumida para aliviar ou evitar os sintomas de abstinência.

Fonte: Elaborado com base em American Psychiatric Association.[6]

CID-11

A CID-11 identifica três transtornos, baseados no padrão de uso das substâncias: episódio de uso nocivo, padrão de uso nocivo (**Quadro 1.4**) e dependência de substâncias (**Quadro 1.5**).[4,7] A CID-11 inclui ainda, no Capítulo "Fatores que influenciam o estado de saúde", o conceito de "uso perigoso de substâncias", que se caracteriza por um padrão de uso de SPAs que aumenta consideravelmente o risco de consequências nocivas à saúde física ou mental para o usuário ou para outras pessoas, porém que ainda não causou efetivamente esses danos.[4]

QUADRO 1.4 ▶ CRITÉRIOS DIAGNÓSTICOS PARA USO NOCIVO DE SUBSTÂNCIAS – CID-11

Episódio de uso nocivo	Episódio de uso de substância que tenha causado dano à saúde física ou mental do indivíduo, ou tenha resultado em comportamento que levou a dano à saúde de terceiros.
Padrão de uso nocivo	Padrão de uso de substância que tenha causado dano à saúde física ou mental do indivíduo, ou tenha resultado em comportamento que levou a dano à saúde de terceiros. O padrão de uso de substância é evidente ao longo de um período de pelo menos 12 meses se o uso da substância for episódico, ou pelo menos 1 mês, se o uso for contínuo.

Tanto para EPISÓDIO quanto para PADRÃO de uso nocivo:

- O dano à saúde do indivíduo ocorre devido a um ou mais dos seguintes fatores: (1) comportamento relacionado à intoxicação; (2) efeitos tóxicos diretos ou secundários sobre órgãos e sistemas corporais; ou (3) uma via de administração perigosa.

- O dano à saúde de terceiros inclui qualquer forma de dano físico, incluindo trauma, ou transtorno mental, que seja diretamente atribuível ao comportamento devido à intoxicação por substâncias por parte da pessoa a quem o diagnóstico de episódio único/padrão de uso nocivo se aplica.

Fonte: Elaborado com base em World Health Organization.[4]

QUADRO 1.5 ▶ CRITÉRIOS DIAGNÓSTICOS PARA DEPENDÊNCIA DE SUBSTÂNCIAS – CID-11

O diagnóstico requer que **duas ou mais** das três características centrais abaixo estejam presentes ao mesmo tempo. Essas características geralmente são evidentes durante um período de pelo menos 12 meses, mas o diagnóstico pode ser feito se o uso da substância for contínuo (diário ou quase diário) por pelo menos 3 meses.

1. Controle prejudicado sobre o uso da substância – em termos de início, frequência, intensidade, duração, contexto ou término do uso.

2. Aumento da precedência do uso da substância sobre outros aspectos da vida, incluindo a manutenção da saúde e as atividades e responsabilidades diárias, de modo que seu uso continua ou aumenta apesar da ocorrência de danos ou consequências negativas (p. ex., ruptura repetida de relacionamentos, consequências ocupacionais ou escolares negativas, impacto na saúde).

3. Características fisiológicas indicativas de neuroadaptação à substância, incluindo:
   i) tolerância aos efeitos da substância ou necessidade de usar quantidades crescentes para obter o mesmo efeito;
   ii) sintomas de abstinência após cessação ou redução do uso da substância; ou
   iii) uso repetido da substância ou de substâncias farmacologicamente semelhantes para prevenir ou aliviar os sintomas de abstinência.

Fonte: Elaborado com base em World Health Organization.[4]

■ ADIÇÕES COMPORTAMENTAIS

As adições comportamentais podem ser entendidas como transtornos caracterizados pela repetição de comportamentos inicialmente prazerosos e gratificantes (e diferentes do uso de SPAs), mas que se tornam significativamente lesivos em razão da recorrência, da perda de controle e das consequências negativas que desencadeiam.[8]

O conceito de adições comportamentais ainda está em construção, e não existe consenso sobre quais comportamentos deveriam ser incluídos em tal categoria. O envolvimento excessivo em jogos de apostas e em jogos pela internet, porém, tem sido cada vez mais reconhecido como um transtorno ou comportamento aditivo, e os diagnósticos de *"gambling disorder"* e *"gaming disorder"* foram incluídos no DSM-5 e na CID-11[5] (**Quadro 1.6**).[4-6] Tais transtornos compartilham com os TUS diversos critérios diagnósticos, e parecem compartilhar também alguns mecanismos neurobiológicos, fatores de risco e comorbidades.[5,8]

QUADRO 1.6 ▶ ADIÇÕES COMPORTAMENTAIS – CID-11 E DSM-5-TR

CID-11	DSM-5-TR
Transtorno de jogo (*"gambling disorder"*), subdividido nos tipos: ■ Predominantemente *off-line* ■ Predominantemente *on-line* (*i.e.*, pela internet)	**Transtorno do jogo** (*"gambling disorder"*) Reconceitualização do que, no DSM-IV, era denominado "jogo patológico" e listado no Capítulo "Transtornos do controle dos impulsos não classificados em outro local".
Incluído no Capítulo "Transtornos decorrentes do uso de substâncias ou comportamentos aditivos"	Incluído atualmente na Seção "Transtornos relacionados a substâncias e transtornos aditivos"
Transtorno de jogo eletrônico (*"gaming disorder"*), subdividido nos tipos: ■ Predominantemente *off-line* ■ Predominantemente *on-line* (este aproximadamente equivalente ao *"internet gaming disorder"* do DSM-5-TR)	**Transtorno do jogo pela internet** (*"internet gaming disorder"*)
Incluído no Capítulo "Transtornos decorrentes do uso de substâncias ou comportamentos aditivos"	Incluído no Capítulo "Condições para estudos posteriores"

Fonte: Elaborado com base em World Health Organization;[4] American Psychiatric Association.[6]

▶ CONSIDERAÇÕES FINAIS

A realização do diagnóstico adequado dos TUS é uma das etapas mais importantes em sua abordagem, pois guiará as intervenções de prevenção ou o encaminhamento para tratamento especializado.

O entendimento do uso de substâncias como em um *continuum* de gravidade chama a atenção para a trajetória cursada pelos pacientes do uso inicial ao uso patológico, e torna mais claras, para os profissionais da saúde, as oportunidades de intervenção. A identificação de padrões de consumo de risco permitirá a realização de abordagens preventivas, eventualmente interrompendo a caminhada do paciente rumo ao TUS. Do mesmo modo, a identificação do TUS já instalado em suas etapas iniciais permitirá a realização de intervenções breves ou o encaminhamento precoce para o tratamento especializado, possivelmente modificando seu curso ou minimizando os prejuízos associados ao TUS em suas etapas de maior gravidade.

▶ REFERÊNCIAS

1. Rastegar D, Fingerhood M. Introduction: addiction from a clinical perspective. In: Rastegar D, Fingerhood M, editors. The American Society of Addiction Medicine handbook of addiction medicine. New York: Oxford University; 2016. p. 1-14.
2. United Nations. World drug report 2023 [Internet]. Viena: UNODC; 2023 [capturado em 27 maio 2024]. Disponível em: https://www.unodc.org/unodc/en/data-and-analysis/world-drug-report-2023.html.
3. National Institute on Drug Abuse. Uso indevido e vício de drogas: drogas, cérebros e comportamento: a ciência do vício [Internet]. Gaithersburg: NIDA; 2020 [capturado em 27 maio 2024]. Disponível em: https://nida.nih.gov/publications/drugs-brains-behavior-science-addiction/drug-misuse-addiction.
4. World Health Organization. International Classification of Diseases 11th revision (ICD-11). Geneva: WHO; 2022.
5. Saunders JB. Substance use and addictive disorders in DSM-5 and ICD 10 and the draft ICD 11. Curr Opin Psychiatry. 2017;30(4):227-37.
6. American Psychiatric Association. Diagnostic and statistical manual of mental disorders: DSM-5-TR. 5th ed. Washington: APA; 2022.
7. First MB, Gaebel W, Maj M, Stein DJ, Kogan CS, Saunders JB, et al. An organization- and category-level comparison of diagnostic requirements for mental disorders in ICD-11 and DSM-5. World Psychiatry. 2021;20(1):34-51.
8. Khoury JM, Barreto FJN, Garcia FD. Conceito e neurobiologia das dependências comportamentais. In: Gigliotti A, Guimarães A, editores. Adição, dependência, compulsão e impulsividade. Rio de Janeiro: Rubio; 2017. p. 101-9

► CAPÍTULO 2 ◄

NEUROBIOLOGIA DOS TRANSTORNOS ADITIVOS

ANDRESSA GOLDMAN RUWEL ◄
CRISTHIAN FERREIRA FALLEIRO ◄
EDUARDO GUARNIERI ◄
FELIX HENRIQUE PAIM KESSLER ◄

Diversas teorias já foram propostas para explicar os mecanismos neurobiológicos que levam à adição. Pesquisas com neuroimagem também corroboram algumas das teorias biológicas relacionadas ao papel relevante das vias neurais de recompensa. Estudos com modelos animais têm sido conduzidos há décadas, com o intuito de melhorar a compreensão desses aspectos. Contudo, poucos modelos ainda se traduzem em estratégias terapêuticas efetivas, demonstrando-se a necessidade de novos conceitos que englobem, de forma integrada, os padrões de emoções, pensamentos e comportamentos desses transtornos. Este capítulo realiza uma breve revisão desses modelos e das novas ideias que estão surgindo na literatura.

▶ OS NEUROCIRCUITOS DA ADIÇÃO

As substâncias psicoativas com potencial de abuso ativam áreas no cérebro de circuitos de recompensa como o sistema mesolímbico, composto pelos neurônios dopaminérgicos e constituído pelo núcleo *accumbens*, pelo córtex pré-frontal ventral e pelo córtex orbitofrontal. Os estímulos de incentivo muito potentes, os comportamentos sistemáticos que levam à formação de hábitos, os déficits de recompensa e estressores são fatores que podem desregular esse sistema. Fatores genéticos, ambientais e idade do primeiro uso influenciam a vulnerabilidade do indivíduo às adições.

Volkow e colaboradores categorizam a adição em três estágios distintos: compulsão/intoxicação, retirada/efeito negativo e preocupação/antecipação (ou desejo), os quais reforçam os comportamentos de busca direcionados a estímulos específicos.[1] Além disso, podem ocorrer alterações neuroplásticas nas funções executivas, que tendem a se tornar hipofuncionantes, prejudicando o autocontrole e a busca por vantagens de longo prazo.[2]

O estágio de *compulsão/intoxicação* envolve alterações nos peptídeos de dopamina e opioides nos gânglios da base, os quais promovem gratificação relacionada à droga e ao desenvolvimento do novo hábito de consumo. Estudos com tomografia computadorizada demonstram que doses intoxicantes de álcool e drogas liberam esses mesmos neurotransmissores no corpo estriado ventral, estando vinculadas a sintomas de euforia.[3] Esses circuitos são mais ativados sobretudo em ambientes estressantes e associados a estados emocionais negativos, levando o indivíduo a recorrer novamente à droga para experimentar a sensação desejada.

Ademais, substâncias que atuam em regiões dopaminérgicas induzem aprendizagem associativa, isto é, vinculam-se aos estímulos ambientais (como pessoas, locais e estados mentais) que também desencadeiam a liberação de dopamina. Esse fenômeno resulta do reforço das conexões sinápticas, refletindo um mecanismo similar ao processo de aprendizagem e formação de memória. Assim, esse condicionamento associado leva o indivíduo a demonstrar maior disposição para se engajar em atividades que demandam um esforço considerável a fim de alcançar o efeito de recompensa. No entanto, ao contrário do que ocorre no cérebro com as recompensas naturais, como alimentação ou atividade sexual, as drogas aditivas continuam a provocar emoções de valência positiva, o que pode explicar diversos comportamentos compulsivos associados às adições.

Por outro lado, durante o estágio de *retirada/efeito negativo*, ocorrem uma diminuição nos níveis de dopamina e o recrutamento de neurotransmissores relacionados ao estresse na amígdala estendida, o que acaba por incentivar o comportamento do indivíduo na direção do estímulo aditivo. Sintomas como irritabilidade crônica, dor emocional, mal-estar, disforia e perda de motivação, com resposta de estresse durante a abstinência, são comuns. A elevação no limiar de recompensa foi vista em estudos com modelos animais[4] e está relacionada com o aumento da ingestão da droga. Como resposta à ausência da droga no organismo, o corpo produz efeitos opostos à substância (os sintomas de abstinência), uma forma de adaptação à falta de recompensa. Esses efeitos são explicados pela redução da transmissão dopaminérgica e serotoninérgica no núcleo *accumbens* durante a retirada da droga.[5] A persistência dessa resposta contribui para a síndrome de abstinência aguda e justifica a falta de interesse em atividades ou recompensas que não envolvam o estímulo desejado.

Além disso, a exposição repetida gera adaptações no circuito da amígdala estendida no prosencéfalo basal, onde os neurotransmissores relacionados ao estresse, como a norepinefrina e a dinorfina, são recrutados e contribuem para o desenvolvimento do estado negativo.[4] Assim, a disforia que ocorre depois que os efeitos da droga desaparecem gera um impulso motivacional para continuar o uso da droga, a fim de escapar do desconforto causado por sua ausência. Ou seja, os usuários permanecem fazendo uso da droga não pelo prazer em usá-la, mas com o intuito de mitigar os sentimentos negativos que surgem com sua abstinência.

O último estágio, *preocupação/antecipação*, envolve a desregulação das principais projeções do córtex pré-frontal e da ínsula para os gânglios basais e a amígdala estendida, regiões implicadas em processos executivos, como tomada de decisão, autocontrole e monitoramento de falhas.[6] Em tal estágio, esses fatores neurobiológicos conduzem o indivíduo a um comportamento compulsivo de busca pela droga. A desregulação na sinalização da dopamina, combinada com modificações na sinalização glutamatérgica, compromete a capacidade do indivíduo de resistir ao desejo de consumir drogas, dificultando a abstinência e resultando em recaídas. O córtex pré-frontal é um dos responsáveis pela regulação do incentivo e do comportamento condicionado. A abstinência prolongada e o desejo geram um aumento nas atividades do sistema pré-frontal responsável por mediar respostas de fissuras durante a fase de antecipação. Estudos de imagem revelaram reduções na função da dopamina durante o uso crônico, mas uma reativação dela e do sistema de recompensa nas fissuras, via corpo estriado, amígdala e córtex pré-frontal.[7] Uma redução nas atividades do córtex pré-frontal que interfere em tomada de decisão, autorregulação e controle inibitório também foi vista,[8] dificultando a capacidade de lidar com as fissuras, apesar da noção racional das consequências negativas do uso.

Esses três estágios da dependência também são observados em outros transtornos, como o de jogo patológico de compulsão alimentar, de compra compulsiva e de dependência da internet. O déficit de recompensa, a sensibilização ao estresse e o pouco controle inibitório também estão associados. A identificação da ativação desses circuitos oferece *insights* sobre a vulnerabilidade e possibilidade de recuperação. Ademais, as alterações neuroplásticas que ocorrem nos circuitos cerebrais como resultado do consumo dessas substâncias e dos estímulos ambientais podem ser ainda mais pronunciadas quando combinadas com outros fatores, como o uso precoce de álcool. Este último pode induzir modificações epigenéticas na amígdala, contribuindo assim para o desenvolvimento de comportamentos associados à ansiedade e ao consumo de álcool na idade adulta. A forma como a genética e o ambiente influenciam e modificam esses circuitos ainda permanece em aberto. Logo, a compreensão desses fatores auxilia no desenvolvimento de prevenção, intervenção e novos tratamentos farmacológicos.

▶ TOMADA DE DECISÃO

Alguns autores, como Bickel e Marsch,[9] costumam enfatizar que as adições são transtornos que envolvem escolhas hedonistas e imediatistas, em detrimento de vantagens futuras. A tomada de decisão, em relação a qual estímulo recompensador será utilizado, também está relacionada às expectativas de recompensa (ou diminuição de risco a longo prazo). Os neurônios dopaminérgicos do mesencéfalo podem sinalizar erros na predição de recompensas, e uma via candidata pela qual a dopamina pode contribuir para a aprendizagem relacionada às pistas é a projeção dopaminérgica da área tegmental ventral para a amígdala basolateral. Esses sinais de aprendizagem cronicamente são interpretados como armazenadores do valor geral de uma recompensa para seu preditor, reforçando estratégias de resposta que dependem do sucesso passado, em vez de considerar antecipadamente resultados específicos. No entanto, a tomada de decisões adaptativas muitas vezes requer tal antecipação.

▶ UM NOVO MODELO PARA AS ADIÇÕES: DESREGULAÇÃO DA ATIVAÇÃO DOS TRÊS PRINCIPAIS MODOS DA MENTE PREDOSTÁTICA (DREXI3)

Recentemente, os autores deste livro desenvolveram um modelo teórico integrando os conhecimentos neurobiológicos, evolutivos e comportamentais para explicar os comportamentos aditivos de uma forma mais dinâmica e transdiagnóstica. Eles começam esclarecendo que o principal objetivo dos seres vivos é alcançar a homeostase/equilíbrio, definida como um processo de autorregulação pelo qual os sistemas fisiológicos mantêm a estabilidade enquanto se adaptam a condições externas em mudança. Segundo eles, o cérebro e todo o sistema nervoso essencialmente funcionam como uma máquina de previsão probabilística, dedicada à tarefa de minimizar a disparidade entre a forma como ele espera ou infere (prediz) que o mundo seja e as evidências apresentadas pelo fluxo sensorial.

A mente preditiva usa seu conhecimento de padrões e experiências perceptuais para fazer previsões sobre eventos. A expressão "mente predostática" descreve os mecanismos preditivos pelos quais a sensopercepção e os sistemas animais avaliam estímulos ambientais e tentam alcançar a homeostase. De acordo com o risco previsto, a mente operará de diferentes modos relacionados a padrões de respostas para alcançar objetivos. Os transtornos mentais relacionados ao uso de substâncias específicas são vistos como uma resposta crônica e mal-adaptativa da mente preditiva ao tentar alcançar a homeostase, levando o indivíduo a buscar impulsiva e compulsivamente os mesmos estímulos recompensadores (p. ex., drogas, *videogames*, pornografia), a despeito dos consequentes prejuízos agudos e crônicos.

Os modos da mente podem ser reduzidos a três: modo de alarme, modo de busca e modo de equilíbrio. A mente operará no *modo de alarme* quando a predição de risco (iminente e/ou grave) aumentar e levar a maiores níveis de estresse (p. ex., em um cenário de ameaça). Esse modo desencadeará comportamentos de enfrentamento do estresse que incluem congelamento *(freezing)*, gritar/pedir ajuda, lutar ou fugir. O *modo de busca* é definido como a busca por estímulos agradáveis e hedônicos (p. ex., drogas psicoativas, experiências sexuais e sociais) que podem levar a emoções positivas, bem-estar e consequente autorregulação. O *modo de equilíbrio* está associado à baixa previsão de risco nas perspectivas presentes e futuras, ou seja, está em vigor quando o indivíduo experimenta um estado de autorregulação. Este é um estado de afeto positivo, relacionado a sensações de calma, descanso, contentamento e, portanto, comportamentos como dormir, descansar e relaxar. Cada um desses modos ativará sistemas neurobiológicos e neuroquímicos específicos, como representado na **Figura 2.1**.

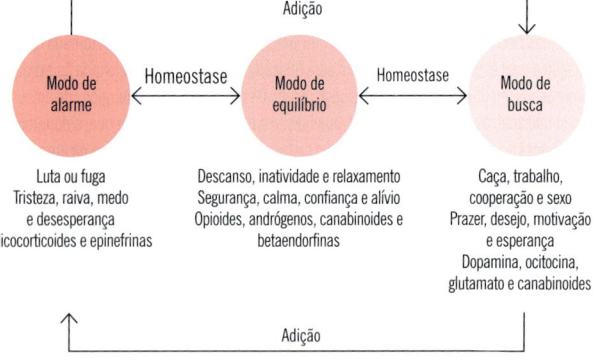

FIGURA 2.1 ▶ **ADIÇÃO COMO UMA DESREGULAÇÃO PATOLÓGICA DOS TRÊS MODOS DA MENTE PREDOSTÁTICA: MODO DE ALARME, MODO DE BUSCA E MODO DE EQUILÍBRIO (EXEMPLOS DE COMPORTAMENTOS, EMOÇÕES E NEUROQUÍMICOS ASSOCIADOS).**

No caso das adições, a mente tende a oscilar entre o modo de alarme e o modo de busca, tentando alcançar o equilíbrio por meio do uso impulsivo e compulsivo de substâncias psicoativas ou comportamentos que trazem sensação de conforto, tranquilidade ou mesmo desafiadora, porém com duração mais tênue. Conforme a condição evolui, as memórias de risco associadas aos sintomas de abstinência são reforçadas (reforço negativo). Devido às fortes memórias de recompensa (reforço positivo) relacionadas à droga, o mecanismo preditivo ativa o desejo pela substância como meio de reduzir os riscos e regular o organismo. Isso reforça o ciclo emocional e comportamental (modo de equilíbrio) associado ao aumento da ativação dos sistemas relacionados aos modos de alarme e busca (alostase) e ao uso diminuído da transição natural entre os modos para manter o indivíduo mais tempo no modo de equilíbrio (homeostase). A hiperativação do modo de alarme está associada ao aumento da predição de risco e respostas mal-adaptativas crônicas e demasiadas de luta, fuga ou congelamento (estresse).

Nesse sentido, é comum perceber fenômenos psicopatológicos internalizantes ou externalizantes associados às adições, que podem ser agravados de acordo com o tipo, a frequência e a gravidade do uso de substâncias, por exemplo. O desenvolvimento de intervenções terapêuticas baseadas nesse novo modelo teórico poderá ter impacto na abordagem dos transtornos por uso de substâncias, auxiliando pesquisas futuras na descoberta de novos tratamentos farmacológicos e estratégias preventivas ou psicoterápicas.[10]

▶ REFERÊNCIAS

1. Volkow ND, Koob GF, McLellan AT. Neurobiologic advances from the brain disease model of addiction. Longo DL, organizador. N Engl J Med. 2016;374(4):363-71.
2. Koob GF, Moal ML. Drug abuse: hedonic homeostatic dysregulation. Science. 1997;278(5335):52-8.
3. Mitchell JM, O'Neil JP, Janabi M, Marks SM, Jagust WJ, Fields HL. Alcohol consumption induces endogenous opioid release in the human orbitofrontal cortex and nucleus accumbens. Sci Transl Med. 2012;4(116):116ra6.
4. Koob GF, Buck CL, Cohen A, Edwards S, Park PE, Schlosburg JE, et al. Addiction as a stress surfeit disorder. Neuropharmacology. 2014;76:370-82.
5. Martinez D, Narendran R, Foltin RW, Slifstein M, Hwang DR, Broft A, et al. Amphetamine-induced dopamine release: markedly blunted in cocaine dependence and predictive of the choice to self-administer cocaine. Am J Psychiatry. 2007;164(4):622-9.
6. Goldstein RZ, Volkow ND. Drug addiction and its underlying neurobiological basis: neuroimaging evidence for the involvement of the frontal cortex. Am J Psychiatry. 2002;159(10):1642-52.
7. Volkow ND, Wang GJ, Fowler JS, Hitzemann R, Angrist B, Gatley SJ, et al. Association of methylphenidate-induced craving with changes in right striato-orbitofrontal metabolism in cocaine abusers: implications in addiction. Am J Psychiatry. 1999;156(1):19-26.
8. Volkow ND, Wang GJ, Fowler JS, Tomasi D, Telang F. Addiction: beyond dopamine reward circuitry. Proc Natl Acad Sci. 2011;108(37):15037-42.
9. Bickel WK, Marsch LA. Toward a behavioral economic understanding of drug dependence: delay discounting processes. Addiction. 2001;96(1):73-86.
10. Loreto BBL, Sordi AO, De Castro MN, Ornell F, Guarnieri EP, Roza TH, et al. Proposing an integrative, dynamic and transdiagnostic model for addictions: dysregulation phenomena of the three main modes of the predostatic mind. Front Psychiatry. 2024;14:1298002.

▶ CAPÍTULO 3 ◀

AVALIAÇÃO DOS TRANSTORNOS ADITIVOS

PEDRO DOMINGUES GOI ◀
SILVIA BASSANI SCHUCH GOI ◀
HELENA FERREIRA MOURA ◀

Por que devemos ter uma avaliação psiquiátrica especificamente voltada para os transtornos aditivos? Basicamente porque não há como garantir o uso seguro de substâncias psicoativas. Além disso, o uso e a dependência de álcool e outras drogas muitas vezes costumam passar despercebidos. O foco de uma avaliação médica geral está, quase sempre, nas complicações clínicas. Assim, a demora em diagnosticar um transtorno aditivo agrava o prognóstico. Por outro lado, do ponto de vista do treinamento das equipes de saúde, há uma lacuna no saber e na capacitação dos profissionais em relação a esse tema.[1]

Um transtorno aditivo afeta as áreas de controle comportamental do cérebro. Como consequência, os sinais e sintomas da adição são apresentados principalmente como comportamentos aberrantes, problemáticos e atípicos. Ao contrário da maioria das outras doenças, a morbidade desta envolve questões de ordem intrapessoal (autoimagem, respeito próprio, autoconceito, autoeficácia), relações interpessoais (prejuízo nas relações com família, amigos próximos, outros contatos sociais), ocupações, situação financeira, situação legal, desempenho profissional e escolar, bem como danos físicos e a órgãos-alvo.[2]

▶ A AVALIAÇÃO COMO PRIMEIRA OPORTUNIDADE DE INTERVENÇÃO

Um aspecto bastante importante na primeira avaliação é observar o estágio de motivação do indivíduo para a mudança de comportamento – algo fundamental para estabelecer um vínculo e facilitar a adesão e a efetividade do tratamento. Como dito antes, a minoria dos indivíduos com problemas relacionados ao uso de drogas busca ajuda, motivo pelo qual o momento da avaliação inicial é muito especial.

Para entender como é esse processo de mudança no indivíduo, foi desenvolvido o modelo transteórico de Prochaska e DiClemente, que descreve a disposição para mudança como etapas pelas quais as pessoas passam. Esse modelo está baseado na premissa de que a mudança comportamental é um processo e de que as pessoas têm diversos níveis de motivação e de prontidão para mudar. A **Figura 3.1** apresenta essas etapas descritas na sequência:[3]

- Pré-contemplação: o usuário não tem a intenção de mudar o comportamento. O paciente não percebe o uso de substância como um problema ou minimiza os prejuízos.
- Contemplação: o usuário encontra-se ambivalente; ele considera a possibilidade, mas não está comprometido com a mudança.
- Preparação: o usuário está motivado a planejar a abstinência do uso de substâncias.
- Ação: estágio que contempla o início das ações para a abstinência e no qual há uma mudança do padrão anterior de comportamento.
- Manutenção: o paciente apresenta benefícios obtidos com a mudança.

▶ DESENVOLVENDO A ALIANÇA TERAPÊUTICA

Entre os objetivos primordiais de uma entrevista inicial em adição, estão criar uma aliança terapêutica e favorecer o engajamento do cliente no tratamento, buscar compreender o contexto no qual o transtorno se desenvolveu, identificar os fatores que favoreceram a instalação da dependência, os que a mantêm e os que favorecem a abstinência, bem como reunir condições para estabelecer a hipótese diagnóstica.

É muito comum que pacientes encaminhados ao tratamento da adição inicialmente não queiram se tratar. Mesmo aquele paciente que busca o tratamento por vontade própria pode estar na dúvida entre se tratar ou não. Se o primeiro encontro entre o terapeuta e o paciente não for simpático ou ameno, este pode desenvolver uma postura defensiva, filtrando a história e fornecendo informações inexatas. Uma dica que favorece a condução da entrevista é perguntar primeiro sobre os efeitos positivos do uso, sobretudo no início do consumo, e somente depois abordar os estados negativos. Com frequência os usuários minimizam, distorcem ou negam o consumo de substâncias, por medo das consequências ou por ainda não estarem dispostos a tratar o problema. Na mesma linha, uma boa estratégia é perguntar primeiro sobre drogas prescritas e álcool, para depois questionar acerca de drogas ilícitas.

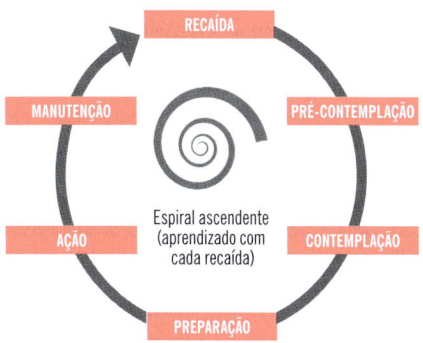

FIGURA 3.1 ▶ ESTÁGIOS MOTIVACIONAIS.

Faça perguntas abertas, como "O que você achou disso?", "Como você se sente com relação a isso?", "Você pode me contar um pouco mais sobre isso?", "Como você acha que poderia ter agido nessa situação?".

Na vasta maioria dos casos, é preciso também entrevistar um familiar para obter informações objetivas, além de verificar a disponibilidade de algum deles para apoiar e colaborar no tratamento. É fundamental que o paciente consinta com este contato com familiares ou amigos.

Caso um paciente chegue à consulta em estado de intoxicação ou abstinência moderada a grave, recomenda-se adiar a entrevista até que ele esteja em condições adequadas para o atendimento, fornecendo assim o suporte clínico necessário para amenizar a crise. Nos casos de intoxicação ou abstinência severas, ou se houver evidências de perigo para si mesmo ou para outros (como risco iminente de suicídio, exposição moral, potencial para causar dano a terceiros ou presença de sintomas psicóticos graves), pode ser preciso encaminhar o paciente para internação hospitalar. Um resumo das principais estratégias para a primeira avaliação se encontra no **Quadro 3.1**.[4,5]

QUADRO 3.1 ▶ ESTRATÉGIAS PARA A PRIMEIRA AVALIAÇÃO

O que fazer:
- Desenvolver aliança terapêutica e motivação
- Entender que a ambivalência é comum
- Realizar escuta ativa
- Demonstrar empatia (p. ex., perguntar primeiramente sobre os efeitos positivos da substância)
- Tentar contato com familiar
- Avaliar riscos: agressão, suicídio, exposição moral, intoxicação ou sintomas graves de abstinência
- Encaminhar à emergência se houver riscos

O que não fazer:
- Usar perguntas fechadas
- Focar apenas nos prejuízos associados à substância
- Confrontar ou julgar

Anamnese – A anamnese para a avaliação do transtorno por uso de substância (TUS) requer uma investigação detalhada do padrão de uso de substâncias, comorbidades psiquiátricas e outras complicações associadas. Frequentemente, não é possível obter todas essas informações em uma única entrevista, em especial na primeira avaliação. Lembramos que, neste último caso, é importante dar prioridade aos itens destacados no **Quadro 3.1**.

Queixa principal – A queixa principal é o que motivou a procura por tratamento, sendo importante lembrar que não necessariamente é a vontade de tratar o TUS, mas sim abordar alguns prejuízos associados ao uso (alteração no humor, problemas de relacionamento, etc.).

História da doença atual – Deve-se iniciar pela queixa principal do paciente e, aos poucos, tentar mostrar sua associação com o uso da(s) substância(s) (p. ex., sintomas depressivos e uso de álcool), quando for o caso. Uma estratégia interessante para demonstrar essa associação é por meio do preenchimento das linhas de vida (**Figura 3.2**). Nesse exemplo, é possível observar que os problemas de relacionamento e os sintomas depressivos ocorreram após o aumento do consumo de álcool.

Histórico de uso de substâncias – É essencial coletar esses dados para cada substância que o paciente já usou.

Família				Separação	
Estudos/trabalho		Faculdade			
Substâncias	1º *binge*	Aumento do uso de álcool		Uso diário de destilados	
Sintomas clínicos/psiquiátricos			Irritabilidade		Sintomas depressivos
Problemas legais			Lei Maria da Penha		
Idade	15 anos	22 anos	35 anos	37 anos	40 anos

FIGURA 3.2 ▶ LINHAS DE VIDA.[3]

Fonte: Marques e Ribeiro.[3]

- Data do primeiro uso.
- Data e horário do último uso: importante para avaliar o risco iminente de desenvolver sintomas de abstinência ou se o paciente ainda está sob efeito da substância no momento da entrevista.
- Quantidade do uso (em doses/buchas/pedras/gramas ou valor).
- Exposição a riscos relacionados ao uso.
- Pensamentos de morte, ideação suicida, plano de suicídio ou tentativas de suicídio quando intoxicado ou sob efeito dos sintomas de abstinência.
- Envolvimento com comportamento violento relacionado ao uso ou episódios de violência contra terceiros.
- Sintomas de abstinência, síndrome de abstinência ou história de tolerância à substância.
- Diferentes tipos de efeito da substância experimentados.
- Duração do efeito da substância.
- Prejuízos relacionados ao uso da substância (clínicos, físicos, sociais, familiares, laborais, judiciais, psicológicos).
- Tentativas prévias de cessar o uso com e sem tratamento.
- Avaliação da motivação para a mudança/estágios motivacionais para a mudança.
- Tratamentos farmacológicos de uso corrente relacionados ou não com o uso de substâncias.
- Internações prévias em unidades clínicas, psiquiátricas ou comunidades terapêuticas.
- Comorbidades psiquiátricas: os sintomas psiquiátricos persistiram após 30 dias de abstinência e ausência de tratamento? Os sintomas psiquiátricos pioram sob efeito da substância?
- Exame do estado mental principalmente relacionado ao juízo crítico.

Histórico clínico

- Comorbidades clínicas associadas ou não ao uso de substâncias (p. ex., cardiopatias, nefropatias, hepatopatias, infecções sexualmente transmissíveis).
- Cirurgia bariátrica.

Histórico ginecológico/obstétrico

- Número de gestações, abortos e partos.
- Já teve algum caso de natimorto?
- Consegue se abster de substâncias durante a gestação?
- Há variações no consumo de substância conforme a fase do ciclo menstrual?

Estressores ambientais atuais

- Dificuldade financeira, conflitos interpessoais, etc.

É importante considerar os fatores de risco e proteção ao avaliar a possibilidade de suicídio. Pacientes com baixo risco não apresentam muitos pensamentos suicidas, planos detalhados ou meios específicos para concretizar o ato. Possuem poucos fatores de risco e contam com fatores protetores, como apoio social positivo. Pacientes com risco moderado têm pensamentos suicidas, planos detalhados e acesso aos meios necessários para agir no futuro próximo. Apresentam alguns fatores de risco, mas também contam com elementos de proteção. Pacientes de alto risco têm tentativas anteriores de suicídio além de outros fatores de risco, apresentam pensamentos suicidas com um plano claro e detalhado, intenção de agir em futuro próximo, meios disponíveis e potencialmente letais, bem como poucos fatores de proteção.[6]

▶ HISTÓRIA DO DESENVOLVIMENTO PSICOSSOCIAL

Aqui é importante avaliar como foi a evolução dos problemas na vida do indivíduo, como era sua moradia, a relação com os pais e como estes o tratavam, como se relacionava com os amigos e outras crianças e se tinha problemas de conduta. Como era o funcionamento do paciente antes do início do uso de substâncias? Como era a organização de sua personalidade, quais os traços mais evidentes e os problemas comportamentais e de conduta? Há envolvimento com o crime? Deve-se avaliar se houve algum episódio de humor ou de psicose prévio ao uso de substâncias, sintomas de irritabilidade e impulsividade, além de investigar como eram suas estratégias para lidar com os problemas e frustrações, bem como seu padrão de assertividade.

▶ EXAME DO ESTADO MENTAL (EEM)

Em casos de transtorno por uso de álcool, é essencial identificar sinais de gravidade ou complicações da síndrome de abstinência alcoólica – desorientação temporal, espacial e em relação à pessoa (encefalopatia de Wernicke), alucinações táteis, visuais ou auditivas (alucinose alcoólica), confabulações (síndrome de Wernicke-Korsakoff), alterações do nível de consciência (*delirium tremens* ou pelagra). Já em pacientes que fazem uso de outras substâncias, é importante buscar manifestações de abstinência ou transtornos psiquiátricos induzidos por drogas (p. ex., irritabilidade e dificuldade de se conectar com o entrevistador durante a abstinência de *cannabis*; sintomas paranoides causados pelo uso de cocaína).[6]

▶ EXAMES COMPLEMENTARES

Alguns exames podem levantar a suspeita do uso abusivo de uma substância (p. ex., elevação de transaminases e gama-GT [GGT] no caso do álcool). Outros são importantes para avaliar possíveis complicações causadas pelo uso (p. ex., provas respiratórias no caso do tabaco).

Os exames de rotina sugeridos podem variar de acordo com as substâncias utilizadas e outros fatores de risco identificados na anamnese (p. ex., exposição sexual):[6]

- Hemograma completo com plaquetas.
- Transaminases: aspartato aminotransferase (AST), alanina aminotransferase (ALT) e gama-glutamiltransferase (GGT).
- Coagulograma (índice normalizado internacional [INR], tempo de protrombina [TP], tempo de tromboplastina parcial ativada [TTPa]).
- Eletrólitos (com foco nos níveis de sódio, potássio e magnésio no transtorno por uso de álcool).
- Ureia e creatinina.
- Glicose.
- Sorologia viral (p. ex., hepatite B, hepatite C, vírus da imunodeficiência humana [HIV]) e sorologia para sífilis em casos envolvendo drogas injetáveis ou outros comportamentos de risco.
- Vitamina B_{12} (relaciona-se com volume corpuscular médio [VCM], sintomas cognitivos ou desnutrição).
- Testes de função da tireoide (hormônio tireoestimulante [TSH] e tiroxina livre [T_4L])
- Concentração de álcool expirado/etilômetro.
- Triagens de drogas na urina (testes rápidos apresentam bom desempenho e guiam a tomada de decisão).

Outros exames laboratoriais são realizados conforme a apresentação clínica:[6]

- Creatina fosfocinase (CPK), rabdomiólise por uso de psicoestimulantes ou em pacientes que podem ter passado por um longo período em coma.
- Enzimas cardíacas (infarto do miocárdio induzido por cocaína).
- Hemoculturas (sepse, endocardite bacteriana).
- Radiografia de tórax (doença pulmonar obstrutiva crônica, aspiração, tuberculose e outras pneumonias).
- Eletrocardiograma (fibrilação atrial por uso intenso agudo de álcool ou miocardiopatia, arritmias induzidas por psicoestimulantes).
- Ultrassonografia abdominal (esteatose, hepatite, cirrose, pancreatite, carcinoma do intestino).
- Tomografia ou ressonância cerebral (traumatismo craniencefálico, hematoma subdural, convulsão, encefalopatia de Wernicke).

No caso de medicações de uso crônico, é importante solicitar concentração sérica de substâncias, como lítio, valproato, carbamazepina, fenitoína, fenobarbital, clozapina.

▶ DIAGNÓSTICO

Os critérios diagnósticos para os TUS são bem estabelecidos, podem ser encontrados em literatura específica (*Manual diagnóstico e estatístico de transtornos mentais*, 5ª ed., Texto revisado [DSM-5-TR])[7] e foram revistos nos últimos anos. O DSM-5-TR também fez algumas alterações nos critérios de diagnóstico, removendo os termos "abuso" e "dependência" e incluindo termos como "transtornos relacionados a substância", "transtorno por uso de substância" e "adição", além de ter substituído o critério de ter prejuízos legais pelo de fissura.

Para auxiliar no diagnóstico diferencial entre sintomas relacionados à substância, transtornos induzidos pela substância, ou um diagnóstico separado de um transtorno psiquiátrico comórbido, um raciocínio longitudinal da apresentação dos sintomas deve ser feito. Sintomas típicos da substância (intoxicação ou abstinência) sem história psiquiátrica prévia sugerem que os sintomas provavelmente remitirão nos primeiros dias de desintoxicação. Sintomas resultantes diretamente dos efeitos duradouros da substância, que iniciaram dentro de 4 semanas da última exposição, mais graves e arrastados que intoxicação ou abstinência, sugerem um provável transtorno induzido por substâncias. Porém, quando os sintomas têm intensidade variável, acontecem em qualquer momento da abstinência ou do tratamento e persistem após longa abstinência, ou existe história familiar ou história prévia de episódios de outro transtorno psiquiátrico, então é provável que haja outro transtorno mental preexistente.[8]

▶ REFERÊNCIAS

1. Marques ACPR, Ramos SP, Ramos FP, Lemos T. A avaliação inicial: identificação, triagem e intervenção mínima para o uso de substâncias. In: Diehl A, Cordeiro DC, Laranjeira R. Dependência Química: Prevenção, Tratamento e Políticas Públicas. 2ª edição. Porto Alegre: Artmed 2019.
2. Miller SC, Fiellin DA, Rosenthal RN, Saitz R. The ASAM principles of addiction medicine. 6th ed. Philadelphia: Wolters Kluwer; 2019.
3. Marques ACPR, Ribeiro M. Abordagem Geral do Usuário de Substâncias com Potencial de Abuso. Projeto diretrizes: Associação Médica Brasileira, Conselho Federal de Medicina. São Paulo, Brasília:AMB/CFM; 2008.3
4. Laranjeira R. Como organizar uma história clínica. In: Figlie NB. Aconselhamento em dependência química. São Paulo: Rocca; 2004.
5. von Diemen L, Schuch-Goi SB, Kessler FHP, Pechansky F. Psicoterapias no tratamento dos transtornos por uso de substâncias: álcool e outras substâncias. In: Cordioli A, Grevet EH eds. Psicoterapias: Abordagens Atuais. 4. ed. Porto Alegre: Artmed, 2019.
6. Goi SBS, Goi P, Von Diemen L. Internação psiquiátrica em adição. In: Associação Brasileira de Psiquiatria; Nardi AE, Silva AG, Quevedo JL, organizadores. PROPSIQ Programa de Atualização em Psiquiatria: Ciclo 12. Porto Alegre: Artmed Panamericana; 2022. p. 33-74. (Sistema de Educação Continuada a Distância, v. 2).
7. American Psychiatric Association. Diagnostic and statistical manual of mental disorders: DSM-5-TR. 5th ed. Washington: APA; 2022.
8. Hartmann I, Sordi AO, Castro MN, Goi PD, Hartmann TC. Drogas: uso, uso nocivo e dependência. In: Duncan BB, Schmidt MI, Giugliani ERJ, Duncan MS, Giugliani C. Medicina ambulatorial: condutas de atenção primária baseadas em evidências. 5. ed. Porto Alegre: Artmed; 2022.

▶ CAPÍTULO 4 ◀

CIÊNCIA DA IMPLEMENTAÇÃO E AS ADIÇÕES

ANDRÉ AKIRA SUENO GOLDANI ◀
LISIA VON DIEMEN ◀

Nas últimas décadas, houve uma grande evolução no desenvolvimento científico na área da medicina, com achados que têm o potencial de contribuir para o melhor cuidado em saúde. Entretanto, os resultados de anos de pesquisa não impactam na saúde da população, a menos que os serviços de saúde utilizem esses novos conhecimentos no cuidado dos pacientes, o que pode levar mais de 17 a 20 anos para acontecer. A ciência da implementação surge para aprimorar esse processo e é caracterizada como "o estudo científico de métodos para promover a integração sistemática dos resultados de pesquisas e de outras práticas baseadas em evidências na rotina e, portanto, melhorar a qualidade e a eficácia dos serviços de saúde".[1]

Na área das adições, é possível identificar diversas práticas baseadas em evidências que não são utilizadas rotineiramente nos serviços de saúde. Estima-se que menos de 25% dos serviços de assistência à saúde voltados aos transtornos por uso de substâncias nos Estados Unidos forneçam tratamentos baseados em evidências, incluindo medicamentos, terapias psicossociais ou serviços integrados.[2] No Brasil, não há estimativas, mas acredita-se que esse número seja significativamente menor. Os achados da ciência da implementação podem ajudar a preencher essa lacuna por meio da avaliação e identificação das barreiras em várias esferas (incluindo o nível do paciente, o nível do profissional de saúde e o nível organizacional), bem como por meio da elaboração de um plano associado para superar essas barreiras.[2] O objetivo deste capítulo é trazer elementos básicos sobre a ciência da implementação como uma ferramenta para implementar cuidados baseados em evidências no campo das adições.

▶ ORIGEM E OBJETIVOS DA CIÊNCIA DA IMPLEMENTAÇÃO

Historicamente, a pesquisa biomédica em adições vinha concentrando-se em estudos de eficácia para tratar problemas de saúde, acreditando que isso bastaria para se obter um impacto clinicamente significativo. No entanto, ao longo dos últimos anos, as metodologias de estudo têm sido adaptadas para incluir mais fatores contextuais, antes vistos como barreiras à replicabilidade das intervenções (**Fig. 4.1**).[3] Esse avanço metodológico deu origem à ciência da implementação, uma abordagem sistematizada para aplicar intervenções na prática clínica.

A ciência da implementação inova ao incorporar duas etapas ao processo de implementação: a pré-implementação e a fase da sustentabilidade (**Quadro 4.1**).[4] A fase de pré-implementação é fundamental, pois permite a avaliação contextual antes da aplicação da intervenção. Essa etapa é destinada à identificação de vulnerabilidades inerentes ao processo de aplicação, por meio da análise da viabilidade da intervenção em termos de infraestrutura, recursos humanos e fluxos existentes.

Por exemplo, ao se implementar um novo protocolo de tratamento de desintoxicação de álcool baseado em evidências, é preciso avaliar se o local de atendimento tem a infraestrutura adequada, se possui os insumos necessários (p. ex., benzodiazepínicos, reposição vitamínica), se a equipe está capacitada para a correta avaliação (p. ex., treinamento na escala CIWA), se a equipe está engajada e

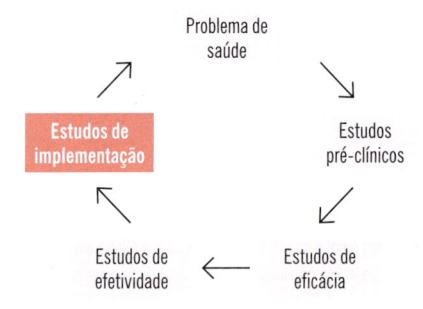

FIGURA 4.1 ▶ *CONTINUUM* DE PESQUISA ATÉ O IMPACTO EM SAÚDE PÚBLICA.

Fonte: Adaptada de Bauer.[3]

QUADRO 4.1 ▶ FASES DO PROCESSO DE IMPLEMENTAÇÃO

FASE DE PRÉ-IMPLEMENTAÇÃO

Identificar um problema e a solução	Engajar partes interessadas	Desenvolver medidas e dados

FASE DE IMPLEMENTAÇÃO

Implementar uma intervenção	Ativar equipes de implementação	Monitorar o progresso da implementação

FASE DE SUSTENTABILIDADE

Sustentar uma intervenção	Transição da propriedade para as partes interessadas (*stakeholders*)	Realizar avaliação e reflexão contínuas

Fonte: Adaptado de Goodrich e colaboradores.[4]

receptiva para a aplicação (p. ex., motivação da equipe sobre a importância do processo de aplicação), se a equipe tem tempo para a aplicação (p. ex., carga horária reservada para a atividade) e se a comunicação entre as partes da equipe está adequada (p. ex., papéis profissionais bem definidos e canais de comunicação eficientes). A partir desse diagnóstico de pré-implementação, são lançadas estratégias para contornar esses obstáculos, além de ser possível realizar adaptações da intervenção, mantendo as características essenciais terapêuticas inalteradas.

Outra característica importante da ciência da implementação é a preocupação com a sustentabilidade da intervenção. É comum que intervenções sejam inicialmente aplicadas com sucesso, mas falhem em manter sua adesão ao longo do tempo. Nesse contexto, a análise de barreiras e facilitadores é essencial para identificar e superar esses obstáculos. Uma estratégia efetiva inclui a definição de parâmetros de monitoramento que permitam acompanhar a adesão ao processo ao longo do tempo. Para tanto, é necessário estabelecer critérios que sejam objetivos, mensuráveis e, idealmente, simples de medir, visando a uma avaliação precisa e confiável do andamento do processo. Além disso, um componente fundamental da sustentabilidade é a capacidade da intervenção de alcançar autonomia, operando de forma independente sem necessidade de intervenção externa contínua. Isso envolve a integração das práticas de manutenção do processo dentro da própria organização responsável pela intervenção.

No exemplo antes mencionado do protocolo de desintoxicação do álcool, um parâmetro de monitoramento poderia ser a proporção do preenchimento da escala CIWA em um sistema de prontuário eletrônico. Além disso, a transição para a autonomia do processo poderia ser facilitada por meio de reuniões periódicas nas quais a equipe responsável avalia diretamente o parâmetro monitorado.

Diversos modelos foram desenvolvidos para sistematizar o processo de implementação, resultado da colaboração entre grupos de pesquisa e gestão. Modelos como EPIS (*Exploration, Preparation, Implementation, Sustainment* – Exploração, Preparação, Implementação, Sustentabilidade), SIC (*The Stages of Implementation Completion Process Model* – Modelo do Processo de Etapas de Conclusão da Implementação), reaIM (*Reach, Effectiveness, Adoption, Implementation, Maintenance* – Alcance, Eficácia, Adoção, Implementação, Manutenção), CFIR (*Consolidated Framework for Implementation Research* – Quadro Consolidado para Pesquisa em Implementação) e QIF (*The Quality Implementation Framework* – Quadro de Implementação de Qualidade) são exemplos de estruturas reconhecidas.[5]

A identificação de barreiras específicas em cada fase do processo permite a aplicação de estratégias personalizadas, adaptadas às necessidades particulares de cada contexto. O **Quadro 4.2** compila exemplos dessas estratégias adaptativas.[6]

▶ CONSIDERAÇÕES FINAIS

Possuir conhecimento sobre uma intervenção baseada em evidências não garante sua aplicação efetiva dentro de uma estrutura organizacional. A análise e a superação de obstáculos são essenciais para a implementação e manutenção eficaz da intervenção. Nesse contexto, a ciência da implementação oferece uma metodologia robusta de apoio. Essa abordagem é particularmente importante na área de adições, em que muitas intervenções de alta evidência são subutilizadas na prática clínica.

QUADRO 4.2 ▶ ESTRATÉGIAS DE IMPLEMENTAÇÃO

TIPOS DE ESTRATÉGIAS	EXEMPLOS
Usar estratégias avaliativas e iterativas	- Avaliar a prontidão da equipe - Auditar e fornecer *feedback*
Adaptar e personalizar para o contexto	- Personalizar estratégias - Promover adaptabilidade
Treinar e educar as partes interessadas	- Conduzir o treinamento contínuo - Distribuir materiais educacionais
Envolver os pacientes	- Usar mídia de massa - Envolver os pacientes e membros da família
Mudar a infraestrutura	- Mudar os sistemas de registro - Mudar a estrutura física e os equipamentos
Fornecer assistência interativa	- Fornecer assistência técnica local - Fornecer supervisão clínica
Desenvolver inter-relacionamentos entre as partes interessadas	- Organizar reuniões de equipe de implementação clínica - Identificar os primeiros adotantes
Apoiar os clínicos	- Revisar os papéis profissionais - Facilitar o repasse de dados clínicos para os provedores
Utilizar estratégias financeiras	- Alterar as estruturas de incentivo/auxílio - Acessar os novos financiamentos

Fonte: Adaptado de Waltz e colaboradores.[6]

▶ REFERÊNCIAS

1. Eccles MP, Mittman BS. Welcome to implementation science. Implement Sci. 2006;1(1):1.
2. Louie E, Barrett EL, Baillie A, Haber P, Morley KC. A systematic review of evidence-based practice implementation in drug and alcohol settings: applying the consolidated framework for implementation research framework. Implement Sci. 2021;16(1):22.
3. Bauer MS, Kirchner J. Implementation science: what is it and why should I care? Psychiatry Res. 2020;283:112376.
4. Goodrich DE, Miake-Lye I, Braganza MZ, Wawrin N, Kilbourne AM. QUERI implementation roadmap [Internet]. Washington: U. S. Department of Veterans Affairs; 2020 [capturado em 27 maio 2024]. Disponível em: https://www.queri.research.va.gov/tools/roadmap/.
5. Weiner B, Sherr K, Lewis C. Practical implementation science: moving evidence into action. New York: Springer; 2022.
6. Waltz TJ, Powell BJ, Matthieu MM, Damschroder LJ, Chinman MJ, Smith JL, et al. Use of concept mapping to characterize relationships among implementation strategies and assess their feasibility and importance: results from the Expert Recommendations for Implementing Change (ERIC) study. Implement Sci. 2015;10(1):109.

▶ CAPÍTULO 5 ◀

MULTIDISCIPLINARIDADE, TRANSDISCIPLINARIDADE E INTERDISCIPLINARIDADE NOS TRANSTORNOS ADITIVOS

MARCIO WAGNER CAMATTA ◀
LISIANE DOS SANTOS SORIA ◀

O movimento sanitário brasileiro trouxe importantes conquistas, inclusive ao ressignificar o modo como se operava no campo da saúde, buscando superar o modelo cartesiano (conhecimento fragmentado em disciplinas e separação mente-corpo) e trazendo um modo de maior integração e interação dos saberes e práticas profissionais.

No setor da saúde, o campo da saúde mental obteve maior avanço na direção da interdisciplinaridade, apesar dos obstáculos impostos pela divisão técnica e social do trabalho e pelo corporativismo profissional.[1] Assim, com a adoção do modo psicossocial,[2] os profissionais têm construído espaços de trabalho interdisciplinares marcados pelo respeito e por uma relação horizontalizada entre as diferentes disciplinas e profissões.

▶ INTERDISCIPLINARIDADE NO CUIDADO AO USUÁRIO COM TRANSTORNOS ADITIVOS

A Política Nacional sobre Drogas defende um cuidado interdisciplinar, intersetorial e holístico do ser humano.[3] Embora a concepção de interdisciplinaridade não seja consenso, ela pode ser entendida como a integração de disciplinas (acadêmica e profissional) e de campos de saber/fazer (popular e artístico). Conforme o grau de interação profissional no cotidiano do trabalho em saúde, as práticas de cooperação podem ser "multi", "inter" ou "trans"disciplinares,[1] conforme apresentado no **Quadro 5.1**.

A constituição de uma equipe interdisciplinar visa superar a fragmentação e qualificar os profissionais para democratizar o contexto do trabalho e efetivar integralmente o cuidado,[4] agrupando saberes/fazeres específicos em um espaço de negociação, conflito e apoio entre os profissionais.[5] Para o cuidado ao usuário com transtornos aditivos, a interdisciplinaridade possibilita o aprimoramento das relações de trabalho e permite responder às necessidades reais das pessoas, contribuindo para a efetividade do Sistema Único de Saúde (SUS).[6]

QUADRO 5.1 ▶ TIPOS DE INTEGRAÇÃO ENTRE DISCIPLINAS E CAMPOS DE "SABER/FAZER"

ESQUEMA ILUSTRATIVO E SUAS CARACTERÍSTICAS	APLICAÇÕES NA PRÁTICA DA EQUIPE
Práticas MULTIDISCIPLINARES - Sistema de um só nível com objetivos únicos - Foco nas disciplinas e nos saberes individuais - Sem articulação e cooperação - Ações e procedimentos sem exigir interação - Sem resultados integrados	- O técnico de enfermagem verifica os sinais vitais - O enfermeiro realiza o processo de enfermagem - O médico psiquiatra faz o diagnóstico e prescreve - O médico clínico avalia as condições clínicas - O psicólogo aplica as escalas - O assistente social avalia as condições socioeconômicas
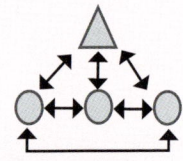 **Práticas INTERDISCIPLINARES** - Sistema de dois níveis com objetivos múltiplos - Coordenação compartilhada - Interação entre diversas disciplinas/conhecimentos - Articulação, cooperação e comunicação efetiva - Soluções construídas coletivamente - Tendência a relações horizontais	As interações ocorrem de diferentes formas (reuniões, *rounds*, etc.): - Trabalho colaborativo (escuta, responsabilidade e tomada de decisão) - Respeito entre disciplinas e profissões - Abertura à aprendizagem mútua - Aprofundamento analítico dos casos - Democratização das relações de poder - Ampliação de saberes/práticas
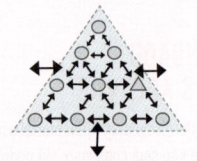 **Campos TRANSDISCIPLINARES** - Sistema de múltiplos níveis e objetivos pactuados - Coordenação para uma finalidade comum - Sem fronteiras entre as disciplinas - Articulação, cooperação e comunicação efetiva - Relações horizontais e transversalidade de ações	As interações atingem nível mais profundo do que o nível anterior, ganhando uma estabilização de um campo teórico disciplinar mais novo e amplo: - Maior flexibilidade - Profissionalidade mais ampla - Democratização das relações de poder - Novos tipos de trabalhadores (redutores de danos etc.)

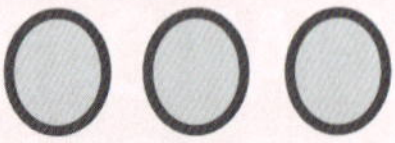

Fonte: Adaptado de Vasconcelos.[1]

Essa configuração de trabalho (interdisciplinar) permite avançar de uma tipologia de *equipe agrupamento* (justaposição de ações e agrupamento de profissionais) para *equipe integração* (articulação das ações e interação entre os profissionais),[4] fundamental para o cuidado das pessoas com transtornos aditivos. O **Quadro 5.2** apresenta uma situação em que o trabalho interdisciplinar foi exercitado, aplicado a uma situação corriqueira de um serviço da Rede de Atenção Psicossocial.

> **QUADRO 5.2 ▶ DESCRIÇÃO DE CASO/SITUAÇÃO DO EXERCÍCIO DE UM TRABALHO DE EQUIPE INTERDISCIPLINAR**
>
> Paciente internado há 3 dias com síndrome de abstinência alcoólica solicita alta insistentemente a despeito do quadro clínico psiquiátrico. Essa demanda é discutida na reunião de equipe para avaliar o melhor encaminhamento. A equipe debate se deve ou não atender à solicitação do paciente. Os técnicos de enfermagem consideram que deveriam dar alta; a enfermeira diz que pode avaliar o paciente para compreender o motivo do pedido de alta, podendo dissuadi-lo de sua intenção, conforme os argumentos do paciente; o médico apresenta os riscos clínicos do paciente. Ainda durante a reunião, o psiquiatra expõe os riscos psiquiátricos; a assistente social pergunta sobre a possibilidade de ele dar seguimento ambulatorial neste momento; a enfermeira apresenta dados sobre estado mental e nível de fissura do paciente e argumenta que ele poderia se beneficiar do tratamento ficando mais tempo até superar os sintomas. Vários profissionais falaram sobre iniciar uma abordagem motivacional com ele; a assistente social diz que pode iniciar contato com a rede comunitária a fim de preparar a alta, quando houver indicação. Embora um técnico de enfermagem tenha ponderado que o paciente é livre para decidir sua alta, foi consenso que a equipe de referência do paciente iria conversar com ele a respeito do quadro clínico e psiquiátrico e do plano de tratamento. Após essa abordagem, o paciente decidiu permanecer mais alguns dias para cumprir o plano de tratamento e, na ocasião da alta, foi encaminhado para uma casa de passagem até conseguir moradia fixa e acompanhamento no Centro de Atenção Psicossocial Álcool e Drogas a fim de dar continuidade ao tratamento.

A comunicação horizontalizada entre os profissionais e a disposição para compartilhar saberes no processo de cuidado é uma condição fundamental[7] para a construção de um cuidado integral em que a necessidade do paciente seja prioridade no cotidiano de trabalho em saúde. Para isso, é necessário ter equipes que assegurem espaços de aproximação como reuniões para a discussão de projetos terapêuticos e educação permanente, entre outros.[7] Está no encontro, no cotidiano de trabalho, a possibilidade de operar com esses conceitos, colocando em prática um novo modo de dialogar, interagir, respeitar as diferentes perspectivas e de ser humilde perante a complexidade da vida, convergindo competências cognitivas e afetivas em prol de um cuidado integral para o usuário.

▶ CONSIDERAÇÕES FINAIS

A implementação da prática interdisciplinar no cuidado ao indivíduo com transtorno aditivo implica uma mudança de postura em relação ao isolamento das profissões. Atuar de forma a compartilhar saberes e práticas para uma maior efetividade e inovação do trabalho em equipe consolida o paradigma da atenção psicossocial e do SUS. A construção do trabalho interdisciplinar deve incluir a formação profissional com disciplinas em comum na graduação e pós-graduação de diferentes cursos (interprofissionalidade), bem como no processo de educação permanente em serviço para problematizar o processo de trabalho e engajar as profissões. Essa reflexão não seria possível se não houvesse comunicação efetiva para impulsionar a interdisciplinaridade visando a um cuidado qualificado, humanizado e construído no trabalho coletivo.

▶ REFERÊNCIAS

1. Vasconcelos EM. Complexidade e pesquisa interdisciplinar: epistemologia e metodologia operativa. 3. ed. Petrópolis: Vozes; 2007.
2. Costa-Rosa A. Intercessões e análises sobre o processo de produção saúde-adoecimento-atenção no campo psíquico, num território municipal: produção de novas tecnologias para a implementação da atenção psicossocial no Sistema Único de Saúde. Rev Psicol UNESP. 2019;18(Esp):9-36.
3. Brasil. Decreto nº. 9.761, de 11 de abril de 2019. Aprova a política nacional sobre drogas. Brasília: Presidência da República; 2019.
4. Peduzzi M. Trabalho em equipe: uma revista ao conceito e a seus desdobramentos no trabalho interprofissional. Trab Educ Saúde. 2020;18:(Supl 1):1-20.
5. Schneider JF, Souza JP, Nasi C, Camatta MW, Machineski GG. Concepção de uma equipe de saúde mental sobre interdisciplinaridade. Rev Gaúcha Enferm. 2009;30(3):397-405.
6. Pillon SC, Jora NP, Santos MA. O papel da equipe multidisciplinar na dependência química. In: Diehl A, Cordeiro DC, Laranjeira R, organizadores. Dependência química: prevenção, tratamento e políticas públicas. Porto Alegre: Artmed; 2019. p. 453-60.
7. Giacomini E, Rizzotto MLF. Interdisciplinaridade nas práticas de cuidado em saúde mental: uma revisão integrativa de literatura. Saúde debate. 2022;46:261-80.

▶ CAPÍTULO 6 ◀

PROTOCOLOS CLÍNICOS PARA TRATAMENTO DA INTOXICAÇÃO E DESINTOXICAÇÃO PELO USO DE SUBSTÂNCIAS

▶ CAPÍTULO 6.1 ◀

ÁLCOOL

ANNE ORGLER SORDI ◀
ANDRÉ AKIRA SUENO GOLDANI ◀
MELINA NOGUEIRA DE CASTRO ◀
FELIX HENRIQUE PAIM KESSLER ◀

Apesar de o transtorno por uso de álcool (TUA) ser um diagnóstico prevalente na população, ainda existe uma grande dificuldade das instituições hospitalares e ambulatoriais quanto à realização do diagnóstico e tratamento correto desses pacientes. Isso acontece em razão da falta de desenvolvimento de protocolos específicos para atender a essa demanda, bem como devido à escassez de treinamentos sistemáticos e baseados em evidências das equipes assistenciais. Segundo o Lenad 2012,[1] cerca de 10% da população brasileira preenche critérios para TUA, e estima-se que o número de indivíduos com essa condição em hospitais seja ainda maior. A negligência desse diagnóstico favorece o desenvolvimento de síndromes de abstinência alcoólica complicadas, o que pode levar a maiores tempos de internação, ocupação de leitos em unidade de terapia intensiva (UTI) e gastos em saúde que de outra forma poderiam ser evitados.[2]

▶ IDENTIFICAÇÃO DO TRANSTORNO POR USO DE ÁLCOOL

A definição mais aceita atualmente sobre o TUA é proposta pelo *Manual diagnóstico e estatístico de transtornos mentais*, 5ª ed., Texto revisado (DSM-5-TR). O diagnóstico é elaborado a partir de 11 indicadores relacionados ao uso de álcool, e dois deles devem estar presentes por um período de 12 meses. O DSM-5-TR ainda divide o transtorno em três categorias, conforme o número de indicadores presentes: leve, moderado ou grave.[3] Todavia, não se espera que um médico generalista ou cirurgião conheça prontamente os critérios do DSM-5-TR para TUA, sobremaneira quando o paciente não acessou o serviço de saúde com a queixa primária relacionada ao seu uso de álcool. Nesse sentido, é essencial que as instituições invistam em protocolos rápidos e fáceis para identificação de pacientes com risco de desenvolver síndrome de abstinência alcoólica (SAA) complicada logo na sua chegada.

É válido ressaltar que muitos pacientes levam horas até conseguir acessar o serviço de saúde, seja porque são procedentes de outras cidades, seja porque percorreram outras emergências até chegarem a se internar em um hospital geral. Assim, muitos já apresentam sintomas de privação do álcool quando são primeiramente avaliados. Outros pacientes irão desenvolver esses sintomas nos primeiros dias de internação, ou no pós-operatório. Nesse sentido, é fundamental o treinamento para a correta identificação do risco desses pacientes não apenas pela equipe médica, mas principalmente pelos enfermeiros e técnicos de enfermagem – que muitas vezes são os primeiros a avaliar os pacientes. A seguir, apresentamos alguns exemplos de instrumentos curtos que podem ser incorporados na anamnese:

- CAGE[4] – É o acrônimo para as letras de quatro perguntas relacionadas ao consumo de álcool (*Cut down*, *Annoyed, Guilty* e *Eye-opener*). Duas respostas positivas indicam possível problema relacionado ao uso de álcool.
- AUDIT-C[5] – O questionário *Alcohol Use Disorder Identification Test* na sua versão curta é uma ótima alternativa para triagem de pacientes com maior probabilidade de desenvolver SAA. Escores > 7 indicam alto risco para o desenvolvimento de SAA.

O etilômetro ou "bafômetro" nem sempre está disponível nas instituições, mas é uma ferramenta muito útil para a identificação do paciente alcoolizado, bem como para o monitoramento dos níveis de alcoolemia. Não existem exames laboratoriais específicos que identifiquem o TUA, exceto o consumo recente, que pode ser aferido pelos exames toxicológicos. Todavia, algumas alterações laboratoriais podem estar associadas a quadros mais graves de TUA e, quando identificadas, é mandatória uma investigação mais aprofundada em relação ao consumo abusivo de álcool. São elas: aumento de enzimas hepáticas (transaminase glutâmico-oxalacética [TGO], transaminase glutâmico-pirúvica [TGP] e gamaglutamiltransferase [GGT]), aumento de volume corpuscular médio (VCM), aumento de triglicerídeos e deficiência de vitamina B_{12}.

▶ MANEJO DA INTOXICAÇÃO

O diagnóstico de intoxicação por álcool pode ser realizado de maneira mais objetiva por meio de altos índices de alcoolemia revelados pelo etilômetro. Caso a instituição não possua esse dispositivo, o diagnóstico pode ser inferido por anamnese e exame físico. O manejo da intoxicação alcoólica compreende medidas de suporte clínico (**Quadro 6.1.1**). A conduta, na maioria das vezes, é conservadora e direcionada aos sintomas específicos, conforme as melhores práticas, mas evitando o uso ou excesso de medicações. Caso haja necessidade de hidratação intravenosa (IV), não se recomenda a utilização de glicose em pacientes normoglicêmicos pelo risco de desencadear encefalopatia de Wernicke (EW). É contraindicada a utilização de fármacos depressores, como benzodiazepínicos (BZDs) e barbitúricos, enquanto o paciente ainda apresenta alcoolemia positiva. Nesses casos, o uso de BZD somente é indicado se o paciente já começou a apresentar sintomas de abstinência alcoólica.

QUADRO 6.1.1 ▶ MANEJO DA INTOXICAÇÃO ALCOÓLICA

SINTOMAS DE INTOXICAÇÃO ALCOÓLICA	CONDUTA
<ul><li>Euforia</li><li>Agitação</li><li>Incoordenação motora</li><li>Piora dos reflexos sensitivos</li><li>Alteração de humor</li><li>Alteração da atenção</li></ul>	<ul><li>Ambiente calmo, seguro e monitorado</li><li>Monitoramento dos sinais vitais</li><li>Observação do risco de vômitos e aspiração</li><li>Hidratação</li></ul>
<ul><li>Piora da disartria</li><li>Piora da ataxia</li><li>Hipotermia</li><li>Piora do sensório</li><li>Coma</li></ul>	<ul><li>Emergência médica</li><li>Considerar internação</li><li>Cuidados intensivos para manutenção da vida</li></ul>

▶ SÍNDROME DE ABSTINÊNCIA ALCOÓLICA

A SAA é caracterizada por uma série de sintomas autonômicos, motores e psíquicos que podem começar a surgir cerca de 6 a 24 horas a partir do momento em que a pessoa cessa ou reduz o uso de bebidas alcoólicas, com pico dos sintomas entre 24 e 36 horas (**Quadro 6.1.2**). Os quadros leves são autolimitados e duram cerca de 5 dias, enquanto os casos complicados podem durar até 2 semanas. O principal objetivo no tratamento da SAA é evitar o agravamento dos sintomas e prevenir a ocorrência da EW.

QUADRO 6.1.2 ▶ QUADRO CLÍNICO E PSIQUIÁTRICO RELACIONADO À SÍNDROME DE ABSTINÊNCIA ALCOÓLICA (SAA)

SINAIS E SINTOMAS DA SAA	SINAIS DE GRAVIDADE DA SAA
<ul><li>Taquicardia</li><li>Taquipneia</li><li>Aumento da pressão arterial</li><li>Náusea e/ou vômitos</li><li>Cefaleia</li><li>Aumento da temperatura corporal</li><li>Tremores de extremidades e de língua</li><li>Insônia</li><li>Ansiedade</li><li>Agitação</li><li>Irritabilidade</li><li>Desinibição</li></ul>	<ul><li>Desorientação</li><li>Convulsões</li><li>Confusão mental e *delirium*</li><li>Alucinações</li><li>Paranoia</li><li>Nistagmo</li><li>Marcha atáxica</li></ul>

- **Escala CIWA** – A ferramenta *Clinical Institute Withdrawal Assessment for Alcohol*[6] é utilizada para avaliar a gravidade da SAA e consiste em 10 perguntas relacionadas aos sintomas comuns de abstinência. Cada item é pontuado em uma escala de 0 a 7 ou 0 a 4, com um escore total variando de 0 a 67. Ela é particularmente útil em ambientes hospitalares, permitindo aos profissionais de saúde monitorar a evolução dos pacientes e ajustar o tratamento conforme necessário.

▶ PRINCIPAIS COMPLICAÇÕES DA SÍNDROME DE ABSTINÊNCIA ALCOÓLICA

- **Alucinose alcoólica** – Caracteriza-se por alucinações principalmente visuais, sem outra alteração de consciência, que acontece nas primeiras 24 horas da SAA. O tratamento é realizado com BZDs e antipsicóticos. É preferível usar doses mais baixas de antipsicóticos devido à diminuição do limiar convulsivo nesses pacientes.

- ***Delirium tremens*** – Ocorre em 5 a 10% dos pacientes e é caracterizado por alucinações vívidas, *delirium* (desorientação e confusão mental) e hiperatividade autonômica (aumento da pressão arterial, aumento da temperatura corporal, taquicardia e taquipneia). Os sintomas mais graves costumam aparecer a partir do 4º dia de abstinência e podem durar até 10 dias. A mortalidade em pacientes não tratados pode chegar a 20%. O tratamento é realizado com BZDs e antipsicóticos. É preferível usar doses mais baixas de antipsicóticos devido à diminuição do limiar convulsivo nesses pacientes. Em quadros graves, o paciente pode necessitar de cuidados em UTI.

- **Síndrome de Wernicke-Korsakoff** – A EW é caracterizada pela tríade confusão mental, nistagmo e marcha atáxica, sendo uma complicação da SAA devido à deficiência de vitamina B1 (tiamina), podendo estar associada a inúmeras outras hipovitaminoses. Essa deficiência ocorre em razão dos baixos estoques que são característicos não somente de síndromes mal-absortivas e de uma alimentação com baixo valor nutricional, comumente encontrada em pacientes com TUA, mas também devido ao aumento da metabolização da tiamina que acontece durante a SAA. A síndrome de Korsakoff (SK) é um quadro demencial irreversível caracterizado por confabulações, consequência de uma EW não tratada de forma adequada. O tratamento é apresentado na **Figura 6.1.1**.

■ MANEJO DA SÍNDROME DE ABSTINÊNCIA ALCOÓLICA

O tratamento da SAA é baseado em medidas de suporte geral (**Quadro 6.1.3**), na administração de BZDs e na reposição de vitaminas, em especial a tiamina.[7]

QUADRO 6.1.3 ▶ MEDIDAS DE SUPORTE PARA TODOS OS PACIENTES EM SÍNDROME DE ABSTINÊNCIA ALCOÓLICA

- Colocar o paciente em local tranquilo e com poucos estímulos
- Realizar controle frequente dos sinais vitais
- Garantir uma boa hidratação
- Oferecer dieta branda nos primeiros dias de desintoxicação

AVALIAÇÃO

Investigação do consumo de álcool:
- Homem: 15 doses ou mais por semana ou 5 mais doses em uma ocasião
- Mulher: 8 doses ou mais por semana ou 4 mais doses em uma ocasião

ou

CAGE ++

↓

Aplicar AUDIT-C

- AUDIT-C < 4 → Aconselhamento
- AUDIT-C ≥ 4 ≤ 7 → Fatores de risco SAA complicada (ex: história prévia, alcoolemia positiva com sintomas de privação, desnutrição, comorbidades clínicas descompensadas) ou baixo suporte social
  - SIM → Desintoxicação hospitalar
  - NÃO → Desintoxicação ambulatorial
- AUDIT-C > 7 → Desintoxicação hospitalar

TRATAMENTO COM BENZODIAZEPÍNICO

Possibilidade aplicar a CIWA?

NÃO → ESQUEMA FIXO*:
Diazepam 10 mg 8/8h por 3 dias e reduzir gradualmente ao longo de 1 semana ou conforme a tolerância

Aumentar a dose de diazepam caso o paciente mantenha sintomático

SIM → ESQUEMA CONFORME CIWA*:
Aplicar CIWA de h/h nas primeiras 24h, depois passar para de 4/4h no 2º dia (repetir CIWA em 1h sempre que ≥ 8), suspender após o paciente manter a CIWA < 8 por 24 h

↓

Diazepam 10 mg 8/8 h fixo por 3 dias + dose extra de diazepam 10 mg quando CIWA ≥ 8 ou pressão arterial ≥ 160/90

Após, reduzir gradualmente a dose de diazepam ao longo de 1 semana ou conforme a tolerância

↓

Diazepam 10 mg 8/8 h por 3 dias com redução gradual ao longo de 1 semana, ou conforme a tolerância

REPOSIÇÃO DE TIAMINA

Ácido fólico 5 mg VO 1x/dia

Qualquer sintoma de SW?

NÃO → PROFILAXIA
Tiamina 250 mg IV por 3 a 5 dias

SIM → TRATAMENTO
Tiamina 500 mg IV 3x/dia por 3 a 5 dias
+
Tiamina 250 mg IV por mais 5 dias

↓

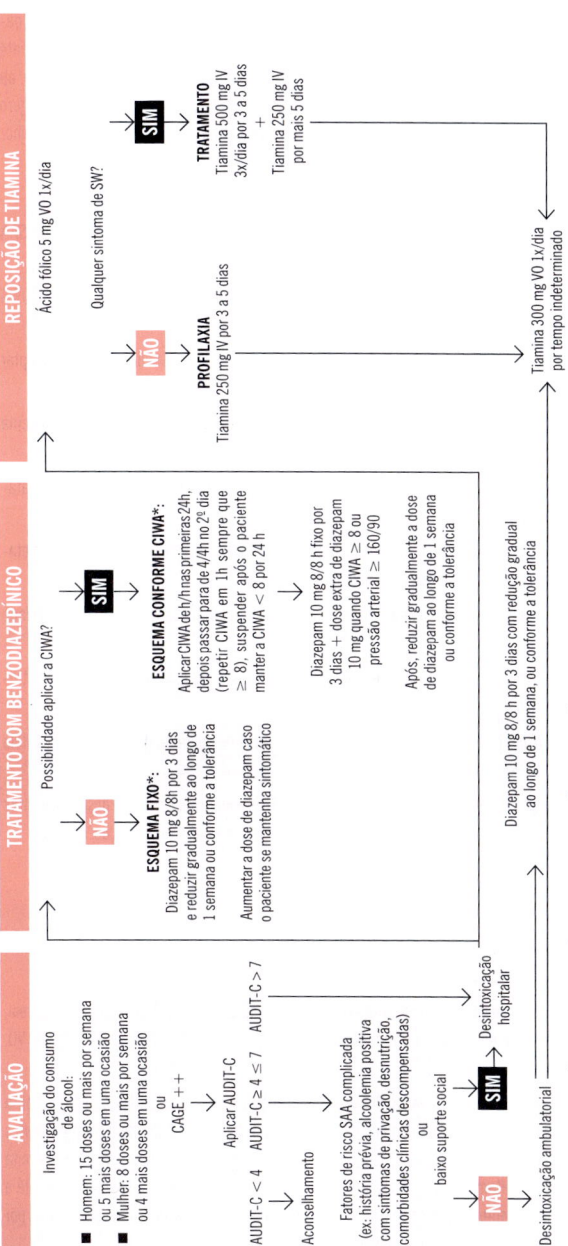

Tiamina 300 mg VO 1x/dia por tempo indeterminado

FIGURA 6.1.1 ▶ AVALIAÇÃO E MANEJO DA SÍNDROME DE ABSTINÊNCIA ALCOÓLICA.

*Em pacientes hepatopatas graves, substituir diazepam por lorazepam

AUDIT-C, *Alcohol Use Disorder Identification Test* – versão curta; CAGE, *Cut down, Annoyed, Guilty e Eye-opener*; CIWA, *Clinical Institute Withdrawal Assessment for Alcohol*; IV, intravenosa; SAA, síndrome de abstinência alcoólica; SW, síndrome de Wernicke; VO, via oral.

ÁLCOOL

O diazepam costuma ser a medicação de escolha no tratamento dos sintomas da SAA. Em pacientes com hepatopatia grave, deve-se substituir o diazepam por lorazepam na dose equivalente (diazepam 10 mg = lorazepam 2 mg). A reposição de tiamina previne o desencadeamento, ou agravamento, da EW e sua evolução para SK. O fluxograma apresentado na **Figura 6.1.1** sugere um modelo para avaliação e manejo da SAA. Todavia, cada instituição deve avaliar qual a melhor maneira de estruturar seu protocolo de atendimento.

Algumas dicas podem ajudar:

- A rápida identificação e o pronto manejo de pacientes que tenham risco de desenvolver SAA previnem as complicações do quadro.
- Instituições que tenham um bom aporte da equipe de enfermagem podem utilizar a escala CIWA como parâmetro para gerenciar o uso de BZDs nesses pacientes.
- Instituições que não tenham disponibilidade de equipe para aplicar a escala CIWA podem optar por um esquema fixo de administração de BZDs.
- Todos os pacientes avaliados com risco de desenvolver SAA devem receber pelo menos o esquema profilático com tiamina.
- A tiamina via oral (VO) pode não ser bem absorvida por esses pacientes, preferindo-se o tratamento IV nos primeiros dias.
- Deve-se evitar a administração de soro glicosado em pacientes normoglicêmicos, pois o metabolismo da glicose consome tiamina e pode precipitar a EW.
- A clonidina pode ser utilizada como tratamento adjuvante para os sintomas de hiperatividade autonômica.
- É importante atentar para a reposição de eletrólitos em pacientes que estiverem com os parâmetros de sódio, potássio ou magnésio alterados.
- Pacientes idosos têm maior risco de desencadear quadros de *delirium*, devendo-se ter cautela na titulação das doses.
- Pacientes que também tenham transtorno por uso de BZDs podem necessitar de doses mais altas durante a desintoxicação, bem como de uma retirada mais gradual da medicação.

■ OUTRAS HIPOVITAMINOSES

Como o consumo regular de álcool prejudica a absorção de vitaminas do complexo B, é importante atentar para outros possíveis quadros de hipovitaminoses:

- Pelagra – Causada pela deficiência de vitamina B3 (niacina), caracteriza-se pela tríade de diarreia, confusão mental e dermatite. O tratamento é feito com a reposição de niacina 300 mg/dia VO, em 2 a 3 tomadas, por 30 dias.[8]
- Deficiência de vitamina B_{12} (cianocobalamina) – Pode provocar neuropatias e contribui para o desenvolvimento de quadros demenciais. Sugere-se a dosagem sérica de B_{12} em pacientes com TUSP como exame de rotina. Quando identificada a deficiência, a reposição pode ser feita via aplicação de vitamina B_{12} 1.000 μg intramuscular (IM) 1x/semana por 4 semanas, ou até a correção. Em pacientes sintomáticos, opta-se por uma dose de ataque de 1.000 μg IM 1x/dia por 3 dias, e após 1x/semana por 4 semanas, ou até a correção dos níveis séricos.[9]

▶ TRATAMENTO DO TRANSTORNO POR USO DE ÁLCOOL

O tratamento do TUA é baseado em terapias individuais e/ou em grupo, abordadas em outros capítulos deste livro, associado à farmacoterapia. Apesar de existirem estudos promissores com algumas medicações mais novas, recomendações ainda são mais fortes para o tratamento em longo prazo com os fármacos apresentados na **Tabela 6.1.1**.[10]

TABELA 6.1.1 – FÁRMACOS PARA O TRATAMENTO DO TRANSTORNO POR USO DE ÁLCOOL E OUTRAS RECOMENDAÇÕES

FÁRMACO	COMO PRESCREVER	MECANISMO DE AÇÃO	CUIDADOS
Naltrexona	Dose habitual de 50 mg/dia	Antagonista de receptores opioides; pode reduzir o prazer sentido pela ingestão do álcool.	▪ Observar alterações de humor. ▪ Observar interações medicamentosas. ▪ Contraindicada em hepatopatias graves.
Dissulfiram	Dose habitual de 250 mg/dia pela manhã	Inibição da aldeído desidrogenase, enzima que metaboliza o álcool. Dessa forma, causa uma reação muito desconfortável caso o paciente faça ingestão de bebidas alcoólicas.	▪ Pacientes não devem tomar a medicação até pelo menos 12 h depois de beber. ▪ Contraindicado em hepatopatias graves ou pacientes com doenças cardíacas.
Acamprosato	Dose habitual de 666 mg 3x/dia	Bloqueio de receptores de glutamato; atenua efeitos da falta do álcool.	▪ Observar alterações de humor.

NÃO ESQUEÇA!

- O diagnóstico precoce é a melhor maneira de evitar a SAA complicada.
- O tratamento da SAA é realizado com BZDs e reposição vitamínica.
- Quaisquer sintomas da EW justificam a utilização de doses mais altas de tiamina IV.
- Pacientes com transtorno por uso de BZDs podem necessitar de doses mais altas destes durante a desintoxicação alcoólica.
- Após o manejo de quadros de intoxicação, ou de abstinência alcoólica, é necessário encaminhar o paciente para o seguimento de tratamento do TUA.

▶ REFERÊNCIAS

1. Laranjeira R, organizador. Segundo levantamento nacional de álcool e drogas: relatório 2012. São Paulo: UNIFESP; 2012.
2. Freitas MG, Silva EN. Direct and indirect costs attributed to alcohol consumption in Brazil, 2010 to 2018. PloS One. 2022;17(10):e0270115.
3. American Psychiatric Association. Manual diagnóstico e estatístico de transtornos mentais: DSM-5-TR. 5. ed. Porto Alegre: Artmed; 2023.
4. Williams N. The CAGE questionnaire. Occup Med. 2014;64(6):473-4.
5. Bush K, Kivlahan DR, McDonell MB, Fihn SD, Bradley KA. The AUDIT alcohol consumption questions (AUDIT-C): an effective brief screening test for problem drinking. Ambulatory Care Quality Improvement Project (ACQUIP). Alcohol use disorders identification test. Arch Intern Med. 1998;158(16):1789-95.
6. Sullivan JT, Sykora K, Schneiderman J, Naranjo CA, Sellers EM. Assessment of alcohol withdrawal: the revised clinical institute withdrawal assessment for alcohol scale (CIWA-Ar). Br J Addict. 1989;84(11):1353-7.
7. Sechi G, Serra A. Wernicke's encephalopathy: new clinical settings and recent advances in diagnosis and management. Lancet Neurol. 2007;6(5):442-55.
8. Hołubiec P, Leończyk M, Staszewski F, Łazarczyk A, Jaworek AK, Wojas-Pelc A. Pathophysiology and clinical management of pelagra: a review. Folia Med Cracov. 2021;61(3):125-137.
9. Stabler SP. Clinical practice. Vitamin B12 deficiency. N Engl J Med. 2013;368(2):149-60.
10. von Diemen L, Castro MN, Goi SBS, Sordi AO. Transtorno por uso de substâncias. In: Cordioli AV, Gallois CB, Passos IC, organizadores. Psicofármacos: consulta rápida. 6. ed. Porto Alegre: Artmed; 2023. p. 623-38.

▶ CAPÍTULO 6.2 ◀

COCAÍNA

PATRÍCIA DE SAIBRO ◀
RODRIGO PEREIRA PIO ◀
RAFAEL RAMOS AMARAL ◀
TATIANA LAUXEN PERUZZOLO ◀

A cocaína é um alcaloide derivado da planta da coca. Sua ingestão concomitante com álcool produz cocaetileno (metabólito ativo). A cocaína em pó é utilizada na forma aspirada ou injetada, enquanto o *crack* é usado na forma fumada. Seus efeitos se dão pelo bloqueio da recaptação de neurotransmissores como dopamina, serotonina e noradrenalina, aumentando sua concentração na fenda sináptica. Isso leva a uma estimulação excessiva dos receptores, especialmente os de dopamina, causando sensações de euforia e prazer.[1]

É uma substância bastante utilizada ilicitamente, com cerca de 76 milhões de usuários em todo o mundo e cerca de 5 milhões no Brasil. Seu uso está associado a problemas sérios nas áreas psiquiátrica, física e social, e os usuários têm uma taxa de mortalidade seis vezes maior do que os não usuários, devido a causas como *overdose*, doenças cardiovasculares, acidentes, suicídio e homicídio, frequentemente relacionadas ao uso simultâneo de várias drogas. Comorbidades psiquiátricas são comuns nessa população, com 77% relatando uso de múltiplas substâncias, 45% apresentando transtorno de humor e 31% manifestando transtornos de ansiedade ao longo da vida.[2]

▶ IDENTIFICAÇÃO DO TRANSTORNO POR USO DE COCAÍNA

O diagnóstico é baseado nos critérios do *Manual diagnóstico e estatístico de transtornos mentais*, 5ª ed., Texto revisado (DSM-5-TR) e da *Classificação estatística internacional de doenças e problemas relacionados à saúde* (CID-11). Muitas vezes, o uso de cocaína é subdiagnosticado, sendo apenas identificado devido a complicações clínicas ou quando do tratamento de outras condições médicas, como o "pulmão de *crack*", que se manifesta no período de 48 horas após fumar *crack*. A síndrome inclui febre, hemoptise, hipoxemia, dispneia, edema pulmonar, pneumonia intersticial e hemorragia alveolar. Portanto, é essencial que as equipes de saúde estejam atentas aos sinais psicossociais e ao exame físico dos pacientes para não perderem a oportunidade de diagnóstico e intervenção (**Quadro 6.2.1**).[3,4] Instrumentos como o *Alcohol, smoking and substance involvement screening test* (Asssit) podem ser úteis.[5] Testes toxicológicos também podem ser realizados para confirmar o uso, especialmente em populações específicas, como gestantes.

QUADRO 6.2.1 ▶ SINAIS PSICOSSOCIAIS E FÍSICOS DO USO DE COCAÍNA

- Presença de comorbidades psiquiátricas (ansiedade, depressão, transtorno de déficit de atenção/hiperatividade)
- Ausência de tratamento para comorbidades psiquiátricas
- Comportamentos antissociais
- Uso prévio de substâncias psicoativas
- Irregularidade em compromissos sociais e ocupacionais
- Distúrbios do sono
- Ponta dos dedos e cílios queimados (crack)
- Tremor de extremidades
- Hipertensão arterial e acidente vascular cerebral
- Taquicardia e infarto em homens jovens (média 33 anos)
- Irritação e perfuração do septo nasal (cocaína)

▶ MANEJO DA INTOXICAÇÃO

- **Intoxicação leve** – Observação do paciente em local seguro, com administração de benzodiazepínicos para agitação, se necessário.

- **Intoxicação grave** – Prioridade para suporte clínico, protegendo as vias aéreas, mantendo oxigenação e ventilação, com acesso venoso.

- **Dor torácica relacionada ao uso de cocaína, mas sem sinais de dissecção aórtica** – Observação por 9 a 12 horas. Sem biomarcadores cardíacos e eletrocardiograma normal, alta hospitalar.

- **Evidência de toxicidade nos órgãos** – Internação para tratamento adequado.

A **Figura 6.2.1** apresenta os passos para o manejo da intoxicação aguda por cocaína.

▶ MANEJO DA ABSTINÊNCIA

A abstinência de psicoestimulantes é uma síndrome reconhecida, com uma fase aguda que atinge o pico nas primeiras 24 horas e a remissão ao longo de 7 dias. A **Figura 6.2.2** mostra três fases distintas de sintomas após a abstinência de psicoestimulantes. Nos primeiros 2 a 3 dias, os sintomas atingem o pico, incluindo depressão, ansiedade, irritabilidade, fadiga e falta de concentração. O desconforto diminui após 4 a 7 dias, mas os sintomas persistem. A gravidade está relacionada à intensidade do uso e à dependência. Recomenda-se monitorar a frequência cardíaca e a temperatura devido aos efeitos cardiovasculares e hipertérmicos. Um ambiente silencioso ajuda a reduzir a estimulação e a agitação. Em casos de psicose aguda, antipsicóticos podem ser considerados.[6]

MANEJO DA INTOXICAÇÃO AGUDA POR COCAÍNA

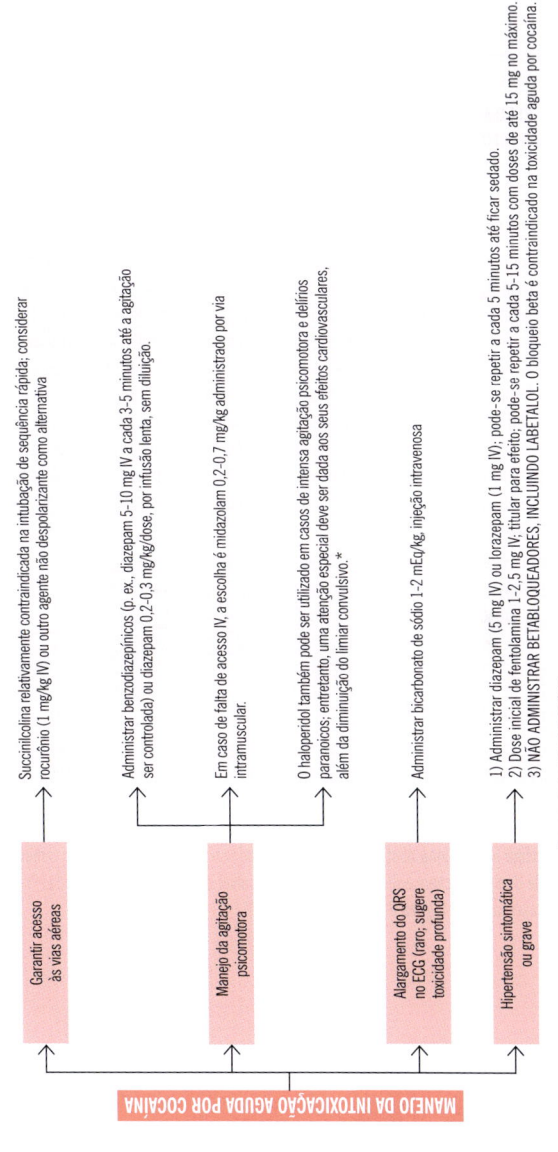

Garantir acesso às vias aéreas → Succinilcolina relativamente contraindicada na intubação de sequência rápida; considerar rocurônio (1 mg/kg IV) ou outro agente não despolarizante como alternativa

Manejo da agitação psicomotora →
- Administrar benzodiazepínicos (p. ex., diazepam 5-10 mg IV a cada 3-5 minutos até a agitação ser controlada) ou diazepam 0,2-0,3 mg/kg/dose, por infusão lenta, sem diluição.
- Em caso de falta de acesso IV, a escolha é midazolam 0,2-0,7 mg/kg administrado por via intramuscular.
- O haloperidol também pode ser utilizado em casos de intensa agitação psicomotora e delírios paranoicos; entretanto, uma atenção especial deve ser dada aos seus efeitos cardiovasculares, além da diminuição do limiar convulsivo.*

Alargamento do QRS no ECG (raro; sugere toxicidade profunda) → Administrar bicarbonato de sódio 1-2 mEq/kg, injeção intravenosa

Hipertensão sintomática ou grave →
1) Administrar diazepam (5 mg IV) ou lorazepam (1 mg IV); pode-se repetir a cada 5 minutos até ficar sedado.
2) Dose inicial de fentolamina 1-2,5 mg IV; titular para efeito; pode-se repetir a cada 5-15 minutos com doses de até 15 mg no máximo.
3) NÃO ADMINISTRAR BETABLOQUEADORES, INCLUINDO LABETALOL. O bloqueio beta é contraindicado na toxicidade aguda por cocaína.

FIGURA 6.2.1 – MANEJO DA INTOXICAÇÃO AGUDA POR COCAÍNA.

*Evitar em pessoas com histórico de convulsões, hipertermia, hipertensão grave ou arritmias cardíacas. Antipsicóticos fenotiazínicos, como a clorpromazina, devem ser evitados devido à redução significativa no limiar convulsivo além do potencial para desencadear arritmias cardíacas.

COCAÍNA

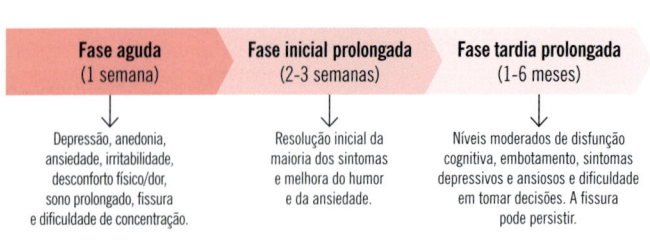

Fase aguda (1 semana)	Fase inicial prolongada (2-3 semanas)	Fase tardia prolongada (1-6 meses)
Depressão, anedonia, ansiedade, irritabilidade, desconforto físico/dor, sono prolongado, fissura e dificuldade de concentração.	Resolução inicial da maioria dos sintomas e melhora do humor e da ansiedade.	Níveis moderados de disfunção cognitiva, embotamento, sintomas depressivos e ansiosos e dificuldade em tomar decisões. A fissura pode persistir.

FIGURA 6.2.2 – RESUMO DOS SINTOMAS DA ABSTINÊNCIA DE ESTIMULANTES AO LONGO DAS DIFERENTES FASES.

▶ MANEJO DA FISSURA

A fissura, um sintoma essencial do transtorno por uso de cocaína (TUC), representa uma barreira significativa para a abstinência e prevenção de recaídas. Ela pode ser desencadeada pela droga em si, bem como por gatilhos ambientais, estresse e abstinência, manifestando-se tanto no início quanto após períodos prolongados sem consumo. No início da abstinência, ocorre uma ativação imediata do sistema límbico, resultando em antecipação de recompensa e comportamentos compulsivos. Clinicamente, a fissura pode se apresentar de forma mascarada, como a necessidade urgente de alta do tratamento por motivos irrelevantes. Após um período prolongado, ela é explicada pelo aumento progressivo do desejo, muitas vezes manifestado como dificuldade em sentir prazer em outras atividades (tédio), perdurando por um período prolongado de seis meses ou mais. A fissura sempre poderá acontecer na recuperação; o que muda é a intensidade e frequência, sendo maior nos primeiros meses de abstinência.

O tratamento farmacológico baseia-se no uso de antagonistas dopaminérgicos, preferencialmente antipsicóticos atípicos, além de agonistas dopaminérgicos e benzodiazepínicos. Terapias não medicamentosas são abordadas em outras seções deste livro.[6]

▶ TRATAMENTO DO TRANSTORNO POR USO DE COCAÍNA

O tratamento do TUC é complexo e dinâmico, com foco em estimular a motivação pela abstinência e prevenir recaídas. Não há evidência robusta de medicações para tratar especificamente o TUC; no entanto, sempre há necessidade de estabilizar os sintomas que servem de gatilho para as recaídas. A adesão do paciente ao tratamento é um forte preditor de abstinência. Contudo, mesmo que o paciente não consiga manter uma abstinência sustentada do uso, reduzir o consumo ou diminuir a frequência pode diminuir a chance do indivíduo de desenvolver outro problema de saúde.[6] Mais detalhes são apresentados na **Figura 6.2.3**.

IDENTIFICADO USO MODERADO/GRAVE DE COCAÍNA?

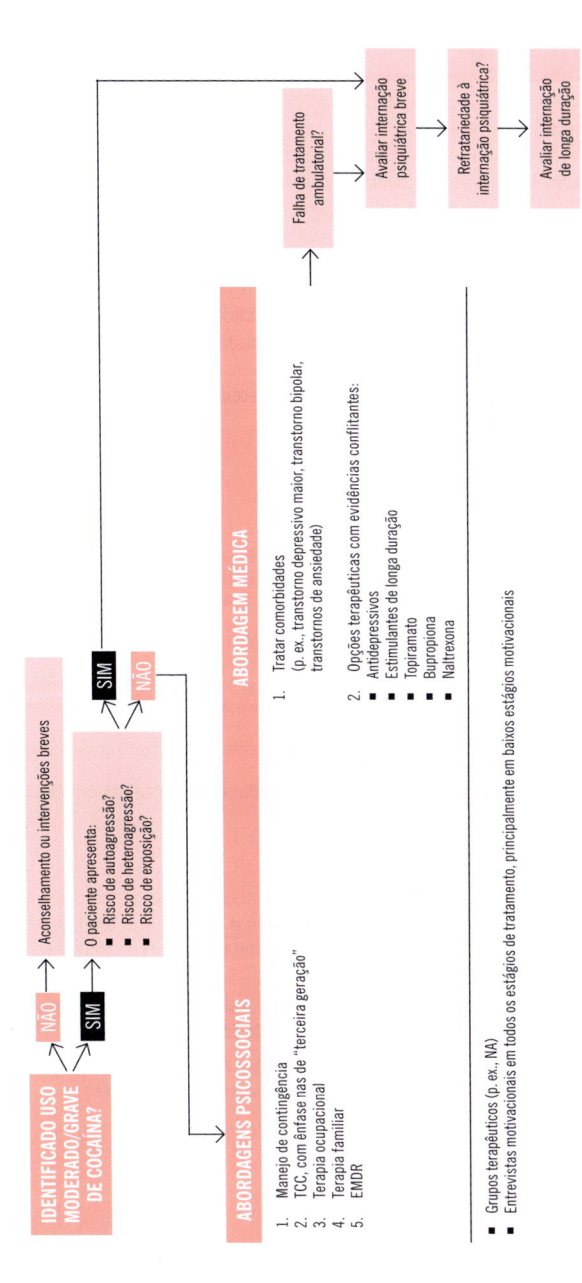

NÃO → Aconselhamento ou intervenções breves

SIM → O paciente apresenta:
- Risco de autoagressão?
- Risco de heteroagressão?
- Risco de exposição?

SIM / **NÃO**

ABORDAGENS PSICOSSOCIAIS

1. Manejo de contingência
2. TCC, com ênfase nas de "terceira geração"
3. Terapia ocupacional
4. Terapia familiar
5. EMDR

- Grupos terapêuticos (p. ex., NA)
- Entrevistas motivacionais em todos os estágios de tratamento, principalmente em baixos estágios motivacionais

ABORDAGEM MÉDICA

1. Tratar comorbidades
   (p. ex., transtorno depressivo maior, transtorno bipolar, transtornos de ansiedade)

2. Opções terapêuticas com evidências conflitantes:
   - Antidepressivos
   - Estimulantes de longa duração
   - Topiramato
   - Bupropiona
   - Naltrexona

→ Falha de tratamento ambulatorial? → Avaliar internação psiquiátrica breve → Refratariedade à internação psiquiátrica? → Avaliar internação de longa duração

FIGURA 6.2.3 – FLUXOGRAMA DO TRATAMENTO DO TRANSTORNO POR USO DE COCAÍNA.
EMDR, *Eye movement desensitization and reprocessing*; TCC, terapia cognitivo-comportamental; NA, Narcóticos Anônimos.

▶ NÃO ESQUEÇA!

- A cocaína produz muitas complicações clínicas, podendo ocasionar morte súbita nos casos de intoxicação e *overdose*.
- Investir em motivadores externos é importante para pacientes pré-contemplativos.
- O envolvimento da família é fundamental, sobretudo no início do tratamento.
- O vínculo terapêutico é essencial, sendo capaz de gerar adesão mesmo em pacientes com baixa motivação.
- A fissura pela cocaína está diretamente associada ao seu uso, tornando-a um alvo crucial do tratamento para promover a abstinência ou redução de danos.
- Os grupos de apoio mútuo, como os Narcóticos Anônimos, são ferramentas terapêuticas poderosas, especialmente úteis para pacientes com baixa renda ou residentes em áreas remotas.
- Sempre que possível, dê preferência para consultas presenciais.
- O teste rápido de detecção de cocaína é útil e pode ser usado de acordo com o consentimento do paciente.

▶ REFERÊNCIAS

1. Robertson, R. Book review: The pocket guide to drugs and health. By Shane Darke, Julia Lappin, and Michael Farrell, United Kingdom: Silverback Publishing, 2021, ISBN: 9781912141180. Addiction. 2022;117(7):2124-5.
2. Schwartz EKC, Wolkowicz NR, De Aquino JP, MacLean RR, Sofuoglu M. Cocaine use disorder (CUD): current clinical perspectives. Subst Abuse Rehabil. 2022;13:25-46.
3. Dinis-Oliveira RJ, Carvalho F, Duarte JA, Proença JB, Santos A, Magalhães T. Clinical and forensic signs related to cocaine abuse. Curr Drug Abuse Rev. 2012;5(1):64-83.
4. Solmi M, Dragioti E, Croatto G, Radua J, Borgwardt S, Carvalho AF, et al. Risk and protective factors for cannabis, cocaine, and opioid use disorders: an umbrella review of meta-analyses of observational studies. Neurosci Biobehav Rev. 2021;126:243-51.
5. Barrio P, López-Pelayo H, Schellekens A, Batalla A. A review of instruments for screening and diagnosis of cocaine use. Neurosci Cocaine. 2017;599-607.
6. Li MJ, Shoptaw SJ. Clinical management of psychostimulant withdrawal: review of the evidence. Addiction. 2023;118(4):750-762.

▶ LEITURAS RECOMENDADAS

Baldaçara L, Pettersen AG, Leite VDS, Ismael F, Motta CP, Freitas RA, et al. Brazilian Psychiatric Association Consensus for the management of acute intoxication. General management and specific interventions for drugs of abuse. Trends Psychiatry Psychother. 2022.

Lassi DLS, Malbergier A, Negrão AB, Florio L, De Aquino JP, Castaldelli-Maia JM. Pharmacological treatments for cocaine craving: what is the way forward? A systematic review. Brain Sci. 2022;12(11):1546.

Nelson LS, Odujebe O. Cocaína: intoxicação aguda [Internet]. In: UpTpDate. Waltham: UpToDate; 2023 [capturado em 27 maio 2024]. Disponível em: https://www.uptodate.com/contents/cocaine-acute-intoxication/.

► CAPÍTULO 6.3 ◄

BENZODIAZEPÍNICOS E FÁRMACOS Z

MARIANNE DE AGUIAR POSSA ◄
PATRÍCIA DE SAIBRO ◄
TATIANA LAUXEN PERUZZOLO ◄

Os benzodiazepínicos (BZDs) são usados mais frequentemente para obtenção de efeitos ansiolíticos e sedativos. Ligam-se aos receptores do ácido gama-aminobutírico tipo A ($GABA_A$), levando à inibição da neurotransmissão. A dependência ocorre em metade dos pacientes que usam BZDs diariamente por mais de 1 mês, e a abstinência tende a ser de início mais rápido (2 a 3 dias) e grave (risco de convulsões) em BZDs de meia-vida mais curta, como o alprazolam.

Os fármacos Z (zolpidem, zaleplon, zopiclona, eszopiclona), por sua vez, são exclusivamente indutores do sono. Pelo fato de terem um mecanismo de ação mais seletivo à subunidade alfa do $GABA_A$, acreditava-se que causassem menor abstinência e dependência do que os BZDs, o que não se confirmou.[1]

Segundo dados do III Levantamento sobre Uso de Drogas na População Brasileira (III LNUD),[2] os BZDs foram a classe de medicamentos com efeitos psicoativos mais usada de forma não prescrita ou diferente da prescrita na vida (3,9%) no Brasil em 2015. A dependência de BZDs é uma das mais comuns no Brasil e aumenta de forma significativa em usuários de outras substâncias. Embora ainda não disponíveis para comercialização, em 2021, a Agência Nacional de Vigilância Sanitária (Anvisa) incluiu o flualprazolam e o etizolam na lista de medicamentos controlados, os considerados "novos BZDs" e conhecidos mundialmente pela sua maior gravidade de intoxicação, abstinência e dependência, além de letalidade.

► IDENTIFICAÇÃO DO TRANSTORNO POR USO DE BENZODIAZEPÍNICOS E FÁRMACOS Z

Os fármacos Z e os BZDs apresentam sua definição em conjunto na mesma seção do *Manual diagnóstico e estatístico de transtornos mentais*, 5ª ed., Texto revisado (DSM-5-TR)[3] como transtorno por uso de sedativos, hipnóticos ou ansiolíticos. Sua principal característica é um conjunto de sintomas cognitivos, comportamentais e fisiológicos que mantém o uso apesar das consequências prejudiciais.

INTOXICAÇÃO E ABSTINÊNCIA DE BENZODIAZEPÍNICOS E FÁRMACOS Z

O diagnóstico de intoxicação e abstinência também está descrito no DSM-5-TR (**Quadro 6.3.1**).

QUADRO 6.3.1 ▶ SINAIS E SINTOMAS DE INTOXICAÇÃO E ABSTINÊNCIA DE SEDATIVOS SEGUNDO O DSM-5-TR

SINTOMAS DE INTOXICAÇÃO		SINTOMAS DE ABSTINÊNCIA	
▪ Disartria	▪ Nistagmo	▪ Hiperatividade autonômica	▪ Náuseas e vômitos
▪ Incoordenação	▪ Déficit cognitivo	▪ Tremores de mãos	▪ Alteração da sensopercepção
▪ Marcha atáxica	▪ Estupor e coma	▪ Insônia	▪ Agitação
		▪ Ansiedade	▪ Convulsão

■ TRATAMENTO DA INTOXICAÇÃO POR BENZODIAZEPÍNICOS E FÁRMACOS Z

Orienta-se tomar medidas gerais de suporte (**Figura 6.3.1**). A lavagem gástrica não deve ser usada rotineiramente em razão do risco de laringospasmo e pneumonia aspirativa. O carvão ativado pode

MANEJO DA INTOXICAÇÃO AGUDA POR BENZODIAZEPÍNICOS

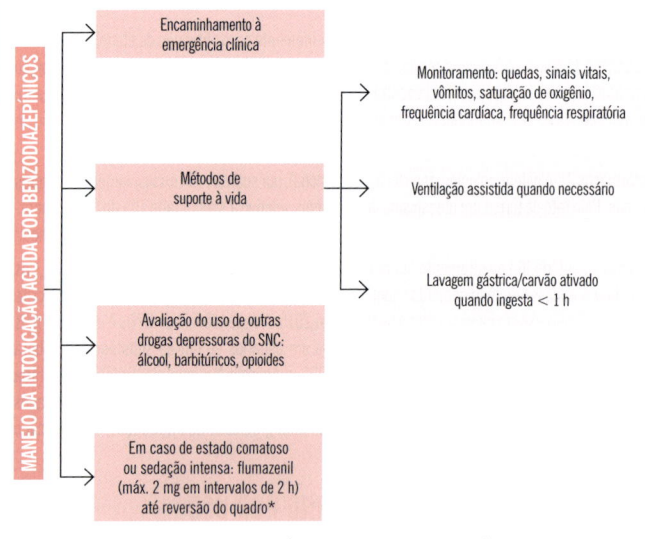

- Encaminhamento à emergência clínica
- Métodos de suporte à vida
  - Monitoramento: quedas, sinais vitais, vômitos, saturação de oxigênio, frequência cardíaca, frequência respiratória
  - Ventilação assistida quando necessário
  - Lavagem gástrica/carvão ativado quando ingesta < 1 h
- Avaliação do uso de outras drogas depressoras do SNC: álcool, barbitúricos, opioides
- Em caso de estado comatoso ou sedação intensa: flumazenil (máx. 2 mg em intervalos de 2 h) até reversão do quadro*

FIGURA 6.3.1 ▶ MANEJO DA INTOXICAÇÃO AGUDA POR BENZODIAZEPÍNICOS.

*Atentar para o risco de abstinência e convulsão.
SNC, sistema nervoso central.

ser benéfico quando há suspeita de coingestão de outras substâncias que ele possa absorver (p. ex., colchicina, aspirina).[4] O flumazenil (antagonista BZD) pode ser usado para reverter a depressão do sistema nervoso central (SNC), sendo a boa resposta indicativa diagnóstica da intoxicação. Seu uso deve ser extremamente cauteloso em pacientes com dependência grave aos BZDs, devido aos riscos de provocar abstinência, convulsão e parada cardíaca.[5]

■ TRATAMENTO DA ABSTINÊNCIA E DESPRESCRIÇÃO

Muitas terapias medicamentosas alternativas foram propostas para reduzir a gravidade da abstinência, com resultados mistos. O tratamento de escolha é trocar o atual BZD ou fármaco Z de ação curta por uma alternativa de ação prolongada (como clonazepam ou diazepam) e, em seguida, diminuir a dose de forma gradual até a suspensão completa.[5,6] A técnica mais utilizada ambulatorialmente é realizar a redução da dose inicial de benzodiazepínicos em 50% nas primeiras 2 semanas, para reduzir o restante da dose diária de forma mais lenta, a uma taxa de 10 a 25% a cada 2 semanas. Também é possível realizar a redução da dose de BZD e fármaco Z conforme os sintomas de abstinência[5,7] (**Figura 6.3.2**). No entanto, o principal tratamento é a prevenção da dependência. Algumas precauções podem evitar o desenvolvimento desse transtorno (**Quadro 6.3.2** e **Figura 6.3.3**).[8]

MANEJO GERAL NA RETIRADA DE BENZODIAZEPÍNICOS E FÁRMACOS Z

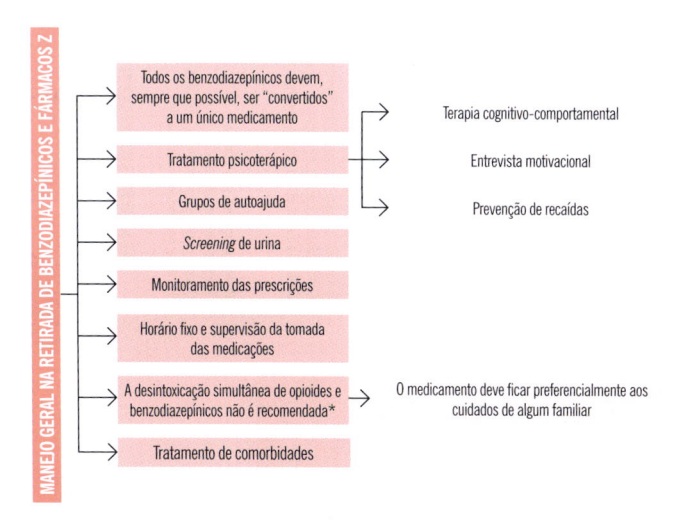

- Todos os benzodiazepínicos devem, sempre que possível, ser "convertidos" a um único medicamento
- Tratamento psicoterápico → Terapia cognitivo-comportamental / Entrevista motivacional / Prevenção de recaídas
- Grupos de autoajuda
- *Screening* de urina
- Monitoramento das prescrições
- Horário fixo e supervisão da tomada das medicações
- A desintoxicação simultânea de opioides e benzodiazepínicos não é recomendada* → O medicamento deve ficar preferencialmente aos cuidados de algum familiar
- Tratamento de comorbidades

FIGURA 6.3.2 ▶ MANEJO GERAL DA ABSTINÊNCIA DE BENZODIAZEPÍNICOS E FÁRMACOS Z.

*Em pacientes que recebem benzodiazepínicos concomitantes e manutenção com opioides, a dose do opioide (em geral metadona ou buprenorfina) deve preferencialmente manter-se estável durante toda a redução dos benzodiazepínicos, embora alta o suficiente para prevenir sintomas de abstinência de opioides. A buprenorfina pode apresentar um risco menor de *overdose* relacionada a benzodiazepínicos do que a metadona.[5]

BZD, benzodiazepínico; TCC, terapia cognitivo-comportamental.

BENZODIAZEPÍNICOS E FÁRMACOS Z

INICIAR PRESCRIÇÃO DE BZD OU FÁRMACO Z

→

Para todos:
- Psicoeducação
- TCC
- Higiene do sono
- Manejo da ansiedade

→

Avaliar fatores de risco para complicações*

Fator de risco paracomplicação +→
1. TRATAMENTO DE COMORBIDADES CLÍNICAS E PSIQUIÁTRICAS
2. INSTITUIÇÃO DE FARMACOTERAPIA ALTERNATIVA PARA INSÔNIA
3. TCC
4. PREVENÇÃO DE RECAÍDA

1. Tratamento da comorbidade pelo período de 4 semanas
2. Orientação do paciente em relação aos riscos
3. Contrato terapêutico em relação ao tempo de uso e número de receitas

→

1. Reavaliar sintomas nos retornos
2. Sugerir e planejar retirada
3. Observar recaída nos sintomas e dificuldade para retirada
4. Monitorar comportamento aberrante

→

Comportamento aberrante** +→
1. Orientar retirada abrupta em local adequado
2. Encaminhar para serviço especializado de adição

---

*Avaliar fatores de risco para complicações:
- Idade ≥ 65 (polifarmácia)
- Risco de queda
- Idade < 25 (maior risco de transtorno por uso de substância)
- Fármaco Z + BZD
- Fármaco Z + opioide (risco de overdose)
- História de uso de substância
- Uso de álcool ou cannabis
- História de overdose
- Tentativa de suicídio
- Transtorno de estresse pós-traumático

**Monitorar comportamento aberrante:
1. Uso de drogas: screening positivo para drogas de abuso.
2. Comportamento aberrante: venda de medicamentos controlados, falsificação de prescrições, uso de medicamentos de terceiros, perda frequente de prescrições, agressividade quando não consegue o medicamento, uso por via injetável, aumento da dose sem orientação médica, várias fontes prescritoras e múltiplas visitas à emergência.

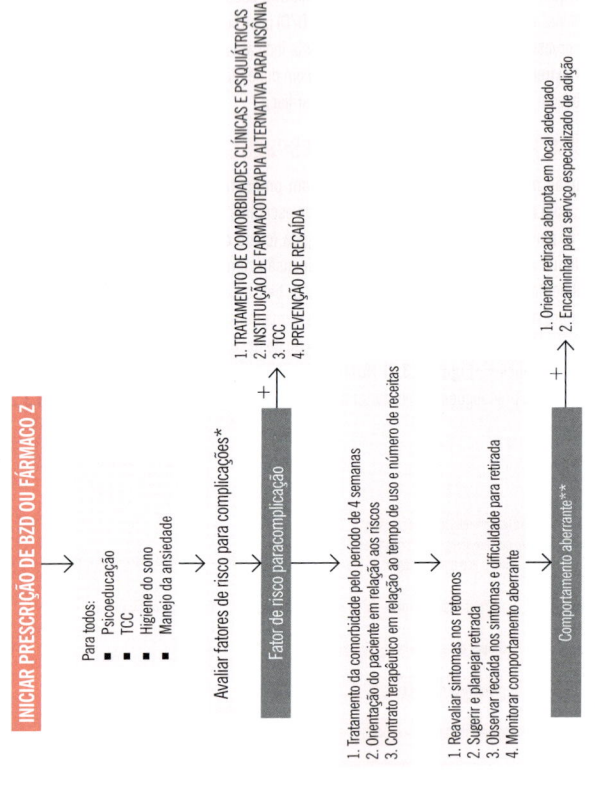

FIGURA 6.3.3 ▶ PREVENÇÃO DA DEPENDÊNCIA DE SEDATIVOS NA SUA UTILIZAÇÃO.

QUADRO 6.3.2 ▶ CUIDADOS AO PRESCREVER: RESPONSABILIDADE DO PRESCRITOR

- Prescrever a menor dose efetiva pelo menor tempo: quem inicia, retira a medicação.
- Monitorar se há aumento na dose por motivos médicos ou pelo próprio paciente.
- Controlar o número de receitas prescritas e os métodos de obtenção de medicação.

▶ NÃO ESQUEÇA!

- O transtorno por uso de BZDs ocorre em 50% dos pacientes que os utilizam diariamente por mais de 1 mês.
- É um dos transtornos por uso de substâncias mais comuns, principalmente em dependentes de outras drogas.
- Não há evidências conclusivas de que os fármacos Z ofereçam potencial de abuso reduzido.
- A intoxicação e a abstinência de BZDs e fármacos Z pode ser responsável por quadros clínicos graves, como alucinações, delírios ou depressão respiratória.
- O flumazenil pode ser usado para diagnóstico e tratamento da intoxicação por BZD.
- Os pacientes necessitam de supervisão continuada da prescrição, e a suspensão nunca deve ser abrupta em dependentes crônicos.

▶ REFERÊNCIAS

1. Peng L, Morford KL, Levander XA. Benzodiazepines and related sedatives. Med Clin NRTH0 Am. 2022;106(1):113-29.
2. Bastos FIPM, Vasconcellos MTL, De Boni RB, Reis NB, Coutinho CFS, organizadores. III levantamento nacional sobre uso de drogas pela população brasileira. Rio de Janeiro: Fiocruz; 2017.
3. American Psychiatric Association. Manual diagnóstico e estatístico de transtornos mentais: DSM-5-TR. 5. ed. Porto Alegre: Artmed; 2023.
4. Greller H, Gupta A. Benzodiazepine poisoning. In: UpToDate. Waltham: UpToDate; 2024 [capturado em 27 maio 2024]. Disponível em https://www.uptodate.com/contents/benzodiazepine-poisoning/.
5. Baldwin DS. Clinical management of withdrawal from benzodiazepine anxiolytic and hypnotic medications. Addiction. 2022;117(5):1472-82.
6. Edinoff AN, Nix CA, Hollier J, Sagrera CE, Delacroix BM, Abubakar T, et al. Benzodiazepines: uses, dangers, and clinical considerations. Neurol Int. 2021;13(4):594-607.
7. Horowitz M, Taylor DM. The maudsley deprescribing guidelines: antidepressants, benzodiazepines, gabapentinoids and Z-drugs. Hoboken: Wiley-Blackwell; 2024.
8. Albright B, Barkett P, Caldeiro R, Chau J, Gary M, Greene D, et al., organizadores. Benzodiazepine and Z-drug safety guideline. Washington: Keiser Foundation Health Plan of Washington; 2022.

CAPÍTULO 6.4

TRANSTORNO POR USO DE OPIOIDES

INGRID HARTMANN

A classe dos opioides inclui medicamentos (como morfina, codeína e fentanil, entre outros) e drogas ilícitas (como a heroína), ambos com importante potencial de abuso e elevada letalidade na *overdose*. Os opioides são considerados as principais substâncias envolvidas em *overdoses* fatais. Segundo o *World Drug Report 2023*, em 2019, em todo o mundo, essa classe de substâncias foi responsável por cerca de 69% das mortes e por 71% dos anos de vida saudáveis perdidos atribuíveis ao uso de substâncias.[1]

O sistema opioide, descrito a partir da década de 1970 (constituído por receptores opioides e ligantes endógenos), exerce importante papel na neurobiologia da adição, estando envolvido na modulação da dor, do estresse, do humor e no processamento de recompensas.[2,3] Esse sistema influencia ainda a adição a outras substâncias (como álcool, canabinoides e nicotina) por meio da modulação de suas propriedades de recompensa e aditivas.[2,3]

O uso não médico de medicamentos opioides é um importante problema de saúde pública em alguns países e vem crescendo no Brasil. Grupos bastante diversos de pacientes fazem este tipo de consumo: pacientes que iniciaram o uso por prescrição médica para tratamento da dor e acabaram desenvolvendo transtorno por uso de opioides (TUO), pacientes que buscaram essas substâncias já de início por seus efeitos prazerosos (obtendo as medicações por intermédio de familiares, amigos ou no mercado ilícito) e profissionais da saúde, sobretudo aqueles com exposição frequente a essas substâncias em seus locais de trabalho.

Na prática clínica, em nosso meio, alguns dos principais desafios relacionados a essa classe de substâncias dizem respeito à identificação correta do TUO em pacientes com dor crônica que fazem uso continuado de opioides por orientação médica e à prevenção de novos casos de TUO por meio da prescrição racional desses medicamentos, do acompanhamento adequado dos pacientes que necessitam deles e da atenção a este tema nas instituições de ensino e saúde.

▶ IDENTIFICAÇÃO DO TRANSTORNO POR USO DE OPIOIDES

O diagnóstico do TUO segue os critérios definidos pelo *Manual diagnóstico e estatístico de transtornos mentais*, 5ª ed., Texto revisado (DSM-5-TR) e pela *Classificação estatística internacional de doenças e problemas relacionados à saúde* (CID-11).[4,5] É importante salientar que, em pacientes que fazem uso continuado de opioides por prescrição médica, é esperado o desenvolvimento de tolerância e da síndrome de abstinência (caso a medicação seja reduzida ou interrompida de forma abrupta) após um período relativamente curto de consumo. Nesses pacientes, a presença exclusiva desses dois critérios não é suficiente para o diagnóstico de TUO,[4,5] e uma cuidadosa avaliação de outras características sugestivas do transtorno é necessária para o diagnóstico adequado. Os sinais e sintomas de intoxicação aguda[6,7] e de *overdose*[8] estão descritos no **Quadro 6.4.1**, e os da síndrome de abstinência,[6,7] no **Quadro 6.4.2**.

QUADRO 6.4.1 ▶ SINAIS E SINTOMAS DA INTOXICAÇÃO AGUDA E DA *OVERDOSE* POR OPIOIDES

INTOXICAÇÃO AGUDA	
Efeitos emocionais	Euforia inicial seguida de apatia e sonolência.
Efeitos na atenção e memória	Prejuízo da memória e da atenção (desatenção quanto ao ambiente a ponto de eventos potencialmente perigosos serem ignorados).
Efeitos físicos	Analgesia, constrição pupilar, fala arrastada, diminuição da frequência respiratória e cardíaca, sensação de peso em braços e pernas, boca seca, pele ruborizada e quente, náuseas e vômitos, constipação, prurido.
OVERDOSE	
Apresentação típica	Diminuição do nível de consciência/coma. Depressão respiratória. Miose (a miose é característica da intoxicação por opioides; na *overdose* grave, porém, poderá ocorrer midríase devido à anoxia).

Maior risco de *overdose* quando: usuários inexperientes, associação de opioides com outros depressores do SNC, reinício do uso após período de abstinência (por diminuição da tolerância).

SNC, sistema nervoso central.

QUADRO 6.4.2 ▶ SINAIS E SINTOMAS DA SÍNDROME DE ABSTINÊNCIA DE OPIOIDES

Efeitos emocionais	Ansiedade, irritabilidade, inquietação, insônia, fissura.
Efeitos físicos	Dor abdominal, náuseas e vômitos, diarreia, lacrimejamento, rinorreia, taquicardia, sudorese, dilatação pupilar, piloereção, febre, tremores, bocejos, dores musculares e em articulações.

Obs. 1: Características das substâncias, dose e tempo de uso irão influenciar início, gravidade e duração da síndrome de abstinência (p. ex., a síndrome de abstinência da heroína tem início 6-12 horas depois da última dose, enquanto a da metadona começa 1 a 2 dias após a última dose).

Obs.2: Os sintomas de abstinência são bastante desconfortáveis para o paciente, embora em geral não sejam ameaçadores à vida, porém indivíduos com comorbidades clínicas podem apresentar complicações.

▶ MANEJO DA INTOXICAÇÃO

O tratamento da intoxicação grave por opioides (situação em que existe risco de morte) deve ser realizado com a naloxona, um antagonista opioide puro (**Quadro 6.4.3**).[9]

QUADRO 6.4.3 ▶ ABORDAGEM SUGERIDA PARA MANEJO DA *OVERDOSE* POR OPIOIDES

Naloxona	*Dose inicial*: 0,8 mg IV (*Obs*.: apresentação 0,4 mg/mL) *Observar nível de consciência e padrão respiratório*: ■ Sem melhora em até 15 min → 1,6 mg IV ■ Sem melhora em até 15 min → 3,2 mg IV *Sem resposta em até 15 min → revisar o diagnóstico*

Em relação à naloxona, alguns pontos merecem atenção:
- Apresenta ação curta (30-90 min): manter o paciente em observação, pois podem ser necessárias doses adicionais, mesmo após resposta inicial satisfatória.
- Pode desencadear síndrome de abstinência em usuários crônicos de opioides.
- Em casos de intoxicação por opioide associada a outra droga depressora (p. ex., álcool ou benzodiazepínico), a reversão será parcial.
- Em caso de intoxicação por fentanil e seus análogos (muito potentes), poderão ser necessárias doses maiores de naloxona.

IV, intravenoso.

Em países onde as mortes por *overdose* de opioides apresentam impacto epidemiológico significativo, têm sido desenvolvidos programas nos quais a medicação e o treinamento para seu uso via intramuscular ou intrasal são fornecidos para familiares e pessoas próximas, com resultados relevantes.

▶ TRATAMENTO DO TRANSTORNO POR USO DE OPIOIDES

No TUO, o tratamento farmacológico tem papel essencial, mas idealmente deve ser prescrito como parte de uma abordagem mais ampla. De modo simplificado, pode-se pensar em duas abordagens farmacológicas distintas:[8,10]

- **Abordagem 1: Desintoxicação + manutenção da abstinência (prevenção da recaída)** – Indicada para pacientes que desejam interromper o uso de opioides, sejam eles drogas ilícitas ou medicamentos.
- **Abordagem 2: Terapia de substituição com opioides** – Indicada para aqueles que não desejam interromper o consumo ou que tenham apresentado múltiplas tentativas frustras de abstinência, sendo inclusive uma alternativa a se considerar durante a gestação (metadona).

■ DESINTOXICAÇÃO

A desintoxicação é o primeiro passo na abordagem com foco na interrupção do uso e manutenção da abstinência. Ela pode ser realizada de modo ambulatorial ou em regime de internação, com indicações específicas para cada caso. Escalas como a *Clinical Opiate Withdrawal Scale* (COWS) podem ser úteis no monitoramento dos sintomas da síndrome de abstinência. Existem diversos protocolos para manejo da desintoxicação, com diferentes durações (dias a meses). A **Figura 6.4.1** mostra uma abordagem sugerida para desintoxicação em regime de internação hospitalar.[9] É importante orientar os pacientes sobre o risco de *overdose* caso ocorra a recaída após um período prolongado de abstinência, devido à diminuição da tolerância.

■ MANUTENÇÃO DA ABSTINÊNCIA

O principal medicamento utilizado com a finalidade de auxiliar na manutenção da abstinência é a naltrexona (antagonista opioide com meia-vida longa, sem potencial de abuso). Ela deve ser utilizada em pacientes que já tenham concluído a desintoxicação (sugere-se iniciá-la 10 dias após a suspensão da metadona e 7 dias após a suspensão da heroína), pois, se iniciada antes, poderá precipitar sintomas de abstinência. A naltrexona parece ser mais efetiva em subgrupos de pacientes altamente motivados para a manutenção da abstinência. A dose sugerida é de 25 mg/dia no 1º dia e, caso bem tolerada, uma manutenção com 50 mg/dia.[8,10]

■ TERAPIA DE SUBSTITUIÇÃO

Os principais fármacos utilizados para a terapia de substituição são os agonistas opioides metadona e a buprenorfina. Ambos podem ser utilizados tanto durante a fase de transição para abstinência (desintoxicação), quanto como terapia de substituição. A terapia de substituição com agonistas parece ser a abordagem mais efetiva para usuários de drogas ilícitas, tendo como benefícios redução do uso de substâncias ilícitas, redução de *overdoses*, diminuição da transmissão de infecções relacionadas ao uso intravenoso e melhora do funcionamento sociofamiliar, entre outros. A metadona, disponível no Brasil, tem meia-vida longa e pode ser usada por via oral.[8,10]

TRANSTORNO POR USO DE OPIOIDES

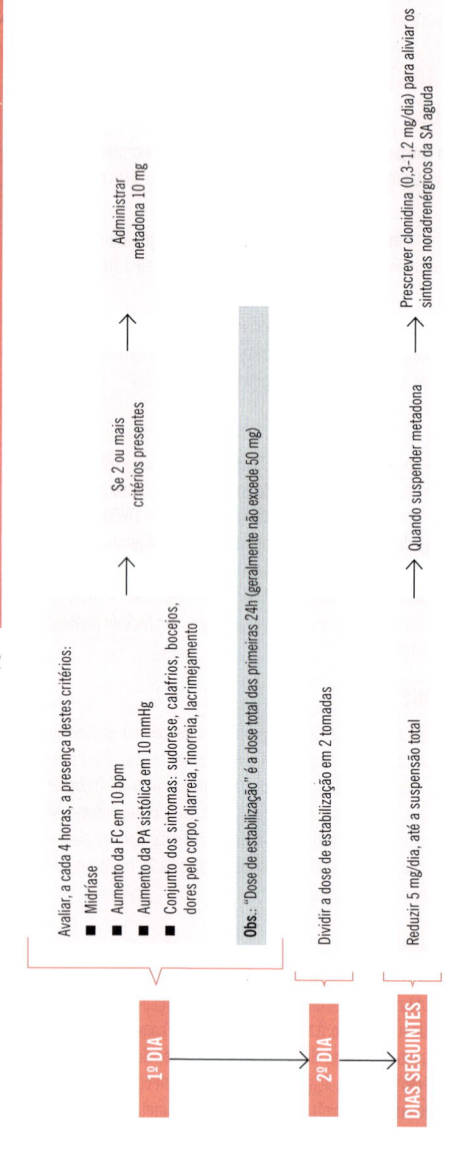

1º DIA
Avaliar, a cada 4 horas, a presença destes critérios:
- Midríase
- Aumento da FC em 10 bpm
- Aumento da PA sistólica em 10 mmHg
- Conjunto dos sintomas: sudorese, calafrios, bocejos, dores pelo corpo, diarreia, rinorreia, lacrimejamento

→ Se 2 ou mais critérios presentes → Administrar metadona 10 mg

Obs.: "Dose de estabilização" é a dose total das primeiras 24h (geralmente não excede 50 mg)

2º DIA
Dividir a dose de estabilização em 2 tomadas

DIAS SEGUINTES
Reduzir 5 mg/dia, até a suspensão total → Quando suspender metadona → Prescrever clonidina (0,3-1,2 mg/dia) para aliviar os sintomas noradrenérgicos da SA aguda

FIGURA 6.4.1 – ABORDAGEM SUGERIDA PARA DESINTOXICAÇÃO DE OPIOIDES EM REGIME DE INTERNAÇÃO HOSPITALAR.

bpm, batimentos por minuto; FC, frequência cardíaca; PA, pressão arterial; SA, síndrome de abstinência.

▶ NÃO ESQUEÇA!

Visando à prevenção de novos casos de TUO relacionados a opioides prescritos, sugere-se atentar para:
- Prescrição racional de opioides no tratamento da dor, de acordo com as melhores evidências disponíveis.
- Acompanhamento regular de pacientes que façam uso prolongado desses medicamentos.
- Supervisão da retirada para evitar ou minimizar sintomas de abstinência.
- Aumento do controle da circulação desses fármacos dentro das instituições de saúde.

▶ REFERÊNCIAS

1. United Nations. World drug report 2023 [Internet]. Viena: UNODC; 2023 [capturado em 27 maio 2024]. Disponível em: https://www.unodc.org/unodc/en/data-and-analysis/world-drug-report-2023.html.
2. Kieffer BL, Evans CJ. Opioid receptors: from binding sites to visible molecules in vivo. Neuropharmacology. 2009;56(Suppl 1):205-12.
3. Valentino RJ, Volkow ND. Untangling the complexity of opioid receptor function. Neuropsychopharmacology. 2018;43(13):2514-20.
4. American Psychiatric Association. Manual diagnóstico e estatístico de transtornos mentais: DSM-5-TR. 5. ed. Porto Alegre: Artmed; 2023.
5. World Health Organization. International Classification of Diseases 11th revision (ICD-11). Geneva: WHO; 2022.
6. National Institute on Drug Abuse. Prescription opioids (Oxy/Percs). In: National Institute on Drug Abuse. Commonly used drugs charts [Internet]. Gaithersburg: NIDA; 2023 [capturado em 27 maio 2024]. Disponível em: https://nida.nih.gov/research-topics/commonly-used-drugs-charts#PrescriptionOpioidsOxyPercs.
7. National Institute on Drug Abuse. Heroin. In: National Institute on Drug Abuse. Commonly used drugs charts [Internet]. Gaithersburg: NIDA; 2023 [capturado em 27 maio 2024]. Disponível em: https://nida.nih.gov/research-topics/commonly-used-drugs-charts#Heroin.
8. Rastegar D, Fingerhood M. Opioids. In: The American Society of Addiction Medicine handbook of addiction medicine. New York: Oxford University Press; 2016. p. 139-95.
9. Baltieri DA, Strain EC, Dias JC, Scivoletto S, Malbergier A, Nicastri S, et al. Diretrizes para o tratamento de pacientes com síndrome de dependência de opióides no Brasil. Rev Bras Psiquiatr. 2004;26(4):259-69.
10. Taylor D, Barnes T, Young A. Opioid dependence. In: Taylor D, Barnes T, Young A. The Maudsley prescribing guidelines in psychiatry. 14th ed. Chichester: Wiley Blackwell; 2021. p. 473-502.

▶ CAPÍTULO 6.5 ◀

TABACO

DANIELA TASSINARI ◀
JOÃO MAURÍCIO CASTALDELLI-MAIA ◀
ANDERSON RAVY STOLF ◀

O tabagismo é uma doença decorrente da dependência da nicotina, incluída na 10ª edição da *Classificação internacional de doenças* (CID-10) no grupo de transtornos mentais e de comportamento devido ao uso de substâncias psicoativas. Apesar da importante redução de prevalência nas últimas décadas, o tabagismo continua sendo uma grave e evitável ameaça à saúde pública no mundo.[1]

Novos tipos de produtos fumígenos, derivados ou não do tabaco, têm sido comercializados pelo mundo. Esses novos produtos vão desde cigarros à base de plantas, distintos do tabaco, até dispositivos eletrônicos para fumar (DEFs), vendidos no Brasil de forma irregular, contendo líquidos com ou sem nicotina que são aquecidos e inalados na forma de aerossóis.

Vários desses produtos têm sido promovidos como inócuos ou auxiliares no tratamento da cessação do tabagismo. Entretanto, estudos recentes já demonstram os prejuízos à saúde gerados por esses dispositivos, e o tratamento para cessar o uso dos DEFs contendo nicotina deve, ainda hoje, seguir as mesmas bases do tratamento do tabagismo convencional.[2]

▶ DIAGNÓSTICO E AVALIAÇÃO

Além do diagnóstico, realizado a partir dos critérios para transtorno por uso de substâncias pela CID-10 ou pelo *Manual diagnóstico e estatístico de transtornos mentais*, 5ª ed., Texto revisado deve-se avaliar o grau da dependência utilizando o teste de Fagerström (**Tabela 6.5.1**). Um resultado acima de 6 pontos indica que o tabagista terá maior probabilidade de experimentar sintomas da síndrome de abstinência, como mal-estar ou fraqueza, humor disfórico, insônia, ansiedade, redução da concentração, inquietação, tosse, úlcera oral, aumento de apetite e fissura.[3]

TABELA 6.5.1 ▶ TESTE DE FAGERSTRÖM

PERGUNTAS	RESPOSTAS	PONTUAÇÃO
1. Em quanto tempo após acordar você fuma seu primeiro cigarro?	Nos primeiros 5 minutos	3
	Em 6-30 minutos	2
	Após mais de 60 minutos	1
	Após mais de 60 minutos	0
2. Você acha difícil não fumar em lugares proibidos?	Sim	1
	Não	Não
3. Qual cigarro do dia lhe traz mais satisfação?	O primeiro da manhã	1
	Os outros	0
4. Quantos cigarros você fuma por dia?	Menos de 10	0
	11-20	1
	21-30	2
	Mais de 31	3
5. Você fuma mais frequentemente pela manhã?	Sim	1
	Não	0
6. Você fuma mesmo doente, quando precisa ficar acamado a maior parte do tempo?	Sim	1
	Não	0

Escore total (da dependência): 0-2 = Muito baixa; 3-4 = Baixa; 5 = Média; 6-7 = Elevada; 8-10 = Muito elevada.

Fonte: Reichert e colaboradores.[3]

▶ ABORDAGEM E TRATAMENTO

Abordagens no tratamento do tabagismo podem ser realizadas em qualquer nível de atenção do Sistema Único de Saúde (SUS) por meio da abordagem breve/mínima ou, nos casos em que haverá seguimento, da abordagem básica (**Quadro 6.5.1**).[4,5]

QUADRO 6.5.1 ▶ ABORDAGEM MÍNIMA E BÁSICA NO TRATAMENTO DO TABAGISMO

Abordagem mínima (PAAP): Perguntar – Avaliar – Aconselhar – Preparar (a ser realizada por qualquer profissional da saúde em 3-5 minutos).
Abordagem básica (PAAPA): Perguntar – Avaliar – Aconselhar – Preparar – Acompanhar (a ser realizada com acompanhamento do paciente).

(Continua)

QUADRO 6.5.1 ▶ ABORDAGEM MÍNIMA E BÁSICA NO TRATAMENTO DO TABAGISMO (Continuação)

PASSO 1 **Perguntar**	▪ Você fuma? Há quanto tempo? Quantos cigarros por dia? ▪ Em quanto tempo após acordar você acende o primeiro cigarro? ▪ O que você acha de marcar uma data para deixar de fumar? Em caso afirmativo, quando? ▪ Você já tentou parar de fumar antes? O que aconteceu?
PASSO 2 **Avaliar**	▪ Valorize os dados sobre uso de cigarro como se fosse um sinal vital e registre no prontuário. ▪ Avalie o grau de motivação, o interesse e as barreiras para mudar o comportamento.
PASSO 3 **Aconselhar**	▪ Aborde o paciente com firmeza, porém mantendo uma postura acolhedora. ▪ Dirija sua intervenção aos fatores que tornam a cessação de fumar relevante para o paciente. **Pré-contemplação** (não pensa em parar de fumar): ▪ Estimule-o a pensar sobre o assunto e a mudar de fase. ▪ Relate os riscos para a própria saúde e para a saúde dos que convivem com ele. ▪ Relate os benefícios ao parar de fumar e forneça material educativo sobre o tema. ▪ Volte a abordá-lo nas próximas consultas. **Contemplação** (reconhece que precisa parar de fumar): ▪ Estimule-o a marcar a data de parada nos próximos 30 dias. ▪ Analise os motivos que o levam a fumar. ▪ Relate os riscos para a própria saúde e para a saúde dos que convivem com ele. ▪ Relate os benefícios ao parar de fumar e forneça material educativo sobre o tema. ▪ Volte a abordá-lo nas próximas consultas.
PASSO 4 **Preparar**	**Pronto para a ação** (considera seriamente parar de fumar): ▪ Estimule-o a marcar a data de parada nos próximos 10 dias. ▪ Analise os motivos que o levam a fumar e realize um plano de ação. ▪ Informe sobre síndrome de abstinência e "fissura". ▪ Estimule-o a adotar hábitos saudáveis de vida. ▪ Ofereça material de autoajuda, apoio e acompanhamento. ▪ Fale sobre os métodos de parada.
PASSO 5 **Agir**	O método de parada pode ser abrupto ou gradual. *Forma gradual*: sugere-se que o paciente adie progressivamente o horário do primeiro cigarro do dia ou que ele reduza progressivamente a quantidade de cigarros por dia

(Continua)

QUADRO 6.5.1 ▶ ABORDAGEM MÍNIMA E BÁSICA NO TRATAMENTO DO TABAGISMO *(Continuação)*

PASSO 6 **Acompanhar**	▪ Parabenize-o e ressalte os benefícios obtidos. ▪ Enfatize que deverá evitar sempre dar uma tragada. ▪ Identifique situações de risco e ofereça alternativas para superá-las. **Consultas de retorno:** ▪ 1x/semana por 2 semanas ▪ 1x/mês por 3 meses ▪ 1x/semestre ▪ 1x/ano
PASSO 7 **Medida de apoio para evitar a recaída**	Aconselhamento do ex-fumante: ▪ Parabenize-o sempre. ▪ Reforce os benefícios que sente (valorize a autoestima). ▪ Estimule o paciente a identificar situações de risco e trace estratégias para lidar com elas.
PASSO 8 **Em caso de recaída**	▪ Aceite sem críticas, diferenciando lapso de recaída. ▪ Identifique os fatores que contribuíram para a recaída e trace estratégias para a nova tentativa. ▪ Estimule nova tentativa pensando em nova data para parar de fumar.

Fonte: Adaptado de Nunes e Castro.[5]

Além dessa abordagem, as diretrizes para tratamento da dependência de nicotina preconizam a associação entre duas modalidades terapêuticas: o aconselhamento estruturado/abordagem intensiva e a farmacoterapia, que juntas demonstraram ser mais eficazes do que cada uma delas de forma isolada.[6]

■ ABORDAGEM NÃO FARMACOLÓGICA

O aconselhamento terapêutico estruturado/abordagem intensiva consiste em uma terapia cognitivo-comportamental com material de apoio específico, disponibilizado em unidades de saúde do SUS, coordenado por um profissional de saúde capacitado, visando fornecer informações sobre os riscos do tabagismo e os benefícios da cessação, estímulo do autocontrole e autocuidado para que o paciente administre o ciclo da dependência.

O formato dessa intervenção deve considerar as possibilidades dos serviços de saúde, além de ser recomendada de forma isolada caso o paciente apresente um ou mais dos seguintes critérios: Fagerström $\leq$ 4, número de cigarros $\leq$ 5/dia, primeiro cigarro no mínimo 1 hora após acordar e ausência de sintomas de abstinência.[6]

Além dessa modalidade, outras medidas custo-efetivas podem ser utilizadas, como entrevista motivacional, canais de suporte ao paciente em tratamento e materiais informativos e de autoajuda.[6]

■ ABORDAGEM FARMACOLÓGICA

Podem ser oferecidas como opções terapêuticas a terapia de reposição de nicotina (TRN) combinada (adesivo + goma ou pastilha), a TRN isolada (adesivo, goma ou pastilha), bupropiona isolada ou associada a uma TRN isolada (**Tabela 6.5.2**).

TABELA 6.5.2 ▶ TRATAMENTO FARMACOLÓGICO DO TABAGISMO

DENOMINAÇÃO GENÉRICA	FORMA DE APRESENTAÇÃO	POSOLOGIA	ORIENTAÇÕES	CONTRAINDICAÇÕES
Terapia de reposição de nicotina combinada (TRNC)	Adesivos transdérmicos 7, 14 e 21 mg + Gomas de mascar 2 mg OU Pastilhas 2 mg	*Adesivos:* ■ Até 5 cigarros/dia: sem adesivo ■ 6-10: iniciar com 7 mg a cada 24 h ■ 11-19: iniciar com 14 mg a cada 24 h ■ 20 ou mais: iniciar com 21 mg a cada 24 h ■ S/N: considerar dosagem máxima de 42 mg/dia ■ Retirada de 7 mg/semana guiada pela intensidade dos sintomas de abstinência *Gomas/pastilhas:* ■ Uso em momentos de fissura ■ Dose máxima recomendada: 5 gomas/pastilhas de 2 mg/dia de nicotina	*Adesivo:* aplicar o adesivo pela manhã, em áreas cobertas. Fazer rodízio entre os locais e trocar na mesma hora do dia. Evitar exposição solar no local. *Goma:* ingerir um copo d'água antes do uso e mascar a goma por 30 minutos. A goma deve então ser mantida entre a bochecha e a gengiva por aproximadamente 2 minutos ou até que desapareça o sabor ou um formigamento que pode surgir. Repetir o processo uma segunda vez. *Pastilha:* mové-la de um lado para o outro da boca até dissolver (em torno de 20-30 min). Não partir, mastigar ou engolir inteira. Não ingerir alimentos ou água durante o uso.	Tabagismo concomitante, eventos cardiovasculares agudos, arritmias graves. Gravidez: categoria D. Contraindicações específicas estão descritas junto com Terapia de reposição de nicotina isolada.

(Continua)

TABELA 6.5.2 ▶ TRATAMENTO FARMACOLÓGICO DO TABAGISMO (Continuação)

DENOMINAÇÃO GENÉRICA	FORMA DE APRESENTAÇÃO	POSOLOGIA	ORIENTAÇÕES	CONTRAINDICAÇÕES
Cloridrato de bupropiona	Comprimido 150 mg	Iniciar 1-2 semanas antes da cessação, 150 mg/dia por 3 dias, 300 mg/dia a partir do 4º dia, em 2 tomadas, por 12 semanas.	Efeitos colaterais: insônia, náusea, dificuldade de concentração, convulsões. Recomenda-se não fazer uso da segunda dose após as 16h devido ao risco de insônia.	Alergia, histórico de convulsão, tumor do SNC, histórico de TCE, anormalidades no EEG, uso concomitante de IMAO. Gravidez: categoria B.
Vareniclina	Comprimido 0,5 e 1 mg	Iniciar 1 semana antes da cessação, 0,5 mg/dia por 3 dias; 1 mg/dia em 2 tomadas por 4 dias; 2 mg/dia em 2 tomadas, até 12 semanas (6 meses em alguns casos).	Efeitos colaterais: náusea, cefaleia, insônia. Em caso de muitos efeitos colaterais, considerar redução da dose.	Alergia, histórico de convulsão, menores de 18 anos. Gravidez: categoria C.
Terapia de reposição de nicotina isolada	Adesivos transdérmicos 7, 14 e 21 mg (liberação lenta)	Ver posologia descrita na TRNC.	Ver descrição nas orientações da TRNC.	História recente de IAM, fibrilação atrial, angina instável, doença vascular isquêmica periférica, úlcera péptica, doença cutânea.
	Gomas de mascar 2 mg (liberação rápida)	<ul><li>1ª-4ª semana: 1 goma de 2 mg a cada 1-2 h</li><li>5ª-8ª semana: 1 goma de 2 mg a cada 2-4 h</li><li>9ª-12ª semana: 1 goma de 2 mg a cada 4-8 h</li><li>Dosagem máxima: 15 gomas de 2 mg/dia</li></ul>	Ver descrição nas orientações da TRNC.	Incapacidade de mascar, lesões na mucosa bucal, úlcera péptica, uso de próteses dentárias móveis.

(Continua)

TABELA 6.5.2 ▶ TRATAMENTO FARMACOLÓGICO DO TABAGISMO (Continuação)

DENOMINAÇÃO GENÉRICA	FORMA DE APRESENTAÇÃO	POSOLOGIA	ORIENTAÇÕES	CONTRAINDICAÇÕES
	Pastilha 2 mg (liberação rápida)	■ 1ª-4ª semana: 1 pastilha de 2 mg a cada 1-2 h ■ 5ª-8ª semana: 1 pastilha de 2 mg a cada 2-4 h ■ 9ª-12ª semana: 1 pastilha de 2 mg a cada 4-8 h ■ Dosagem máxima: 15 pastilhas de 2 mg/dia	Ver descrição nas orientações da TRNC.	Lesões na mucosa bucal, úlcera péptica, uso de próteses dentárias móveis e edema de Reinke.

EEG, eletrencefalograma; IAM, infarto agudo do miocárdio; IMAO, inibidor da monoaminoxidase; S/N, se necessário; SNC, sistema nervoso central; TCE, traumatismo cranienc efálico.

Fontes: Brasil,[6-8] National Comprehensive Cancer Network.[9]

Embora as evidências científicas indiquem a superioridade da vareniclina em relação à bupropiona, ela não foi recomendada pela Comissão Nacional de Incorporação de Tecnologias (Conitec) e não está atualmente incorporada aos protocolos do SUS.[5] Além da insuficiência renal terminal, gravidez e amamentação, a vareniclina também é contraindicada em casos de quadros psiquiátricos acentuados como a depressão grave.[10]

▶ REFERÊNCIAS

1. World Health Organization. WHO global report on trends in prevalence of tobacco use 2000-2030. Geneva: WHO; 2024.
2. Instituto Nacional de Câncer. Dispositivos eletrônicos para fumar [Internet]. Brasília: INCA; 2024 [capturado em 19 abr 2024]. Disponível em: https://www.gov.br/inca/pt-br/assuntos/causas-e-prevencao-do-cancer/tabagismo/dispositivos-eletronicos-para-fumar.
3. Reichert J, Araújo AJ, Gonçalves CMC, Godoy I, Chatkin JM, Sales MPU, et al. Diretrizes para cessação do tabagismo. J Bras Pneumol. 2008;34(10):845-80.
4. Instituto Nacional de Câncer. Abordagem e tratamento do fumante: consenso. Brasília: INCA, 2001.
5. Nunes SOV, Castro MRP, organizadores. Tabagismo: abordagem, prevenção e tratamento. Londrina: EDUEL; 2011.
6. Brasil. Portaria Conjunta nº 10, de 16 de abril de 2020. Protocolo clínico e diretrizes terapêuticas do tabagismo [Internet]. Brasília: MS; 2020 [capturado em 17 mar 2024]. Disponível em: https://www.in.gov.br/en/web/dou/-/portaria-conjunta-n-10-de-16-de-abril-de-2020-253756566.
7. Brasil. Agência Nacional de Vigilância Sanitária. Bulário eletrônico [Internet]. Brasília: ANVISA; 2024 [acesso em 27 maio 2024]. Disponível em: https://consultas.anvisa.gov.br/#/bulario/.
8. Brasil. Ministério da Saúde. Relação nacional de medicamentos essenciais: RENAME 2020 [Internet]. Brasília: MS; 2019 [capturado em 27 maio 2024]. Disponível em: https://bvsms.saude.gov.br/bvs/publicacoes/relacao_medicamentos_rename_2020.pdf.
9. National Comprehensive Cancer Network. NCCN clinical practice guidelines in oncology (NCCN Guidelines®) smoking cessation: version 1. Philadelphia: NCCN; 2017.
10. Siqueira JMO, Figueiredo HS, Júnior. Vareniclina: uma revisão bibliográfica sobre uma nova saída do tabagismo. Rev Iberoam Human Cienc Educ. 2022;8(8):687-705.

LEITURA RECOMENDADA

Aryanpur M, Hosseini M, Masjedi MR, Mortaz E, Tabarsi P, Soori H, et al. A randomized controlled trial of smoking cessation methods in patients newly-diagnosed with pulmonary tuberculosis. BMC Infect Dis. 2016;16:369.

▶ CAPÍTULO 6.6 ◀

MACONHA

SILVIA BASSANI SCHUCH GOI ◀
PEDRO DOMINGUES GOI ◀

A maconha segue sendo a terceira droga mais consumida no mundo, atrás apenas do álcool e do tabaco. Segundo dados do *World Drug Report* de 2023, há aproximadamente 200 milhões de usuários regulares no mundo, e estima-se que 5,3% dos jovens entre 15 e 16 anos fizeram uso no ano passado. Em torno de 10% (20 milhões) dos indivíduos apresentam critérios para o transtorno por uso de maconha (TUM).[1]

A expansão de produtos derivados de *cannabis* diversificou-se nas últimas duas décadas, bem como as diferentes variações das formas de uso – fumada, comestível, vaporizada (*vapes*) – em particular em localizações geográficas que descriminalizaram e/ou legalizaram o fornecimento de *cannabis* para uso não médico. Tal movimento tem gerado uma tendência à minimização dos riscos do uso dessa substância, sobretudo no público adolescente, que está com o cérebro em franco amadurecimento. O consumo de *cannabis* antes dos 18 anos de idade está associado a um risco aumentado de acidentes de trânsito, comportamento antissocial, consumo de múltiplas substâncias, depressão, ansiedade, suicidalidade e abandono escolar precoce, em comparação com os não consumidores de *cannabis* ou com aqueles que começam a consumir *cannabis* em uma idade mais avançada.[2,3]

O delta-9-tetra-hidrocanabinol (Δ-9-THC) é o componente mais abundante na maconha. Ele interage com os receptores endocanabinoides CB1 e é o responsável pelos efeitos euforizantes e pelo desenvolvimento dos transtornos psiquiátricos oriundos do seu uso. A potência da *cannabis* (concentração de Δ-9-THC) apresenta grande variação na atualidade, com tendência a aumento nas últimas décadas. Varia de 1 a 15% no material vegetal e de 20% a mais em outras apresentações, como as manufaturadas.[4]

▶ DIAGNÓSTICO

Indivíduos usuários de maconha podem utilizá-la de forma diária, com grande frequência, ao longo de meses ou anos, passando a maior parte do tempo sob influência dessa substância e normalizando seu comportamento que já se encontra alterado pelo consumo. Além disso, em razão do uso continuado, não apresentam efeitos de retirada e podem não ter o tempo de recuperação dos efeitos agudos, o que diminui o reconhecimento do problema. Por ser lipossolúvel, a metabolização é lenta, e os sintomas de intoxicação e/ou abstinência podem não ser imediatos, o que contribui para a menor percepção de risco e de atribuição de sintomas físicos ou psíquicos ao uso da droga.

O diagnóstico do TUM atualmente é realizado utilizando-se os critérios do *Manual diagnóstico e estatístico de transtornos mentais*, 5ª ed., Texto revisado (DSM-5-TR), que contempla o preenchimento de, pelo menos, dois de 11 critérios descritos durante um período de 12 meses. Dependendo do número de sintomas, são estabelecidos os níveis de gravidade (leve, moderado ou grave). Além disso, também são descritos os critérios para intoxicação e abstinência de *cannabis*, conforme o **Quadro 6.6.1**. A síndrome de retirada ocorre, de forma geral, no prazo aproximado de até uma semana de uso crônico.[4]

QUADRO 6.6.1 ▶ SINTOMAS DE INTOXICAÇÃO E ABSTINÊNCIA POR MACONHA (4)

INTOXICAÇÃO POR MACONHA	ABSTINÊNCIA DE MACONHA
- Prejuízo na coordenação motora - Euforia - Ansiedade - Lentificação psicomotora - Retraimento social - Conjuntivas hiperemiadas - Aumento de apetite - Boca seca - Taquicardia - Ilusões / alucinações auditivas, visuais ou táteis	- Irritabilidade - Raiva - Agressividade - Ansiedade - Insônia - Diminuição do apetite - Inquietude - Humor deprimido - Sintomas físicos (dor abdominal, tremores, sudorese, calafrios, cefaleia)

O uso crônico de maconha pode desencadear outros transtornos psiquiátricos, especialmente transtornos depressivos, transtornos de ansiedade (ansiedade generalizada, pânico e ansiedade social), transtornos psicóticos e transtornos por uso de outras substâncias psicoativas. Também pode precipitar alterações neurocognitivas, como prejuízos de memória, anedonia, baixo desempenho cognitivo e redução da eficácia pessoal. É importante salientar que existe evidência consistente do risco de exposição pré-natal (materna e paterna) e desfechos cognitivos e psiquiátricos em indivíduos expostos, bem como desfechos negativos perinatais. Ademais, é um fator de risco conhecido para doenças respiratórias, infertilidade e tumores testiculares.[5,6]

▶ TRATAMENTO

A procura de tratamento por uso de *cannabis* aumentou em todo o mundo, mais do que duplicando na América do Sul.[1] Com as medidas para descriminalizar ou legalizar o consumo de *cannabis* em algumas partes do mundo, é provável que a tendência de aumento da procura por tratamento continue.[7]

TRATAMENTOS PSICOSSOCIAIS

As abordagens psicoterápicas permanecem como os tratamentos mais eficazes para o TUM. Elas incluem terapia cognitivo-comportamental e suas variações (entrevista motivacional e prevenção de recaída), manejo de contingências, meditação *mindfulness* e grupos de ajuda mútua, com base nas abordagens de 12 passos. As abordagens psicossociais para adolescentes incluem intervenções individuais, em grupo e familiares. A combinação de técnicas apresenta melhores resultados. Intervenções breves e intervenções digitais estão sendo testadas para ampliar o alcance e aumentar sua eficácia.[2,8,9]

Além disso, a realização sistemática de testes toxicológicos de urina pode auxiliar na retenção de tratamento. Por ser uma substância lipossolúvel, usuários crônicos de *cannabis* podem ter testes rápidos positivos por até 4 semanas após o último uso; no caso de consumos pontuais, eles ficam positivos em torno de 1 a 2 semanas. Considera-se uma boa prática realizar as fitas-teste antes do início do atendimento, pela praticidade e possibilidade de melhor condução do tratamento de forma longitudinal.

MANEJO DA INTOXICAÇÃO E DESINTOXICAÇÃO

Na ausência de comorbidades clínicas ou psiquiátricas, a abstinência de *cannabis* não representa riscos graves para os indivíduos, e a maioria das pessoas com TUM necessita apenas de cuidados de suporte. Abordagens comportamentais para o manejo da abstinência incluem psicoeducação e treinamento de habilidades de enfrentamento, informando o paciente sobre sinais, sintomas e evolução esperados; sugerindo maneiras de controlar sintomas específicos (como exercícios, ingestão de líquidos gelados ou banhos para controlar a irritabilidade) e lembrando aos pacientes que os sintomas são temporários.[10] Além disso, benzodiazepínicos têm sido usados para tratar distúrbios do sono relacionados à abstinência.

Ensaios clínicos investigaram medicamentos semelhantes a agonistas que têm como alvo o receptor CB1 (terapias de substituição), indisponíveis no Brasil, como o dronabinol ou o *spray* oral de nabiximol, os quais parecem reduzir a gravidade dos sintomas de abstinência de *cannabis*. Embora não tenham sido desenvolvidas diretrizes especificando quais pacientes são bons candidatos para esses medicamentos agonistas do CB1, aqueles que podem se beneficiar são os indivíduos que relataram anteriormente sintomas graves de abstinência ou tentativas fracassadas de parar o uso devido a sintomas de abstinência. Entretanto, as evidências ainda são insuficientes para indicar tais medicações.[2,7]

TRATAMENTO FARMACOLÓGICO DO TRANSTORNO POR USO DE MACONHA

Nenhum tratamento farmacológico está aprovado para o TUM. Dos medicamentos avaliados, a metanálise atualizada da Cochrane sobre o tema e outras revisões encontraram suporte limitado para inibidores seletivos de recaptação de serotonina, bupropiona, buspirona e atomoxetina.[2,7] Os tratamentos de substituição (agonista) e antagonista do THC produziram alguns resultados positivos em curto prazo na redução do consumo de *cannabis*, mas o número de estudos é pequeno e a qualidade da evidência é fraca. Também não se encontrou evidência robusta para a indicação de N-acetilcisteína, anticonvulsivantes ou estabilizadores de humor.[7] Portanto, na prática clínica, o tratamento farmacológico é guiado de forma empírica e sintomática, utilizando-se benzodiazepínicos e antipsicóticos para o manejo dos sintomas mais frequentes, como ansiedade, insônia e irritabilidade.

▶ REFERÊNCIAS

1. United Nations Office on Drug and Crime. World Drug Report 2023 [Internet]. Viena: UNODC; 2023 [capturado em 27 maio 2024]. Disponível em: https://www.unodc.org/res/WDR-2023/Special _ Points _ WDR2023 _ web _ DP.pdf.
2. Connor JP, Stjepanović D, Le Foll B, Hoch E, Budney AJ, Hall WD. Cannabis use and cannabis use disorder. Nat Rev Dis Primer. 2021;7(1):16.
3. Gobbi G, Atkin T, Zytynski T, Wang S, Askari S, Boruff J, et al. Association of cannabis use in adolescence and risk of depression, anxiety, and suicidality in young adulthood: a systematic review and meta-analysis. JAMA Psychiatry. 2019;76(4):426-34.
4. American Psychiatric Association. Manual diagnóstico e estatístico de transtornos mentais: DSM-5-TR. 5. ed. Porto Alegre: Artmed; 2023.
5. von Diemen L, Castro MN, Goi SBS, Sordi AO. Transtorno por uso de substâncias. In: Cordioli AV, Gallois CB, Passos IC, organizadores. Psicofármacos: consulta rápida. 6. ed. Porto Alegre: Artmed; 2023. p. 623-38.
6. Memedovich KA, Dowsett LE, Spackman E, Noseworthy T, Clement F. The adverse health effects and harms related to marijuana use: an overview review. CMAJ Open. 2018;6(3):E339-46.
7. Nielsen S, Gowing L, Sabioni P, Le Foll B. Pharmacotherapies for cannabis dependence. Cochrane Database Syst Rev. 2019;1(1):CD008940.
8. Davis ML, Powers MB, Handelsman P, Medina JL, Zvolensky M, Smits JAJ. Behavioral therapies for treatment--seeking cannabis users: a meta-analysis of randomized controlled trials. Eval Health Prof. 2015;38(1):94-114.
9. Magill M, Ray LA. Cognitive-behavioral treatment with adult alcohol and illicit drug users: a meta-analysis of randomized controlled trials. J Stud Alcohol Drugs. 2009;70(4):516-27.
10. Nielsen S, Sabioni P, Gowing L, Le Foll B. Pharmacotherapies for cannabis use disorders: clinical challenges and promising therapeutic agents. Handb Exp Pharmacol. 2020;258:355-72.

CAPÍTULO 6.7

ANFETAMINAS PRESCRITAS

HELENA FERREIRA MOURA
WESAL KHALED DAHAN

As anfetaminas prescritas são uma classe de agentes psicoestimulantes que atuam no sistema nervoso central por meio do aumento da liberação de dopamina e norepinefrina. Elas têm efetividade comprovada no tratamento de diversas condições clínicas, como transtorno de déficit de atenção/hiperatividade (TDAH), narcolepsia e transtorno de compulsão alimentar periódica (TCAP).[1] Contudo, é imperativo reconhecer os potenciais riscos associados ao seu uso prolongado, notadamente a possibilidade de desenvolvimento de dependência.

▶ DEFINIÇÃO E DIAGNÓSTICO

Os estimulantes estão entre as substâncias ilícitas mais consumidas no mundo, e o uso de anfetaminas ocorre em uma ampla faixa etária, que vai dos 15 aos 64 anos.[2,3] Abordamos aqui seu uso essencialmente da forma prescrita, seja de modo instrumental (objetivos específicos, como perda de peso ou melhora cognitiva), seja de modo recreativo (para obter sensações prazerosas e estimulantes). As anfetaminas disponíveis para uso prescrito no Brasil, suas indicações e uso não médico estão resumidos na **Tabela 6.7.1**.

O transtorno por uso de anfetaminas é caracterizado por uso compulsivo e recorrente, frequentemente resultando em desregulação emocional, complicações clínicas e prejuízo funcional.[4] Em escala global, cerca de 7,4 milhões de indivíduos desenvolvem transtorno por uso de anfetaminas, o que equivale a 11% daqueles que consomem essa classe de substâncias.[2] O diagnóstico de intoxicação, a adição e abstinência de anfetaminas estão definidos em conjunto com outros estimulantes no *Manual diagnóstico e estatístico de transtornos mentais*, 5ª ed., Texto revisado (DSM-5-TR) e se encontra descrito no Capítulo 6.2.[4]

TABELA 6.7.1 ▶ ANFETAMINAS DISPONÍVEIS NO BRASIL E SUAS INDICAÇÕES CLÍNICAS

ANFETAMINAS	INDICAÇÃO	USO NÃO MÉDICO
Lisdexanfetamina	TDAH, TCAP, adjuvante no tratamento da depressão maior refratária*	Aumento da energia Aumento do estado de alerta Aumento da sociabilização Euforia Melhora do desempenho cognitivo Antagonista dos efeitos de drogas depressoras
Metilfenidato	TDAH, narcolepsia, adjuvante no tratamento da depressão maior refratária*	
Anfepramona, femproporex e mazindol	Sem aprovação pela Anvisa, mas presente em algumas formulações para emagrecimento	

*Evidências incompletas de eficácia.

Anvisa, Agência Nacional de Vigilância Sanitária; TCAP, transtorno de compulsão alimentar periódica; TDAH, transtorno de déficit de atenção/hiperatividade.

A busca pelo emagrecimento pode estar por trás da expressiva participação das mulheres no uso de anfetaminas, representando atualmente cerca de 45 a 49% dos usuários.[3] No entanto, apesar da sua representação significativa no consumo, a lacuna de tratamento para mulheres em todo o mundo ainda é considerável, com apenas uma mulher em cada cinco pessoas em tratamento para transtornos associados ao uso de anfetaminas.[3] Esses dados revelam a necessidade de formulação de estratégias de triagem e tratamento voltadas à população feminina.

No Brasil, a prevalência do uso de anfetaminas entre caminhoneiros é de 6%, e essa porcentagem se eleva para 11% entre aqueles que regularmente percorrem distâncias superiores a 270 km.[4] Essa associação levanta preocupações quanto à segurança no trânsito e à saúde dos motoristas, destacando a importância de fiscalizar rigorosamente as leis que regem a organização do trabalho e de desenvolver medidas preventivas voltadas a essa população.

Por fim, estudantes do ensino médio, universitários ou em preparação para concursos públicos, assim como profissionais do meio acadêmico, utilizam a substância com o objetivo de melhorar o desempenho cognitivo, apesar de não apresentarem qualquer disfunção subjacente. Em uma pesquisa para detectar vestígios de anfetaminas nas águas residuais de um *campus* universitário, observou-se um aumento de até 760% nos níveis dessas substâncias nos períodos de alto estresse (exames finais) em comparação com os níveis de períodos de baixo estresse.[5]

O uso recreacional de anfetaminas ocorre frequentemente associado ao uso de outras substâncias. A associação com altas doses de álcool aumenta a cardiotoxicidade e o risco de comportamento violento. O uso de maconha, benzodiazepínicos ou outros estimulantes, como *ecstasy*, também é comum.[2] Entre os usuários instrumentais, é importante investigar a associação com outras substâncias que cumpram objetivos similares. Mais especificamente, anabolizantes, hormônios tireoidianos e diuréticos podem ser consumidos entre os que utilizam anfetaminas com objetivo estético, aumentando o risco de complicações clínicas e psiquiátricas, como agressividade e ansiedade. Da mesma forma, a associação de compostos com altas doses de cafeína por estudantes que usam anfetaminas para intensificar o desempenho cognitivo pode desencadear sintomas ansiosos, insônia e taquicardia. Em todos os casos, a associação com benzodiazepínicos ou outros depressores do sistema nervoso central pode ocorrer como tentativa de atenuar alguns dos efeitos adversos das anfetaminas.[2]

■ COMPLICAÇÕES PSIQUIÁTRICAS

- **Psicose** – Pode ocorrer não apenas durante o uso agudo, mas também de forma crônica.[6] Mais especificamente, o risco para desenvolver psicose pelo uso prescrito da medicação é baixo, sendo de 0,10% entre os pacientes que receberam metilfenidato e 0,21% entre os pacientes que receberam anfetamina.[7] Entretanto, o risco se eleva entre aqueles que fazem uso abusivo da medicação, e alguns estudos sugerem uma associação dose-resposta para o surgimento dos sintomas psicóticos. Tais sintomas se caracterizam por um predomínio de sintomas positivos, com delírios persecutórios e alucinações auditivas, enquanto sintomas negativos são pouco comuns.[6] Indivíduos que manifestam sintomas psicóticos podem ter uma redução do limiar e voltar a manifestar os sintomas mesmo com doses menores, fenômeno conhecido como sensibilização.[2,6] Cerca de 30% dos casos de psicose induzida por anfetaminas são posteriormente diagnosticados como psicose primária.[6]

- **Depressão e ansiedade** – Usuários de anfetaminas têm o dobro de chance de desenvolver depressão em comparação à população geral.[2] Sintomas depressivos podem anteceder o uso, com a intenção de automedicar a tristeza e o desânimo, e/ou serem precipitados ou agravados na síndrome de abstinência da substância. Sintomas ansiosos, incluindo episódios de pânico, também são frequentes e em especial durante a fase de intoxicação.[2]

- **Cognição** – Uma metanálise identificou que os efeitos sobre a melhora cognitiva em indivíduos saudáveis se restringem à memória de evocação, controle inibitório e atenção sustentada, porém com pequeno tamanho de efeito e em condições experimentais.[5] Em contrapartida, pode haver declínio cognitivo paradoxal em curto e longo prazo, visto que a relação entre os níveis de dopamina e noradrenalina segue uma curva em forma de U invertido, onde níveis muito altos desses neurotransmissores estão associados a um desempenho cognitivo inferior. Impactos de curto e longo prazo no córtex pré-frontal também podem ocorrer e prejudicar o potencial de aprendizagem plástica.[5]

■ COMPLICAÇÕES CLÍNICAS

Usuários de anfetamina têm uma taxa de mortalidade 6,83 vezes maior em comparação à população geral. As principais causas, em ordem decrescente, são suicídio, *overdose*, acidentes, complicações cardiovasculares agudas ou crônicas e homicídio.[2] Complicações clínicas não fatais incluem aumento da pressão arterial, infarto agudo do miocárdio, acidente vascular cerebral, risco elevado para infecções sexualmente transmissíveis consequente ao comportamento sexual de risco, diminuição do apetite, cefaleia e gastrite.[2]

■ TRATAMENTO NÃO FARMACOLÓGICO

Atualmente, apenas o manejo de contingências apresenta eficácia em reduzir o consumo de anfetaminas, enquanto grupos de ajuda mútua e terapia sistêmica familiar mostraram tendência à redução do consumo. Intervenção breve, entrevista motivacional e terapia cognitivo-comportamental (TCC) não se mostraram eficazes.[2] Considerando o perfil de usuários no Brasil, avaliar as motivações que levaram ao uso das anfetaminas e propor estratégias alternativas pode ser uma abordagem interessante. Nesse sentido, se a preocupação com a aparência física ou a obesidade tiverem originado esse uso, é importante que o tratamento inclua um manejo multidisciplinar com nutricionista, endocrinologista e educador físico. Assim, respeitando-se os objetivos do paciente, é possível melhorar a motivação e adesão ao tratamento. Da mesma forma, abordagens que promovam mudanças de estilo de vida, incluindo horário adequado de sono e prática de exercício físico, assim como planejamento de estudo, podem ser úteis no tratamento daqueles com demanda de melhora do desempenho acadêmico.

■ TRATAMENTO FARMACOLÓGICO

Os objetivos do tratamento farmacológico para a adição em anfetaminas incluem reduzir o uso e o desejo pela substância, aumentar a abstinência ou a adesão ao tratamento. Até o momento, poucos fármacos foram avaliados nessa população, como dexanfetamina, bupropiona, metilfenidato e modafinila. Nenhum deles se mostrou eficaz em atingir tais objetivos.[2] Dessa forma, recomendamos a substituição por anfetamina de meia-vida longa e a retirada gradual da medicação, deixando-a sob os cuidados de um familiar ou alguém da rede de apoio do paciente.

A farmacoterapia pode auxiliar no manejo de sintomas psiquiátricos ou comorbidades. Sintomas psicóticos tendem a ser autolimitados, e alguns estudos recomendam que sejam manejados apenas com benzodiazepínicos.[6] O uso de antipsicóticos é importante quando os sintomas se prolongam e podem ser descontinuados após a resolução do quadro.[6] Apesar de não haver estudos indicando qual o antipsicótico mais seguro e eficaz em usuários de anfetaminas, o risco aumentado para impregnação com uso de antipsicóticos de primeira geração em usuários de estimulantes[1] nos leva a sugerir que se dê preferência aos de segunda geração.

O tratamento com antidepressivos é importante em casos de depressão comórbida, mas não diminui o consumo de estimulantes.[2] Além disso, as terapias de substituição, como os agonistas de dopamina, não são eficazes para aliviar a depressão em indivíduos dependentes de estimulantes.[2]

▶ NÃO ESQUEÇA!

- Avalie a motivação para o uso instrumental e proponha estratégias alternativas em tratamento multidisciplinar.
- Investigue a associação com outras substâncias de função instrumental ou recreacional.
- Não existem evidências de eficácia de terapias de reposição à anfetamina. O tratamento farmacológico se baseia na retirada gradual da medicação e no tratamento das comorbidades.

▶ REFERÊNCIAS

1. Cordioli AV, Gallois CB, Passos IC. Psicofármacos. Porto Alegre: Artmed; 2023.
2. Farrell M, Martin NK, Stockings E, Bórquez A, Cepeda JA, Degenhardt L, et al. Responding to global stimulant use: challenges and opportunities. Lancet. 2019;394(10209):1652-67.
3. United Nations Office on Drugs and Crime. World drug report 2022. Vienna: UNODC; 2022.
4. American Psychiatric Association. Manual diagnóstico e estatístico de transtornos mentais: DSM-5-TR. 5. ed. Porto Alegre: Artmed; 2023.
5. Schifano F, Catalani V, Sharif S, Napoletano F, Corkery JM, Arillotta D, et al. Benefits and harms of 'smart drugs' (nootropics) in healthy individuals. Drugs. 2022;82(6):633-47.
6. Rognli EB, Bramness JG. Understanding the relationship between amphetamines and psychosis. Curr Addict Rep. 2015;2:285-92.
7. Moran LV, Ongur D, Hsu J, Castro VM, Perlis RH, Schneeweiss S. Psychosis with methylphenidate or amphetamine in patients with ADHD. N Engl J Med. 2019;380(12):1128-38.

LEITURA RECOMENDADA

Sinagawa DM, Carvalho HB, Andreuccetti G, Prado NV, Oliveira KCBG, Yonamine M, et al. Association between travel length and drug use among brazilian truck drivers. Traffic Inj Prev. 2015;16(1):5-9.

▶ CAPÍTULO 6.8 ◀

DROGAS SINTÉTICAS E NOVAS SUBSTÂNCIAS PSICOATIVAS

FERNANDA LIA DE PAULA RAMOS ◀
PEDRO HENRIQUE PIRAS COSER ◀

De 2009 até 2020, foram identificadas e reportadas ao Escritório das Nações Unidas sobre Drogas e Crime (UNODC) 1.047 novas substâncias psicoativas (NSP), havendo um aumento de seis vezes no número de notificações. Ocorreu também um aumento da procura por tratamento e atendimento em emergências.[1]

▶ DEFINIÇÃO E DIAGNÓSTICO

De acordo com o UNODC, as NSP – sejam elas usadas em sua forma pura ou como manufatura para outra droga – são substâncias de abuso não controladas pela Convenção de Drogas Narcóticas de 1961 ou pela Convenção de Substâncias Psicotrópicas de 1971, mas que constituem uma ameaça à saúde pública.[2] Foram primeiramente sintetizadas em meados dos anos 2000, para serem utilizadas no contexto de festas de música eletrônica, tendo sido classificadas como *"designer drugs"* (drogas sintéticas).[3,4] A mais conhecida delas é o *ecstasy* (MDMA, 3,4-metilenodioximetanfetamina), que hoje já tem seu uso bastante difundido no Brasil. Outras substâncias usadas com propósito semelhante são o ácido gama-hidroxibutírico (GHB) e a cetamina (uso sem prescrição médica).[1]

As NSP desenvolvidas mais recentemente podem pertencer a diversas classes: alucinógenos, estimulantes, canabinoides sintéticos, opioides sintéticos, entre outras (**Figura 6.8.1**). Tanto o *European Monitoring Centre for Drugs and Drug Addiction* (EMCDDA) como o UNODC demonstraram que os grupos mais prevalentes dessas novas substâncias são os canabinoides sintéticos e as catinonas sintéticas (estimulantes), representando 34% e 21% das NSP, respectivamente (ver **Figura 6.8.1**).[1,5] Os opioides sintéticos são abordados neste livro no capítulo específico sobre opioides.

O público-alvo dessas drogas é composto, principalmente, por adolescentes e adultos jovens poliusuários de drogas que as utilizam, muitas vezes, em um contexto de festas ou para obtenção de maior prazer sexual. São também consumidas por população vulnerável, como moradores de rua e presidiários.[4,6]

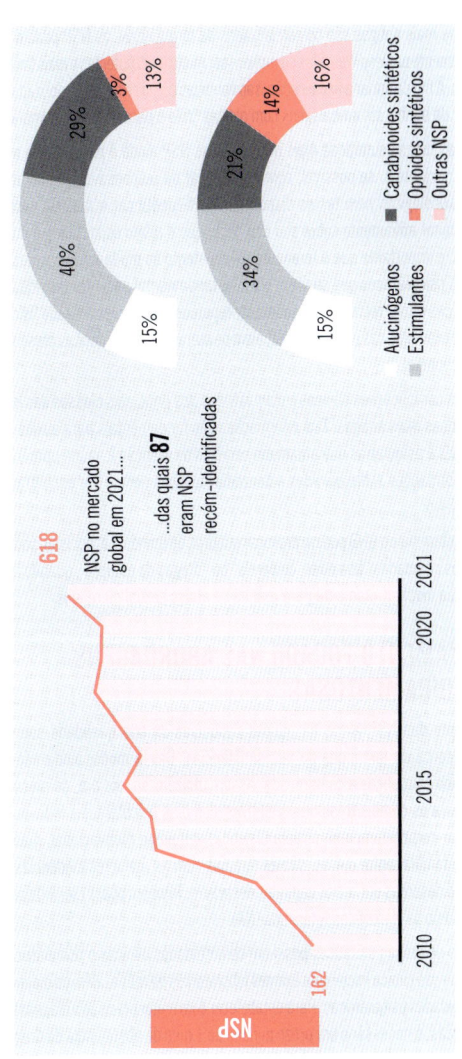

FIGURA 8.6.1 ▶ NÚMERO E CLASSIFICAÇÃO DAS NOVAS SUBSTÂNCIAS PSICOATIVAS (NSP) PRESENTES NO MERCADO GLOBAL.

Fonte: Adaptada de United Nations Office on Drugs and Crime.[1]

Enquanto as drogas sintéticas mais antigas são comercializadas de forma ilegal, as NSP podem ser vendidas na internet, principalmente na Deep Web. Elas costumam ser muito mais potentes e mais tóxicas do que as drogas já existentes. A fim de burlar a fiscalização, são vendidas como se fossem odorizadores de ambiente, incensos e sais de banho, em embalagens com alertas "não é para consumo humano".

O diagnóstico de usuários das drogas sintéticas mais antigas e das NSP ainda é baseado em uma anamnese completa com o paciente e, se possível, com um familiar ou responsável, já que até o momento não há exames toxicológicos nem testes disponíveis para identificar a maioria dessas substâncias. Deve-se questionar ativamente sobre seu uso, visto que o relato espontâneo é infrequente. Durante a avaliação, é importante que o terapeuta esteja atento às mudanças recentes de comportamento ou sintomas psiquiátricos que sugiram o uso. É fundamental salientar que mesmo os usuários de drogas sintéticas ditos "recreativos" podem ter repercussões graves à saúde física e psíquica.[7] A **Tabela 6.8.1** traz exemplos das principais NSP, além de outras drogas sintéticas presentes há mais tempo no mercado mundial.

O **Quadro 6.8.1** apresenta as complicações clínicas e psiquiátricas das principais classes das NSP, além de outras drogas sintéticas mais antigas. Tais informações são fundamentais para auxiliar no diagnóstico dos clínicos gerais e psiquiatras que atuam em serviços de atenção à saúde primários, secundários e terciários. Informações sobre opioides e benzodiazepínicos podem ser encontradas nos demais capítulos deste livro.

É importante lembrar que a cetamina e o GHB podem provocar quadros de amnésia e, por isso, podem ser utilizados em formulações chamadas "boa noite, cinderela" ou "drogas do estupro", quando há a intenção de sedar uma pessoa involuntariamente para prática de abuso sexual ou roubos.

▶ MANEJO E TRATAMENTO FOCADO NAS ABORDAGENS CLÍNICAS E MEDICAMENTOSAS

Devido ao surgimento recente das NSP, ainda há poucas pesquisas de boa qualidade sobre o assunto e sabe-se pouco acerca da toxicidade de tais substâncias. Desse modo, ainda não há nenhum tratamento específico com eficácia comprovada. Assim, utilizam-se, por ora, os mesmos tratamentos preconizados para os demais transtornos aditivos, como as psicoterapias individuais e em grupo. Terapia cognitivo-comportamental, terapia dialética, entrevista motivacional, manejo de contingências, terapia de família, entre outras, são as terapias com as melhores evidências de eficácia no tratamento e estão descritas em outros capítulos deste livro. Também podem ser indicados os grupos de ajuda mútua, como os Narcóticos Anônimos (NA).

Frequentemente, os usuários de drogas sintéticas possuem comorbidades clínicas e psiquiátricas. Portanto, sugere-se uma avaliação clínica inicial com exames laboratoriais de rotina, além do diagnóstico e tratamento das comorbidades psiquiátricas. Para estabelecer com maior precisão o diagnóstico das comorbidades psiquiátricas, é necessário um prazo mínimo de 1 mês de abstinência de drogas.

O tratamento medicamentoso deve ser prescrito para o manejo das comorbidades e também dos sintomas psiquiátricos exuberantes que podem ser oriundos do consumo das drogas sintéticas (p. ex., psicose e agitação psicomotora). Os medicamentos devem ser utilizados até a cessação dos sintomas. A seguir, são descritos alguns tratamentos clínicos e psiquiátricos específicos para cada grupo de drogas sintéticas, já que são substâncias que têm diferenças importantes do ponto de vista químico-estrutural, farmacodinâmico e farmacocinético, assim como na via de administração. Na **Tabela 6.8.2**, são apresentadas as principais medidas de suporte e tratamento de agravos clínicos e psiquiátricos relacionados às substâncias mencionadas neste capítulo.

TABELA 6.8.1 ▶ CLASSIFICAÇÃO, AÇÃO, DURAÇÃO DO EFEITO, VIAS DE ADMINISTRAÇÃO E OUTRAS OBSERVAÇÕES RELACIONADAS ÀS NOVAS SUBSTÂNCIAS PSICOATIVAS E OUTRAS DROGAS SINTÉTICAS

SUBSTÂNCIA	AÇÃO	DURAÇÃO DO EFEITO	VIAS DE ADMINISTRAÇÃO	OBSERVAÇÕES
Ecstasy (MDMA)	Aumento da dopamina, serotonina, noradrenalina	4-8 h	Oral	Chamada "droga do amor", "bala", "MD".
Cetamina	Antagonismo do receptor NMDA	30 min-2 h	Oral, inalada, IM, IV	Usada no contexto de festas, mas muitos desenvolvem dependência. Pode provocar espessamento da bexiga e problemas urológicos.
GHB	Excitatória (receptor GHB) e inibitória (receptor GABA-B)	3-4 h	Oral	Pode ser pó ou líquido; muitas vezes é misturado na bebida.
Catinonas	Aumento da dopamina, serotonina, noradrenalina	30 min-3 h	Oral, inalada, sublingual, IV, IM, retal	Podem ser vendidas como se fossem comprimidos de ecstasy ou como sais de banho. Alto poder dependógeno.
Canabinoides sintéticos (K4 e K9)	Agonistas dos receptores canabinoides CB1 e CB2	10 min a poucas horas	Fumada (erva ou líquidos de cigarros eletrônicos), inalada, oral	Até 200 vezes mais tóxicos do que a maconha. Alto poder dependógeno.
Alucinógenos (NBOMe/NBOH)	Derivados das fenetilaminas Agonistas serotoninérgicos	15 min-10 h	Oral	Em pó, pílulas ou figurinhas semelhantes ao LSD.

(*Continua*)

DROGAS SINTÉTICAS E NOVAS SUBSTÂNCIAS PSICOATIVAS

TABELA 6.8.1 ▶ CLASSIFICAÇÃO, AÇÃO, DURAÇÃO DO EFEITO, VIAS DE ADMINISTRAÇÃO E OUTRAS OBSERVAÇÕES RELACIONADAS ÀS NOVAS SUBSTÂNCIAS PSICOATIVAS E OUTRAS DROGAS SINTÉTICAS (Continuação)

SUBSTÂNCIA	AÇÃO	DURAÇÃO DO EFEITO	VIAS DE ADMINISTRAÇÃO	OBSERVAÇÕES
Party pills (miscelânea de substâncias como aminoindane, piperazina, etc.)	Aumentam a disponibilidade de serotonina, noradrenalina e dopamina	Depende dos componentes da pílula	Oral	O usuário em geral não tem conhecimento dos componentes do comprimido.
Poppers (nitritos)	Relaxamento da musculatura lisa	Poucos segundos	Inalatório	Risco de provocar hipotensão grave, retinopatia, maculopatia e metemoglobinemia.

GABA, ácido gama-aminobutírico; GHB, ácido gama-hidroxibutírico; IM, intramuscular; IV, intravenoso; LSD, dietilamida do ácido lisérgico; MDMA, 3,4-metilenodioximetanfetamina; NMDA, N-metil-D-aspartato.

Fonte: Elaborada com base em Simão e colaboradores;[2] Mohr e colaboradores;[3] Shafi e colaboradores;[4] Luethi e Liechti;[8] Romanelli e colaboradores.[9]

QUADRO 6.8.1 ▶ COMPLICAÇÕES CLÍNICAS E PSIQUIÁTRICAS POR CLASSE DAS NOVAS SUBSTÂNCIAS PSICOATIVAS (OU DROGAS SINTÉTICAS MAIS ANTIGAS) UTILIZADAS

	EFEITOS
Estimulantes MDMA Catinonas *Party pills*	Hipertensão, febre, taquicardia, dor no peito, IAM, palpitações, midríase, cefaleia, agressão, agitação, confusão, náusea, vômito, euforia, ansiedade, crises de pânico, depressão, insônia, alucinações, delírios paranoides, convulsões, bruxismo, redução de consciência, disfunção renal, rabdomiólise, síndrome serotoninérgica, morte.
Canabinoides sintéticos ■ K2 ■ K9	Relaxamento, desinibição, euforia, agitação, cansaço, ansiedade, crises de pânico, confusão, taquicardia, hipertensão, catatonia, dor no peito, palpitações, arritmias, IAM, acidente vascular cerebral, retardo psicomotor, convulsão, *delirium*, paranoia, agressividade, ideação suicida, alucinações, náusea, vômito, disfunção hepática e renal, rabdomiólise, dificuldade respiratória, morte.
Alucinógenos ■ NBOMe e NBOH (fenetilamina) ■ Cetamina ■ GHB ■ *Party pills*	*Delirium*, alucinações, paranoia, dissociação, ansiedade, agitação, agressão, convulsões, cefaleia, taquicardia, náusea, vômitos, redução da consciência, amnésia, depressão respiratória, hipotensão, IAM, febre, rabdomiólise, disfunção renal, hipertermia, morte.

GHB, ácido gama-hidroxibutírico; IAM, infarto agudo do miocárdio; MDMA, 3,4-metilenodioximetanfetamina.

Fonte: Elaborada com base em Simão e colaboradores;[2] Mohr e colaboradores;[3] Shafi e colaboradores;[4] Peacock e colaboradores.[6]

TABELA 6.8.2 ▶ MEDIDAS DE SUPORTE CLÍNICO E PSIQUIÁTRICO PARA AS PRINCIPAIS CLASSES DE NOVAS SUBSTÂNCIAS PSICOATIVAS

CLASSE	PRINCIPAIS MEDIDAS DE SUPORTE CLÍNICO	SINTOMAS PSIQUIÁTRICOS E TRATAMENTOS
Estimulantes	Estabilização hemodinâmica, expansão volêmica e controle da temperatura corporal. Medidas para síndrome serotoninérgica (ciproeptadina, clorpromazina). Pode haver necessidade de internação em UTI.	*Agitação psicomotora e psicose*: usar antipsicóticos atípicos (risperidona, olanzapina).
Canabinoides sintéticos	Expansão volêmica, medidas de suporte cardiovascular.	*Agitação psicomotora*: usar benzodiazepínicos (lorazepam e midazolam) na fase aguda. Psicose: usar antipsicóticos (haloperidol, olanzapina, quetiapina).
Alucinógenos		
▪ NBOMe e NBOH	Medidas para síndrome serotoninérgica (ver Estimulantes, acima).	*Agitação psicomotora e psicose*: usar antipsicóticos atípicos e benzodiazepínicos.
▪ GHB	Medidas de suporte, proteção de vias aéreas em casos de rebaixamento do nível de consciência.	*Síndrome de abstinência*: usar benzodiazepínicos (diazepam, lorazepam).
▪ Cetamina	Medidas gerais de suporte.	*Despersonalização, dependência, dissociação, psicose*: podem ser usados antipsicóticos e benzodiazepínicos.

GHB, ácido gama-hidroxibutírico; UTI, unidade de terapia intensiva.

Fonte: Elaborada com base em Mohr e colaboradores;[3] Ordak e colaboradores;[10] Kamal e colaboradores.[11]

> **NÃO ESQUEÇA!**

- As NSP surgiram por volta do ano 2000 e são muito utilizadas no contexto de festas.
- As drogas sintéticas e, particularmente, as NSP, costumam ser muito mais potentes e, portanto, muito mais tóxicas do que as drogas naturais (não sintéticas).
- Usuários de NSP são frequentemente poliusuários de drogas.
- Os exames toxicológicos de urina em geral não são capazes de identificar a maioria das drogas sintéticas, principalmente as NSP.
- Sistematicamente, há o desenvolvimento de novas drogas sintéticas, o que se torna um desafio para profissionais da saúde mental e clínicos em geral.

▶ REFERÊNCIAS

1. United Nations Office on Drugs and Crime. World drug report 2023: the synthetic drug phenomenon [Internet]. Viena: UNODC; 2023 [capturado em 27 maio 2024]. Disponível em: https://www.unodc.org/res/WDR-2023/WDR23 _ B3 _ CH1 _ Synthetic _ drugs.pdf
2. Simão AY, Antunes M, Cabral E, Oliveira P, Rosendo LM, Brinca AT, et al. An update on the implications of new psychoactive substances in public health. Int J Environ Res Public Health. 2022;19(8):4869.
3. Mohr ALA, Logan BK, Fogarty MF, Krotulski AJ, Papsun DM, Kacinko SL, et al. Reports of adverse events associated with use of novel psychoactive substances, 2017-2020: a review. J Anal Toxicol. 2022;46(6):e116-85.
4. Shafi A, Berry AJ, Sumnall H, Wood DM, Tracy DK. New psychoactive substances: a review and updates. Ther Adv Psychopharmacol. 2020;10:2045125320967197.
5. European Monitoring Center for Drug and Drug Addiction. European drug report: trends and development. Lisbon: EMCDDA; 2022.
6. Peacock A, Bruno R, Gisev N, Degenhardt L, Hall W, Sedefov R, et al. New psychoactive substances: challenges for drug surveillance, control, and public health responses. Lancet. 2019;394(10209):1668-84.
7. Bearn J, O'Brien M. "Addicted to euphoria": the history, clinical presentation, and management of party drug misuse. Int Rev Neurobiol. 2015;120:205-33.
8. Luethi D, Liechti ME. Designer drugs: mechanism of action and adverse effects. Arch Toxicol. 2020;94(4):1085-133.
9. Romanelli F, Smith KM, Thornton AC, Pomeroy C. Poppers: epidemiology and clinical management of inhaled nitrite abuse. Pharmacotherapy. 2004;24(1):69-78.
10. Ordak M, Zmysłowska A, Bielski M, Rybak D, Tomaszewska M, Wyszomierska K, et al. Pharmacotherapy of patients taking new psychoactive substances: a systematic review and analysis of case reports. Front Psychiatry. 2021;12:669921.
11. Kamal RM, van Noorden MS, Wannet W, Beurmanjer H, Dijkstra BA, Schellekens A. Pharmacological treatment in γ-Hydroxybutyrate (GHB) and γ-Butyrolactone (GBL) dependence: detoxification and relapse prevention. CNS Drugs. 2017;31(1):51-64.

CAPÍTULO 7

PROTOCOLOS DE INTERVENÇÕES PSICOTERÁPICAS INDIVIDUAIS

CAPÍTULO 7.1

INTERVENÇÃO BREVE

MARÍLIA BORGES OSÓRIO
GLÁUCIA DOS SANTOS POLICARPO
MICHELLE DA SILVA CARVALHO
MARCIO WAGNER CAMATTA

A intervenção breve é uma terapia estruturada, centrada no paciente, realizada por um profissional treinado, que tem como objetivo ajudar no desenvolvimento da autonomia das pessoas. Baseada em um paradigma de redução de danos, ela visa reduzir o consumo de substâncias de um paciente ou promover a abstinência completa.[1]

Esse modelo foi desenvolvido a partir da necessidade de um cuidado precoce junto a pessoas com histórico de uso abusivo de álcool e/ou outras drogas. Diante disso, os profissionais têm um importante papel na prevenção secundária, ou seja, evitando o agravamento das consequências em pacientes que consomem substâncias psicoativas.

▶ FINALIDADE

O objetivo da intervenção breve é aumentar o conhecimento e a consciência do paciente sobre o benefício da mudança de comportamento,[2] visando ampliar o conhecimento da pessoa acerca dos problemas relacionados ao consumo de substâncias, bem como sua motivação para a mudança de comportamento e sua autoeficácia, além de orientar sobre as estratégias para redução do consumo e os riscos relacionados ao uso de substâncias.[3]

A intervenção breve não é uma abordagem isolada para pessoas com transtorno por uso de substâncias, mas sim uma intervenção com objetivos diferentes de acordo com o problema do paciente, conforme mostra o **Quadro 7.1.2**, adiante. Nos casos mais graves, o objetivo inicial é motivar os pacientes a aceitarem o encaminhamento para uma avaliação e tratamento especializado em adições.[4] De modo geral, busca educar os pacientes e aumentar sua motivação para reduzir os comportamentos de risco.

Essa técnica pode ser realizada por profissionais com diferentes tipos de formação, tais como médicos, psicólogos, enfermeiros, auxiliares de enfermagem, nutricionistas, educadores, agentes comunitários de saúde e outros profissionais da saúde e da assistência social.[2] Além disso, pode ser utilizada em diversos contextos (ambientes hospitalares, ambulatórios, escolas e atenção primária à saúde) e em diferentes populações (usuários de substâncias, adolescentes, gestantes, hipertensos, diabéticos, entre outros).[2,5]

▶ COMO FAZER

A intervenção breve é estruturada em sessões que variam de 5 a 45 minutos, raramente ultrapassando cinco sessões/encontros.[6] Ela requer uma escuta reflexiva e empática, sem julgamentos e preconceitos, buscando avaliar problemas, esclarecer dúvidas e sugerir condutas para o indivíduo com problemas relacionados ao uso de substâncias.

As diretrizes de uma intervenção breve podem ser organizadas em um conjunto de técnicas para aumentar ou manter a motivação do paciente, como detalhado no **Quadro 7.1.1**.

QUADRO 7.1.1 ▶ DIRETRIZES DE AÇÃO DE INTERVENÇÃO BREVE PARA O USO DE DROGAS, CONFORME OS ACRÔNIMOS FRAMES E DARES	
FRAMES	
Feedback (Devolutiva/retorno)	É realizada a devolução do resultado do teste de triagem utilizado. A partir dessa informação, é estabelecida uma conversa com o paciente sobre o resultado e seu padrão de consumo de álcool ou outra droga. O *feedback* deve conter informações relevantes para o paciente atendido.
Responsibility (Responsabilidade)	Nesta etapa, serão traçadas metas com o paciente para a redução do consumo ou para a abstinência. O profissional de saúde deve deixar claro para o paciente que ele é o responsável por suas metas. A postura adotada pelo profissional pode auxiliar a diminuir a resistência do paciente; devem ser evitadas expressões como "eu acho" ou "me preocupa seu padrão de consumo".

(*Continua*)

QUADRO 7.1.1 ▶ DIRETRIZES DE AÇÃO DE INTERVENÇÃO BREVE PARA O USO DE DROGAS, CONFORME OS ACRÔNIMOS FRAMES E DARES *(Continuação)*

FRAMES

Advice (Aconselhamento)	O profissional de saúde irá orientar o paciente sobre o risco do consumo de substâncias, podendo ser-lhe entregue o material informativo indicado. Nesta etapa, o profissional deve, sempre que possível, associar ou mostrar para o paciente alguns dos problemas que este já apresenta e que estão associados ao seu consumo. O profissional o aconselha sobre como reduzir o risco associado ao uso de substâncias. É importante que as informações fornecidas sejam objetivas.
Menu of option (Menu de opções)	Neste item, serão identificados, com o auxílio do paciente, quais momentos e situações contribuem para a manutenção do consumo de substância, e então poderão ser traçadas estratégias para a mudança desses comportamentos. O paciente participa da escolha de estratégias e metas. É importante reforçar para o paciente seu senso de controle.
Empathy (Empatia)	Deve-se adotar uma abordagem acolhedora, sem confronto ou agressão, expressando a compreensão da situação do paciente. É essencial que se use uma abordagem sem julgamentos, evitando culpá-lo
Self-efficacy (Autoeficácia)	O objetivo é aumentar a motivação do paciente para o processo de mudança. Deve-se incentivar a confiança no seu poder de mudar.

DARES

Develop discrepancy (Desenvolver a discrepância)	A discrepância é tornar a pessoa consciente de que o uso de substâncias está associado a consequências (e não apenas ao prazer). Ou seja, desenvolver uma incongruência entre os desejos do paciente (saúde e bem-estar) e a interferência do uso da substância para alcançá-los.
Augment ambivalence (Aumentar a ambivalência)	Aumentar a ambivalência visa aumentar a dissonância cognitiva do ponto de vista do paciente sobre os benefícios e malefícios do consumo de substâncias, usando a balança decisória, por exemplo (pesando os benefícios e as consequências do uso em uma balança). Este tipo de exercício tem sido mais efetivo quando realizado por escrito, tornando-se mais concreto.

(Continua)

QUADRO 7.1.1 ▶ DIRETRIZES DE AÇÃO DE INTERVENÇÃO BREVE PARA O USO DE DROGAS, CONFORME OS ACRÔNIMOS FRAMES E DARES *(Continuação)*

DARES

Roll with the resistance (Rolar ["surfar"] com a resistência)	Quando houver resistência do paciente para abordar seus hábitos de consumo, recomenda-se adotar uma abordagem não conflituosa e mover a conversa para uma direção diferente, pois o confronto direto faz o paciente ficar na defensiva e não cooperar.
Express empathy (Expressar empatia)	É importante reconhecer o fato de que abandonar o uso de substâncias não é fácil. A empatia com a condição atual do paciente pode ajudar a fornecer sugestões pragmáticas para ajudá-lo a refletir sobre o uso ou abster-se.
Support self-efficacy (Apoiar autoeficácia)	Apoiar a autoeficácia dos pacientes reforça sua autoconfiança, permitindo mudanças no uso de substâncias.

Fonte: Elaborado com base em Sarkar e colaboradores;[5] Miller e Rollnick.[6]

Ressalta-se que os componentes listados nos acrônimos FRAMES e DARES não devem ser empregados de forma sequencial, pois esses elementos devem fluir um para o outro conforme a situação de cada interação com o indivíduo.[5] Essas técnicas podem ajudar a estruturar e direcionar as ações dos profissionais no processo de implementação da intervenção precoce.

Essa implementação tem sido frequentemente utilizada, com êxito, em uma estrutura conhecida como SBIRT (*Screening, Brief Intervention and Referral to Treatment* – triagem, intervenção breve e encaminhamento para o tratamento), auxiliando a identificação precoce e a intervenção voltada aos pacientes para reduzir o risco do consumo de substâncias.[7]

Por exemplo, para o rastreamento de uso de álcool e outras drogas, podem ser utilizados instrumentos de rápida aplicação, como CAGE (rastreio de uso de álcool), AUDIT e AUDIT-C (rastreio de uso de álcool) e ASSIST (rastreio de álcool, tabaco e outras substâncias).[3] Recomenda-se que, quando for realizada a triagem para mais de uma substância, deve-se focar o atendimento na abordagem da substância priorizada pelo paciente.[2] Os profissionais podem obter alguns desses instrumentos de triagem no *site* www.sbirtbrasil.com.br, onde é possível acessar e aplicar as escalas de rastreio de maneira *on-line* ou impressa. Esse *website* também possui mais materiais de instrução para profissionais e pacientes. Neste capítulo, concentramo-nos na triagem do álcool, mostrando como exemplo o AUDIT-C, conforme a **Figura 7.1.1**. A **Figura 7.1.2** mostra uma comparação de diferentes volumes e tipos de bebidas em relação à quantidade de álcool (dose-padrão).

Após a aplicação do instrumento de triagem, é fornecido o *feedback* sobre o resultado obtido, de acordo com sua classificação, e será planejada a intervenção indicada, conforme mostrado no **Quadro 7.1.2**.

INSTRUMENTO AUDIT-C					
	0	1	2	3	4
Com que frequência você toma bebidas alcoólicas?	Nunca	1 vez por mês ou menos	2 a 4 vezes por mês	2 a 3 vezes por semana	4 ou mais vezes por semana
Nas ocasiões em que bebe, quantas doses você costuma consumir?	1 ou 2	3 ou 4	5 ou 6	7 ou 9	10 ou mais
Com que frequência você toma 6 ou mais doses de uma vez?	Nunca	1 vez por mês ou menos	2 a 4 vezes por mês	2 a 3 vezes por semana	4 ou mais vezes por semana
Total					

A pontuação do AUDIT-C é feita em uma escala de 0 a 12 pontos.

Pontuação:

Para homens:
- Baixo risco: 0 a 3 pontos
- Risco moderado: 4 e 5 pontos
- Risco alto: 6 e 7 pontos
- Risco muito alto: 8 a 12 pontos

Para mulheres:
- Baixo risco: 0 a 2 pontos
- Risco moderado: 3 a 5 pontos
- Risco alto 6 e 7 pontos
- Risco muito alto: 8 a 12 pontos

FIGURA 7.1.1 ▶ TRIAGEM DE ÁLCOOL COM O INSTRUMENTO AUDIT-C (*ALCOHOL USE DISORDERS IDENTIFICATION TEST*).

Fonte: SBIRT Brasil.[8]

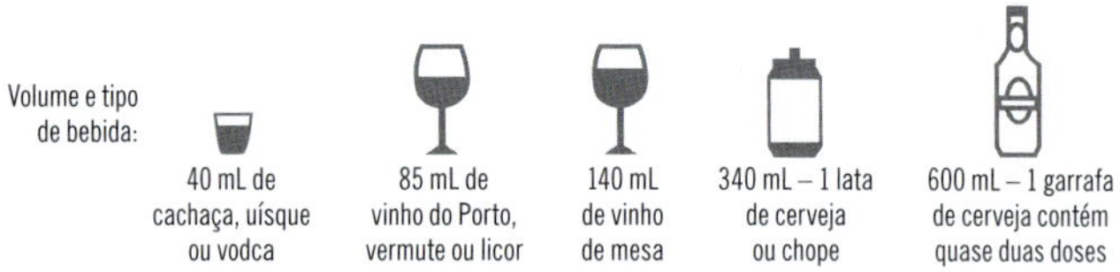

Volume e tipo de bebida:

- 40 mL de cachaça, uísque ou vodca
- 85 mL de vinho do Porto, vermute ou licor
- 140 mL de vinho de mesa
- 340 mL – 1 lata de cerveja ou chope
- 600 mL – 1 garrafa de cerveja contém quase duas doses

FIGURA 7.1.2 ▶ COMPARAÇÃO DE DIFERENTES VOLUMES E TIPOS DE BEBIDAS EM RELAÇÃO À QUANTIDADE DE ÁLCOOL (DOSE-PADRÃO).

Fonte: SBIRT Brasil.[8]

QUADRO 7.1.2 ▶ INTERVENÇÃO INDICADA PARA USUÁRIOS DE ÁLCOOL CONFORME RESULTADO DO AUDIT-C

Baixo risco	Orientação para seguir evitando o consumo de álcool em excesso.
Risco moderado	Intervenção breve.
Risco alto e risco muito alto	Intervenção breve para motivar a procura por serviço de saúde especializado. Encaminhamento para serviços especializados.

▶ CONSIDERAÇÕES FINAIS

A intervenção breve já demonstrou sua efetividade e relevância para abordar as pessoas com problemas relacionados ao uso de substâncias psicoativas, sobretudo álcool, servindo de instrumental para os profissionais de saúde proporcionarem aos pacientes mudanças no consumo de substâncias, reduzindo ou cessando completamente o uso nos diferentes níveis de atenção em saúde (primário, secundário e terciário).

Trata-se, portanto, de uma abordagem que potencializa o arsenal terapêutico dos profissionais para promover um cuidado aos indivíduos que têm problemas relacionados ao consumo de substâncias, com vistas a assegurar acesso a um cuidado integral.

▶ REFERÊNCIAS

1. Mattoo SK, Prasad S, Ghosh A. Brief intervention in substance use disorders. Indian J Psychiatry. 2018;60(Suppl 4):S466-72.
2. Brasil. Ministério da Justiça. SUPERA: Sistema para detecção do uso abusivo e dependência de substâncias psicoativas: encaminhamento, intervenção breve, reinserção social e acompanhamento: intervenção breve: módulo 4. Brasília: SENAD; 2014.
3. Diehl A, Cordeiro DC, Laranjeira R. Dependência química: prevenção, tratamento e políticas públicas. Porto Alegre: Artmed; 2019.
4. Humeniuk R, Henry-Edwards S, Ali R, Poznya V, Monteiro M. Intervenção breve vinculada ao ASSIST para o uso nocivo ou prejudicial de substâncias: manual de uso na atenção primária. Rio de Janeiro: Fiocruz; 2020.
5. Sarkar S, Pakhre A, Murthy P, Bhuyan D. Brief interventions for substance use disorders. Indian J Psychiatry. 2020;62(Suppl 2):S290-8.
6. Miller WR, Rollnick S. Entrevista motivacional: preparando as pessoas para a mudança. 3. ed. Lisboa: Climepsi; 2017.
7. Substance Abuse and Mental Health Service Administration. Screening, brief intervention and referral to treatment (SBIRT) in behavioral healthcare [Internet]. Rockville: SAMHSA; 2011 [capturado em 01 mar 2024]. Disponível em: https://www.samhsa.gov/sites/default/files/sbirtwhitepaper _ 0.pdf.
8. SBIRT Brasil [Internet]. [capturado em 19 jun 2024]. Disponível em: https://sbirtbrasil.com.br/.

LEITURAS RECOMENDADAS

Adhikari K, Teare GF, Belon AP, Lee B, Kim MO, Nykiforuk C. Screening, brief intervention, and referral to treatment for tobacco consumption, alcohol misuse, and physical inactivity: an equity-informed rapid review. Public Health. 2024;226:237-47.

Del Boca FK, McRee B, Vendetti J, Damon D. The SBIRT program matrix: a conceptual framework for program implementation and evaluation. Addiction. 2017;112 Suppl 2:12-22

▶ CAPÍTULO 7.2 ◀

ENTREVISTA MOTIVACIONAL

FELIPE RECH ORNELL ◀
RENATA BRASIL ARAUJO ◀

A entrevista motivacional (EM), desenvolvida por William Miller e Stephen Rollnick na década de 1980, é fundamentada em diversas abordagens psicológicas e visa promover mudanças e crescimento nos indivíduos, fortalecendo sua motivação e seu compromisso pessoal.[1,2] Originalmente focada no tratamento de transtornos por uso de substâncias (TUS), a EM se expandiu para várias condições de saúde. Em 2023, foi lançada sua 4ª edição, respaldada por sólidas evidências científicas que reconhecem seus benefícios na promoção da adesão terapêutica e na mudança de comportamento.[1,3]

A EM é um estilo de comunicação colaborativo e focado, aplicado em uma atmosfera de aceitação e compaixão. Seu objetivo não é coagir o cliente a mudar, mas sim fortalecer seu senso de autonomia e competência pessoal. A EM é fundamentada nos conceitos de motivação, prontidão para a mudança e ambivalência.[2]

Para Miller e Rollnick, a motivação é contemplada como um estado de prontidão para a transformação (passível de modificação), influenciado por fatores internos e externos, e não como um traço estático da personalidade.[3] Os autores são contemporâneos e concordam com o modelo transteórico da mudança (MTM), desenvolvido por Prochaska e DiClemente na década de 1980. Esse modelo descreve os estágios motivacionais pelos quais o cliente transita durante o processo de mudança: pré-contemplação, contemplação, determinação, ação e manutenção.[4] O papel do terapeuta é ajudar o cliente a progredir através desses estágios, respeitando sua autonomia e promovendo um ambiente de aceitação e empatia.

A ambivalência é um elemento fundamental no processo de mudança. Se não for identificada e abordada, o aconselhamento clínico pode ser percebido como um ataque à liberdade de escolha do cliente, gerando reatância psicológica, pela qual o indivíduo se defende para reafirmar seu poder de decisão.[5,6] O terapeuta deve, portanto, conduzir uma "conversa sobre mudança" de forma não impositiva, manejando as falas que defendem o *status quo*. A discordância do cliente não é sinônimo de resistência, mas um sinal de que o terapeuta não está acompanhando sua linha de ação e que sua estratégia deve ser mudada.

A EM evita intervenções prescritivas e confrontativas tradicionalmente utilizadas nos *settings* terapêuticos da época em que foi desenvolvida. Para os criadores da EM, a confrontação revela-se pouco efetiva no tratamento de clientes com TUS. Em contraponto, a atitude motivacional e empática do profissional tem o potencial de enaltecer as razões internas do cliente e ajudar a criar dissonância cognitiva e resolver a ambivalência.[6] Em vez de conceber o cliente como um indivíduo que necessita ser "consertado" pelo terapeuta, a EM o considera um agente autônomo e capaz, dotado de virtudes e recursos internos que podem ser desenvolvidos, evitando o "reflexo de correção".[6] Além disso, propõe mudanças na dinâmica terapêutica, enfatizando a importância de um vínculo sólido entre terapeuta e cliente, com colaboração e respeito à autonomia. A EM também se fundamenta na teoria de Rogers, sendo diretiva e orientada por metas para a realização da tomada de decisão. Por fim, a EM não precisa ser uma intervenção isolada, podendo ser integrada a outras abordagens.[7]

Este capítulo visa fornecer diretrizes práticas iniciais para o uso desta importante ferramenta, sem esgotar o assunto.

▶ APLICAÇÕES DA ENTREVISTA MOTIVACIONAL

A EM é uma abordagem comprovadamente eficaz e econômica para instigar mudanças comportamentais em clientes ambivalentes.[1] Uma ampla revisão sistemática constatou evidências consistentes para a cessação ou prevenção de comportamentos prejudiciais à saúde, sobretudo relacionados ao uso problemático de substâncias como álcool, *cannabis* e tabaco.[7] Além disso, tem efeitos positivos na promoção da atividade física em indivíduos com condições crônicas de saúde.[7] Outra revisão ressaltou tamanhos de efeito estatisticamente significativos em diversas áreas, além do consumo de substâncias, como atividade física, higiene dental, peso corporal, adesão ao tratamento e à medicação, disposição para mudar comportamento e mortalidade.[1]

▶ MODELO TRANSTEÓRICO DA MUDANÇA

O MTM descreve o processo de mudança de comportamento em cinco estágios (**Quadro 7.2.1**). Esse conceito é central na EM, pois reconhece que a motivação para mudar é dinâmica e varia conforme influências internas e externas, evidenciando a ambivalência entre argumentos favoráveis e contrários à mudança, especialmente em situações de conflito entre recompensas imediatas e consequências em longo prazo, como nos TUS.[4] No início, Miller e Rollnick acreditavam que a EM deveria ser direcionada a indivíduos pré-contemplativos ou contemplativos. Posteriormente, reconheceram seus benefícios em outros estágios do MTM, conforme demonstrado no **Quadro 7.2.1**.[4] Essa perspectiva pode auxiliar na identificação e no manejo de três componentes cruciais da motivação:

- **Disposição** – O reconhecimento da importância da mudança para o cliente.
- **Habilidade** – A confiança do cliente em sua capacidade de mudar.
- **Prontidão** – A avaliação da prioridade imediata da mudança para o cliente.

QUADRO 7.2.1 ▲ **POSSÍVEIS FOCOS TERAPÊUTICOS DA ENTREVISTA MOTIVACIONAL DE ACORDO COM OS ESTÁGIOS DO MODELO TRANSTEÓRICO DA MUDANÇA**

ESTÁGIO MOTIVACIONAL	OBJETIVOS DO TERAPEUTA
1. Pré-contemplação – Não há crítica a respeito do problema	▪ *Promover reflexão*: fazer perguntas que levem o cliente a refletir sobre as consequências de suas ações. ▪ *Criar dissonância cognitiva*: ajudar a identificar a discrepância entre o comportamento atual e os valores ou objetivos pessoais do cliente. ▪ *Orientar*: oferecer informações sobre estratégias para reduzir danos enquanto o cliente ainda não está pronto para a mudança completa.
2. Contemplação – Existe crítica, porém há uma ambivalência em relação à mudança	▪ *Explorar prós e contras*: ajudar o cliente a listar e explorar os benefícios e custos de mudar e de manter o comportamento atual. ▪ *Examinar ambivalência*: identificar e trabalhar com sentimentos contraditórios e opções alternativas. ▪ *Identificar motivações*: explorar o que motiva o cliente a considerar a mudança e os riscos de não mudar. ▪ *Reforçar confiança*: auxiliar o cliente a confiar em sua capacidade de mudar.
3. Determinação (ou preparação) – O indivíduo decide pela mudança e se prepara para agir	▪ *Metas específicas e claras*: trabalhar com o cliente para definir objetivos claros e alcançáveis. ▪ *Plano de ação*: desenvolver um plano detalhado e realista, incluindo etapas específicas e prazos. ▪ *Recursos necessários*: identificar recursos necessários para implementação do plano de ação. ▪ *Preparação para obstáculos*: identificar e discutir possíveis barreiras e como superá-las.

(Continua)

QUADRO 7.2.1 ▶ POSSÍVEIS FOCOS TERAPÊUTICOS DA ENTREVISTA MOTIVACIONAL DE ACORDO COM OS ESTÁGIOS DO MODELO TRANSTEÓRICO DA MUDANÇA (Continuação)

ESTÁGIO MOTIVACIONAL	OBJETIVOS DO TERAPEUTA
4. Ação – A mudança é iniciada	■ *Implementação do plano*: apoiar o cliente na execução das ações planejadas. ■ *Suporte e feedback*: oferecer encorajamento, suporte contínuo e *feedback* positivo sobre os progressos. ■ *Monitoramento e ajustes*: acompanhar o progresso e fazer ajustes no plano conforme necessário. ■ *Reforço positivo*: celebrar conquistas e reforçar comportamentos positivos para manter a motivação.
5. Manutenção – Após a mudança concluída, ocorre a prevenção à recaída	■ *Identificação de riscos*: ajudar o cliente a identificar situações de risco e gatilhos que podem levar à recaída. ■ *Estratégias de prevenção*: auxiliar o cliente a desenvolver e reforçar estratégias para lidar com situações de risco. ■ *Monitoramento contínuo*: realizar acompanhamento regular para identificar progressos, manejar dificuldades, riscos e gatilhos, ajustando as estratégias conforme necessário.
Recaída* – Retomada dos comportamentos anteriores após ter feito progressos em direção ao objetivo	■ *Reavaliação*: ajudar o cliente a entender as causas da recaída e aprender com a experiência. ■ *Revisão de estágios*: encorajar o cliente a revisitar os estágios de contemplação e ação, reforçando a importância de continuar tentando. ■ *Novo plano de ação*: desenvolver um novo plano de ação, considerando os aprendizados da recaída.

*Na EM, a recaída pode ser acompanhada de regressão em termos motivacionais. Entretanto, também é considerada uma oportunidade para aprender como manter a mudança de comportamento em longo prazo no futuro.

Fonte: Adaptado de Hall e colaboradores.[8]

O ESPÍRITO DA ENTREVISTA MOTIVACIONAL

O espírito da EM é a essência filosófica que guia a abordagem do terapeuta ao trabalhar com os clientes. Ele é composto por quatro elementos principais:[3]

- **Parceria** – Uma colaboração igualitária, pela qual o terapeuta não assume o papel de especialista superior ao cliente. A EM é feita "com" – e não "para" – o cliente.

- **Aceitação** – Uma atitude fundamental de aceitação e empatia para com as necessidades, as experiências e os pontos de vista do cliente, garantindo sua autonomia de escolha e tomada de decisão em relação à mudança de comportamento.

- **Compaixão** – Compaixão pela vida e experiência do cliente, priorizando as necessidades deste sobre os valores do terapeuta.

- *Empowerment* (empoderamento) – O terapeuta irá ajudar o indivíduo a identificar e utilizar sua própria força e suas habilidades no processo de mudança.

▶ HABILIDADES-CHAVE PARA A PRÁTICA DA ENTREVISTA MOTIVACIONAL

As habilidades-chave da EM são adquiridas por meio de treinamento, supervisão e aplicação dos princípios na prática clínica. O desenvolvimento profissional nessa abordagem ocorre de maneira sequencial e progressiva, em que os estágios iniciais representam pré-requisitos para os estágios subsequentes, conforme destacado por Miller e Moyers.[9] De forma sucinta, a sequência de aquisição das habilidades da EM é a seguinte:

- Trabalhar em parceria com o cliente, reconhecendo que ele é o especialista em sua própria vida.
- Oferecer um aconselhamento centrado no cliente, incluindo empatia precisa.
- Reconhecer os aspectos-chave das falas do cliente que orientam a prática da EM.
- Eliciar e fortalecer as falas de mudança do cliente.
- Lidar com a discordância quando surgir.
- Negociar um plano de ação para a mudança.
- Consolidar o compromisso do cliente com a mudança.
- Ser flexível na aplicação da EM, integrando-a a outros estilos de intervenção.

▶ ENTREVISTA MOTIVACIONAL NA PRÁTICA

A EM é conceitualmente estruturada em quatro tarefas fundamentais interligadas, essenciais para sua eficácia,[1,6] as quais estão apresentadas no **Quadro 7.2.2**.

QUADRO 7.2.2 ▶ TAREFAS FUNDAMENTAIS DA ENTREVISTA MOTIVACIONAL

- **Engajamento** – Esta primeira tarefa transcende a mera interação profissional – o cliente – buscando estabelecer uma aliança terapêutica enraizada no respeito e na confiança recíproca. Essa conexão é essencial para encorajar a sua participação ativa no processo de mudança, no qual ele se torna um parceiro ativo na busca por soluções.
- **Foco** – A segunda tarefa envolve a habilidade de manter a conversa direcionada e concentrada nas raízes profundas dos problemas apresentados. Assim são evitadas dispersões e é priorizada a identificação precisa das questões fundamentais que impulsionam o desejo de mudança.
- **Evocação** – Aqui reside o coração da entrevista motivacional, pela qual o terapeuta, habilmente, extrai as próprias motivações e aspirações do cliente, permitindo que ele descubra suas razões internas para a mudança. O terapeuta age como um facilitador, estimulando reflexões profundas e *insights* pessoais.
- **Planejamento** – Por fim, a tarefa de planejamento visa traduzir as motivações identificadas em ações concretas e tangíveis. O terapeuta e o cliente trabalham juntos para desenvolver um plano estratégico detalhado, definindo metas específicas, prazos e estratégias de implementação. Esse processo colaborativo reforça a sensação de capacidade e autonomia do cliente, promovendo um compromisso genuíno com a mudança.

▶ HABILIDADES DE COMUNICAÇÃO

Algumas habilidades são consideradas fundamentais para a prática da EM, as quais são apresentadas pela sigla PARR (OARS, em inglês).[8,10] Um resumo dessas habilidades é apresentado no **Quadro 7.2.3**. Além disso, as reflexões simples e complexas são ferramentas valiosas na EM, ajudando a explorar e resolver a ambivalência do cliente, promover maior prontidão para a mudança e auxiliar no manejo da conversa de sustentação do *status quo* do cliente (**Quadro 7.2.4**).[3]

QUADRO 7.2.3 ▶ PARR – AS HABILIDADES BÁSICAS DA ENTREVISTA MOTIVACIONAL NA PRÁTICA

Perguntas abertas

- Aquelas que não podem ser respondidas com "sim" ou "não" e permitem ao cliente falar mais, facilitando a compreensão dos seus valores e objetivos pelo profissional.
- Permitem acessar as preocupações do cliente e refletir sobre suas declarações, promovendo a autoexploração.

Exemplo

"Eu entendo que você tem algumas preocupações relacionadas ao seu consumo de álcool. Você poderia falar sobre elas?"

Em vez de

"Você está preocupado com seu hábito de beber?"

Dica: As perguntas devem ser únicas, breves, inteligíveis, claras e indiretas.

(Continua)

QUADRO 7.2.3 ▶ PARR – AS HABILIDADES BÁSICAS DA ENTREVISTA MOTIVACIONAL NA PRÁTICA (Continuação)

Afirmações reforçadoras

- Expressam compreensão, reconhecimento ou apreço, apoiando o cliente durante a mudança.
- Ajudam a construir um relacionamento sólido e a validar o cliente durante o processo de mudança.
- São eficazes ao reconhecer e elogiar os pontos fortes e os esforços do cliente para mudar.

Exemplo

"Agradeço sua coragem em compartilhar sobre seu hábito de beber hoje."

"Você parece ter lidado bem com essas dificuldades nos últimos anos."

"Obrigado por estar aqui comigo. Entendo que pode não ser fácil para você."

Reflexões

- Refletem os conteúdos significativos mencionados pelo cliente, sob a forma de uma afirmação.
- Consistem em reformular uma declaração para capturar tanto o significado implícito quanto o sentimento por trás da fala do cliente.
- Estimulam a exploração pessoal contínua, auxiliando os clientes a compreenderem mais profundamente suas motivações.
- Podem ser empregadas para amplificar ou reforçar o desejo de mudança.

Exemplo

Cliente: "Minha esposa disse que eu precisava vir até aqui e me tratar. Não tive escolha!"
Terapeuta: "Você buscou tratamento para não perder sua esposa?"

Resumos

- Articulam as pautas abordadas e fazem uma revisão com o cliente.
- Asseguram que ambas as partes compreendam plenamente o que foi discutido até o momento.
- Identificam discrepâncias entre a situação atual da pessoa e seus objetivos futuros.
- Demonstram atenção e compreensão em relação à perspectiva do cliente.

Exemplo

"Gostaria de resumir nossa conversa até agora. Você mencionou preocupações sobre seu consumo de álcool nos últimos meses devido a problemas de saúde e comentários de familiares e amigos. Você acredita que pode controlar seu consumo em situações sociais, mas suas tentativas anteriores de reduzir ou parar não foram bem-sucedidas, o que é preocupante para você. Minha compreensão está correta?"

Obs.: Uma regra na prática da entrevista motivacional é fazer uma pergunta aberta para cada duas reflexões, resumos ou afirmações.

Fonte: Adaptado de Hall e colaboradores [8]

QUADRO 7.2.4 ▶ PRINCIPAIS TIPOS DE REFLEXÕES NA ENTREVISTA MOTIVACIONAL

TIPO DE REFLEXÃO	SUBTIPO	DESCRIÇÃO
Reflexão simples	Repetir	Repetir exatamente o que o cliente disse ou partes do que disse, incentivando-o a desenvolver mais o tema.
	Refrasear	Reformular o que o cliente disse, usando palavras ou ordem de sentença diferentes para incentivar uma compreensão mais profunda.
Reflexão complexa	Parafrasear	Inferir o sentido do que foi dito de forma mais ampla. *Exemplo*: Cliente: "Minha colega de trabalho está sempre atrás de mim para ver se estou bebendo." Terapeuta: "Sua colega o persegue e quer prejudicá-lo no trabalho?"
	Refletir sentimentos	Refletir sobre os sentimentos por trás do que o cliente disse, utilizando, se necessário, uma metáfora.
	Utilizar analogias ou metáforas	Usar analogias ou metáforas para resumir o que o cliente disse.
	Continuar o parágrafo	O terapeuta diz algo que fica subentendido que o cliente iria dizer a seguir.
	Realizar reflexão de dois lados	Resumir tanto o lado da conversa sobre mudança quanto o da conversa de sustentação em uma única intervenção.
	Subestimar	Diminuir a intensidade do que o cliente disse ou sentiu.
	Exagerar	Aumentar a intensidade do que o cliente disse ou sentiu.

▶ ESTRATÉGIAS PARA ELICIAR A CONVERSA SOBRE MUDANÇA

A seguir, estão listadas algumas estratégias para desenvolver a conversa sobre a mudança:[3,11]

1. **Fazer perguntas evocativas** – O terapeuta faz perguntas a respeito do problema, das preocupações e da intenção do indivíduo de mudar. Exemplos podem ser observados no **Quadro 7.2.5**.

2. **Elaborar** – O terapeuta aprofunda alguns temas que têm relação com a mudança. Por exemplo: "Fale mais dessas brigas com sua esposa".
3. **Usar extremos** – O terapeuta menciona uma situação extrema para que o cliente reflita a respeito de uma determinada ideia. Por exemplo: "Você acha que a maconha não faz mal algum. Não se importaria mesmo se seu filho de 12 anos fumasse?".
4. **Usar a avaliação da importância e da confiança na mudança** – O terapeuta pode utilizar réguas de importância e confiança para ajudar os clientes a avaliarem a relevância de uma mudança e a confiança em sua capacidade de realizá-la. A régua de importância mede a relevância da mudança em uma escala de 0 a 10, enquanto a régua de confiança avalia a autoconfiança do cliente em mudar. Por exemplo, perguntar sobre a importância de perder peso pode revelar discrepâncias entre a situação atual e as metas do cliente. Perguntar sobre a confiança em reduzir o consumo de álcool ajuda o cliente a refletir sobre seus pontos fortes e sucessos anteriores, promovendo maior autoconfiança.[8]
5. **Olhar para trás** – O terapeuta questiona o paciente sobre como ele era antes de ter o comportamento-problema ou períodos em "abstinência" dele.
6. **Olhar para frente** – O terapeuta questiona o paciente sobre como será o futuro se ele mudar e/ou se não mudar.
7. **Explorar metas** – O terapeuta pergunta sobre as metas do cliente e verifica sua relação com o comportamento-problema.
8. **Explorar valores** – O terapeuta pergunta a respeito dos valores do cliente e verifica sua relação com o comportamento-problema. Podem ser utilizados os cartões de valores ou o inventário de valores pessoais.[11]

QUADRO 7.2.5 ▶ CONVERSANDO SOBRE A MUDANÇA – PERGUNTAS EVOCATIVAS

TÓPICOS PARA PROVOCAR A "CONVERSA SOBRE MUDANÇA"	PERGUNTAS PARA PROVOCAR CONVERSAS SOBRE MUDANÇA	EXEMPLO DE CONVERSA DE MUDANÇA DO CLIENTE
Desvantagens do *status quo*	■ O que o preocupa em relação às apostas *on-line*? ■ Quais dificuldades resultaram deste comportamento? ■ De que forma isso o preocupa?	"Acho que, para ser honesto, fico preocupado que minha família pare de me perdoar pelo meu comportamento se eu continuar gastando dinheiro em apostas *on-line*."
Vantagens da mudança	■ Como você gostaria que sua saúde estivesse daqui a cinco anos? ■ Quais são as vantagens de interromper o consumo de cocaína? ■ O que seria diferente na sua vida se você parasse de usar cocaína?	"Se eu parar de usar cocaína, pelo menos não terei que acordar me sentindo culpado(a) todas as manhãs."

(Continua)

QUADRO 7.2.5 ▶ CONVERSANDO SOBRE A MUDANÇA – PERGUNTAS EVOCATIVAS (Continuação)

TÓPICOS PARA PROVOCAR A "CONVERSA SOBRE MUDANÇA"	PERGUNTAS PARA PROVOCAR CONVERSAS SOBRE MUDANÇA	EXEMPLO DE CONVERSA DE MUDANÇA DO CLIENTE
Otimismo para mudança	■ Quando você fez uma mudança significativa em sua vida antes? Como você fez isso? ■ Que pontos fortes você possui que o ajudariam a fazer uma mudança?	"Eu parei de fumar há alguns anos e me senti muito mais saudável. Foi muito difícil, mas quando me dedico a algo, geralmente persisto."
Intenção de mudar	■ De que forma você deseja que sua vida seja diferente daqui a cinco anos? ■ Esqueça como você chegaria lá por um momento. Se você pudesse fazer qualquer coisa, o que mudaria?	"Nunca pensei que viveria assim. Quero voltar a ser saudável e forte, com energia suficiente para curtir meus amigos e familiares." "Quero praticar exercícios regularmente e me manter na dieta."

Fonte: Adaptado de Hall e colaboradores.[8]

▶ PLANEJANDO A MUDANÇA

Quando o cliente demonstrar prontidão para mudança, o terapeuta irá ajudá-lo a desenvolver e implementar um plano de ação para alcançar suas metas. Sem uma abordagem voltada para metas, a aplicação das estratégias da EM pode manter a ambivalência, levando à estagnação.[3]

À medida que o compromisso com a mudança é fortalecido, um "plano de mudança" é estabelecido, envolvendo técnicas-padrão de definição de metas que permitem evocar do cliente seus planos (em vez de instruir ou aconselhar). No caso da necessidade de aconselhamento para estabelecer metas apropriadas, isso precisa ser consentido pelo cliente, honrando sua autonomia. Exemplos de questões-chave para elaborar um "plano de mudança" incluem questionamentos sobre possíveis ações, mudanças planejadas e passos futuros.[8] É comum que nesta etapa os clientes procurem por respostas rápidas. Para reforçar sua autonomia, uma frase simples pode ser utilizada: "Você é o especialista em você, então não posso afirmar com certeza o que funcionará no seu caso. No entanto, posso compartilhar o que as evidências indicam e exemplos de abordagens que foram úteis para outras pessoas na mesma situação".[8]

▶ CONSIDERAÇÕES FINAIS

Este capítulo apresentou uma visão abrangente da EM, destacando sua evolução, seus princípios e suas aplicações práticas. Desenvolvida por William Miller e Stephen Rollnick, a EM é uma abordagem terapêutica colaborativa que promove a autonomia e competência dos clientes, evitando imposições e confrontações. Assim como o MTM, a EM reconhece a dinâmica da motivação e a importância de abordar a ambivalência. Por meio de técnicas específicas e uma postura empática, a EM facilita a mudança comportamental em diversas áreas, desde a TUS até a promoção da saúde geral.

A prática eficaz da EM requer um profundo entendimento de suas habilidades-chave e a capacidade de integrar essas práticas com outras abordagens terapêuticas. Embora este capítulo tenha fornecido diretrizes iniciais, um aprofundamento nas obras de Miller e Rollnick é essencial para a aplicação completa desta poderosa ferramenta terapêutica.

▶ REFERÊNCIAS

1. Bischof G, Bischof A, Rumpf HJ. Motivational interviewing: an evidence-based approach for use in medical practice. Dtsch Arztebl Int. 2021;118(7):109-15.
2. Miller WR. Motivational interviewing with problem drinkers. Behav Psychother. 1983;11(2):147-72.
3. Miller WRR, Rollnick S. Motivational interviewing: helping people change. 4th ed. New York: Guilford; 2023.
4. DiClemente CC, Prochaska JO. Toward a comprehensive, transtheoretical model of change: stages of change and addictive behaviors. Treating addictive behaviors. In: Bellack AS, Hersen M. Applied clinical psychology. 2nd ed. New York: Plenum; 1998. p. 3-24.
5. Steindl C, Jonas E, Sittenthaler S, Traut-Mattausch E, Greenberg J. Understanding psychological reactance: new developments and findings. Z Psychol. 2015;223(4):205-14.
6. Miller WR, Rollnick S. Motivational interviewing: preparing people for change. 2nd ed. New York: Guilford; 2002.
7. Frost H, Campbell P, Maxwell M, O'Carroll RE, Dombrowski SU, Williams B, et al. Effectiveness of motivational interviewing on adult behaviour change in health and social care settings: a systematic review of reviews. PLoS One. 2018;13(10):e0204890.
8. Hall K, Gibbie T, Lubman DI. Motivational interviewing techniques: facilitating behaviour change in the general practice setting. Aust Fam Physician. 2012;41(9):660-7.
9. Miller WM, Moyers TB. Eight stages in learning motivational interviewing. J Teach Addict. 2006;5:17.
10. Miller WR, Rollnick S. Motivational interviewing: helping people change. 3rd ed. New York: Guilford; 2013.
11. Araujo RB, Castro MGT, Gonçalves HA, Pedroso RS. Entrevista motivacional. In: Araújo RB, organizadora. Guia teórico-prático de terapias cognitivo-comportamentais para os transtornos do exagero. Novo Hamburgo: Sinopsys; 2021.

► CAPÍTULO 7.3 ◄

PREVENÇÃO DE RECAÍDAS

ALEXANDRE KIESLICH DA SILVA ◄

O modelo de prevenção de recaídas é uma modalidade de tratamento com base na terapia cognitivo-comportamental (TCC) e na psicologia socia. Seu foco está na fase de manutenção da mudança de comportamento aditivo e tem dois objetivos principais: prevenir a ocorrência de lapsos iniciais após o compromisso de mudança ter sido feito e evitar que qualquer lapso que ocorra se transforme em uma recaída completa.[1]

O modelo de prevenção de recaídas descreve que os comportamentos aditivos são aprendidos, e sua frequência, duração e intensidade aumentam em função dos benefícios psicológicos obtidos. Esse mesmo comportamento pode ser alterado mudando-se os fatores que o afetam, como crenças, expectativas e consequências.[2] Ele busca identificar situações que podem precipitar ou contribuir para os episódios de recaída e postula que esses fatores se enquadram em duas categorias: os *determinantes imediatos* (p. ex., situações de alto risco, habilidades de enfrentamento [*coping*], expectativas de resultados e efeito de violação da abstinência [EVA]) e os *antecedentes ocultos* (p. ex., desequilíbrios no estilo de vida e fissuras).[3]

A prevenção de recaídas busca não apenas reduzir as taxas de recaída, mas também melhorar os desfechos clínicos e a qualidade de vida dos pacientes. Neste capítulo, são discutidas estratégias-chave para a identificação de gatilhos e o desenvolvimento de habilidades de enfrentamento, bem como para o estabelecimento de uma rede de apoio.

► CONCEITUAÇÃO EM PREVENÇÃO DA RECAÍDA

A *recaída* é caracterizada por uma quebra ou retrocesso na tentativa de uma pessoa de mudar ou modificar qualquer comportamento-alvo.[1] Já o *lapso* seria um retorno temporário ao comportamento problemático após um período de abstinência ou controle. Os lapsos podem variar em intensidade e duração, mas preconiza-se que o paciente consiga reconhecer os lapsos para aprender, a partir deles, como fortalecer a resiliência e a capacidade de enfrentamento, a fim de evitar uma recaída total.[1]

■ DETERMINANTES IMEDIATOS DE UMA RECAÍDA

São circunstâncias intra e interpessoais em que a tentativa de um indivíduo de se abster de um determinado comportamento é ameaçada e que servem frequentemente como precipitadoras imediatas de uma recaída.[4] Os determinantes imediatos de uma recaída são apresentados no **Quadro 7.3.1**.

QUADRO 7.3.1 ▶ DETERMINANTES IMEDIATOS DE UMA RECAÍDA

FATORES INTRAPESSOAIS	
Estados emocionais	Tanto os estados emocionais negativos (p. ex., raiva, tédio) quanto os positivos (p. ex., autoconfiança, celebração) podem precipitar uma recaída.
Estratégias de *coping*	Quanto mais eficazes forem as estratégias de enfrentamento aprendidas durante o tratamento, menor será a probabilidade de recaída.
Autoeficácia	É o grau em que um indivíduo se sente confiante e capaz de realizar um determinado comportamento em um contexto situacional específico. Tanto o excesso como a falta de autoeficácia podem ser fatores de risco para recaída.
Expectativas de resultado	Podem influenciar as decisões pessoais, levando o indivíduo a antecipar apenas os efeitos positivos imediatos, enquanto ignora ou subestima as possíveis consequências negativas em longo prazo.
Motivação	O nível de motivação está relacionado à busca de mudança do comportamento e à vontade em continuar se envolvendo nos comportamentos problemáticos, conforme os estágios motivacionais e as experiências cognitivas prévias.
Fissura	É uma experiência cognitiva focada no desejo de usar uma substância e em geral está altamente relacionada às expectativas de resultado do efeito desejado da substância.
FATORES INTERPESSOAIS	
Conflitos interpessoais	Podem acontecer em qualquer ambiente (família, trabalho) e precipitar uma recaída.
Pressão social	Pode ser direta (alguém oferece a substância) ou indireta (visual, propagandas, etc.).

■ EFEITO DE VIOLAÇÃO DA ABSTINÊNCIA

Após o lapso inicial, podem ocorrer respostas emocionais (p. ex., culpa) e cognitivas (pensamento tipo "tudo ou nada") que têm o potencial de aumentar o comportamento aditivo, como uma tentativa de evitar os sentimentos de fracasso.[2]

■ ANTECEDENTES ENCOBERTOS DE UMA RECAÍDA

Em muitos episódios de recaída, os indivíduos relatam que não esperavam que ocorresse uma situação de alto risco, ou que não estavam bem preparados para enfrentá-la de forma eficaz quando ela ocorresse. Dois fatores têm um impacto importante nessas situações:

- **Estilo de vida** – Um aspecto fundamental do equilíbrio no estilo de vida é o número de atividades diárias percebidas como "deveres" e aquelas atividades percebidas como voltadas para o prazer. Se os deveres forem muito maiores que os prazeres, pode-se experimentar uma sensação de relativa autoprivação e um desejo correspondente de gratificação.

- **Decisões aparentemente irrelevantes (DAIs)** – Além dos processos afetivos, a recaída é influenciada por três fatores cognitivos: racionalização, negação e DAIs. A *negação* é um mecanismo de defesa no qual um indivíduo nega a existência de qualquer motivo para se envolver no uso de substâncias psicoativas e também pode negar as consequências negativas de uma recaída. A *racionalização* seria uma explicação supostamente legítima para se envolver em um comportamento aditivo. Já as *DAIs* representam uma série de pequenas decisões "inocentes" ou irrelevantes que levam a uma recaída.[4]

▶ ESTRATÉGIAS DE INTERVENÇÃO

Algumas estratégias de intervenção para prevenção de recaídas estão descritas no **Quadro 7.3.2**.[5,6]

QUADRO 7.3.2 ▶ ESTRATÉGIAS PARA PREVENÇÃO DE RECAÍDAS

ESTRATÉGIAS ESPECÍFICAS

Autobiografia	Desenhar a linha da vida do indivíduo, relacionando o uso de substâncias a fatores vitais, estratégias de tratamento e estados emocionais.
Imaginação guiada de uma recaída	Imaginar vividamente de forma guiada diversos cenários possíveis que possam levar a uma recaída.
Identificação e enfrentamento de situações de alto risco	Criar um sistema de detecção dos sinais e situações de risco para identificar os sinais de risco, construir estratégias de fuga (evitar ou abandonar a situação) e/ou outras estratégias específicas (comunicação assertiva) e gerais (relaxamento, manejo do estresse e da ansiedade, diálogo interno positivo).
Promoção da autoeficácia	Estimular a responsabilidade pela sua mudança, com uma colaboração ativa e aberta, dirigida ao exercício contínuo da auto-observação, automodelação e autoeficácia.

(Continua)

QUADRO 7.3.2 ▶ ESTRATÉGIAS PARA PREVENÇÃO DE RECAÍDAS *(Continuação)*

ESTRATÉGIAS ESPECÍFICAS

Eliminação de mitos e o efeito placebo	Analisar crenças distorcidas que maximizem os efeitos positivos e minimizem os negativos. Confrontar a pessoa com os benefícios percebidos na desintoxicação.
Manejo dos lapsos	Encarar lapsos como oportunidades de aprendizado e avaliar quais estratégias preventivas podem ter falhado. Uma abordagem eficaz envolve a implementação de um *"kit* de emergência" contendo estratégias pré-definidas: consequências para cada lapso, tempo de espera antes de desistir da abstinência, reflexão após o consumo, limitação do consumo, rede de suporte, *mindfulness*.
Reestruturação cognitiva	Modificar as percepções do processo de recaída, sendo importante para diminuir o EVA e reformular sua percepção dos lapsos.

ESTRATÉGIAS GLOBAIS

Estilo de vida equilibrado	Auxiliar no balanço entre as obrigações e as gratificações. Rever hábitos de vida como atividades físicas, alimentação saudável, fortalecimento de relacionamentos e desenvolvimento espiritual, qualidade do sono e busca de equilíbrio emocional.
Controle de estímulos	Remover os estímulos e preparar para a fuga em caso de situações de alto risco, antes que novas habilidades de enfrentamento mais eficazes tenham sido aprendidas.
Manejo das fissuras	Aprender técnicas de distração. Por exemplo, "surfar na fissura". O indivíduo é encorajado a observar a fissura como se estivesse assistindo a uma onda: vendo-a surgir, crescer até atingir seu pico e, finalmente, dissipar-se na costa. Isso o ajuda a entender que as fissuras oscilam em intensidade ao longo do tempo.
Cartões de enfrentamento	Usar fichas portáteis com frases de impacto projetadas para motivar o indivíduo a evitar uma recaída em um momento de fissura. Podem incluir informações sobre as desvantagens do uso e as vantagens da abstinência, bem como afirmações de automotivação.

(Continua)

QUADRO 7.3.2 ▶ ESTRATÉGIAS PARA PREVENÇÃO DE RECAÍDAS (Continuação)

ESTRATÉGIAS ESPECÍFICAS

Mapa da recaída	Analisar situações de alto risco que demonstram as diversas escolhas disponíveis para evitar ou lidar com tais situações, bem como as suas consequências. O terapeuta pode então ajudar a identificar respostas de enfrentamento que podem ser usadas para evitar um lapso ou lidar com o EVA em cada ponto da interação.
Manejo do estresse	Aprender técnicas de relaxamento muscular progressivo, meditação e exercícios físicos que auxiliem o enfrentamento dos desafios e das exigências da vida cotidiana.

EVA, efeito de violação da abstinência.

▶ CONSIDERAÇÕES FINAIS

O modelo de prevenção de recaídas oferece uma abordagem abrangente para enfrentar os desafios dos transtornos aditivos, visando identificar e superar os fatores que levam à recaída. Com uma variedade de estratégias específicas e globais, os profissionais podem ajudar os pacientes a desenvolver habilidades de enfrentamento e promover um estilo de vida equilibrado, aumentando suas chances de uma recuperação bem-sucedida e prevenindo recaídas.

▶ REFERÊNCIAS

1. Marlatt GA, Donovan D. Relapse prevention: maintenance strategies in the treatment of addictive behaviors. 2nd ed. New York: Guilford; 2005.
2. Marlatt GA, Gordon JR. Relapse prevention. New York: Guilford; 1985.
3. Larimer ME, Palmer RS, Marlatt GA. Relapse prevention an overview of Marlatt's cognitive-behavioral model. Psychosoc Treat. 2003;23(2):1-17.
4. Marlatt GA. Taxonomy of high-risk situations for alcohol relapse: evolution and development of a cognitive-behavioral model. Addiction. 1996;91(Suppl):37-49.
5. Witkiewitz K, Marlatt G, Walker D. Mindfulness-based relapse prevention for alcohol and substance use disorders. J Cogn Psychother. 2005;19(3):211-28.
6. Trigo M. Terapia para a prevenção da recaída na dependência de substâncias: os modelos de Alan Marlatt e de Terence Gorski. Aplicações à nicotino-dependência. Rev Port Clin Geral. 2006;22:299-328.

▶ CAPÍTULO 7.4 ◀

REDUÇÃO DE DANOS

PAULA GONÇALVES FILIPPON ◀
LUÍZA BOHNEN SOUZA ◀
GABRIELLA DE ANDRADE BOSKA ◀

Redução de danos é um conjunto de políticas, programas e práticas que visam reduzir as consequências adversas para a saúde, sociais e econômicas do uso de substâncias lícitas e ilícitas, sem necessariamente reduzir ou interromper seu consumo.[1] Ela atua na perspectiva transdisciplinar e intersetorial e beneficia pessoas que usam substâncias psicoativas (SPAs), suas famílias e a comunidade, garantindo o cuidado em saúde e seus direitos, mesmo para aqueles que não conseguem, não querem ou não podem parar de usar SPA.[2]

As práticas de redução de danos se multiplicaram pelos próprios usuários, no apoio entre pares, e foram se expandindo e se reinventando conforme as necessidades de cada contexto. Embora a redução de danos ainda enfrente barreiras políticas, conceituais e morais, segundo a Associação Internacional de Redução de Danos (IRHA), até 2023, 109 países já a haviam adotado como política nacional de referência para o cuidado às pessoas que usam drogas. Tais dados demonstram a sustentabilidade dessas práticas como de baixo custo e alto impacto, corroborando com as diretrizes internacionais.[1,3,4] No Brasil, a redução de danos foi regulamentada pela Portaria nº 1.028 de 2005.[5]

▶ PRINCÍPIOS E DIRETRIZES DA REDUÇÃO DE DANOS

A **Figura 7.4.1** apresenta os princípios e as diretrizes da redução de danos.

▶ MODELO DE ABORDAGEM

Sendo a redução de danos um modelo ético, uma diretriz de cuidado, todas as pessoas, serviços ou entidades podem promover estratégias de redução de danos. Entende-se como um modelo amplo de promoção da saúde, que reafirma o lugar de garantia de direitos básicos, seja qual for a relação estabelecida com o uso de SPA.[4,6]

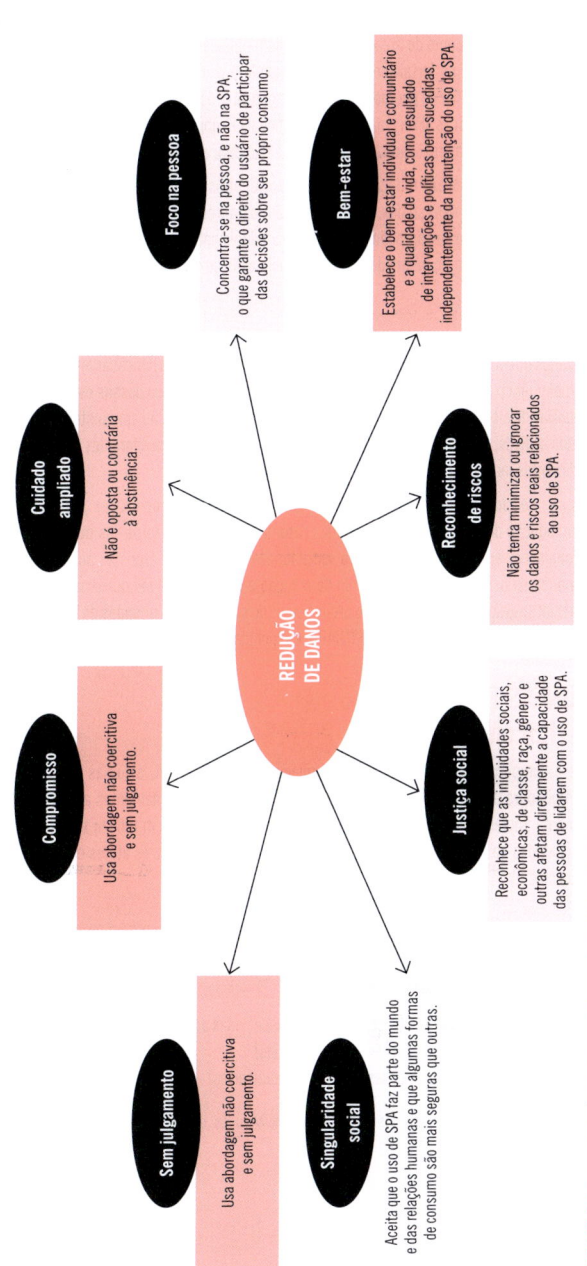

FIGURA 7.4.1 ▶ PRINCÍPIOS E DIRETRIZES DA REDUÇÃO DE DANOS.

REDUÇÃO DE DANOS

- **Foco na pessoa**: Concentra-se na pessoa, e não na SPA, o que garante o direito do usuário de participar das decisões sobre seu próprio consumo.
- **Bem-estar**: Estabelece o bem-estar individual e comunitário e a qualidade de vida, como resultado de intervenções e políticas bem-sucedidas, independentemente da manutenção do uso de SPA.
- **Reconhecimento de riscos**: Não tenta minimizar ou ignorar os danos e riscos reais relacionados ao uso de SPA.
- **Justiça social**: Reconhece que as iniquidades sociais, econômicas, de classe, raça, gênero e outras afetam diretamente a capacidade das pessoas de lidarem com o uso de SPA.
- **Singularidade social**: Aceita que o uso de SPA faz parte do mundo e das relações humanas e que algumas formas de consumo são mais seguras que outras.
- **Sem julgamento**: Usa abordagem não coercitiva e sem julgamento.
- **Compromisso**: Usa abordagem não coercitiva e sem julgamento.
- **Cuidado ampliado**: Não é oposta ou contrária à abstinência.

SPA, substância psicoativa.
Fonte: Elaborada com base em Harm Reduction International;[1] Marllat.[7]

REDUÇÃO DE DANOS

Profissionais da saúde, assim como de áreas diversas, podem oferecer interações que se baseiam no respeito às singularidades, no fortalecimento da autonomia e nas necessidades das pessoas acompanhadas. Ou seja, trabalhar na perspectiva da ampliação de acesso e diminuição de possíveis efeitos negativos da relação com as SPAs – não sendo a abstinência o objetivo, mas podendo inclusive ser este o produto da construção realizada com a pessoa, e não para a pessoa.[2,4,5,6,8]

Uma potente experiência brasileira de redução de danos são os Centros de Convivência e os Coletivos de Redução de Danos nos diferentes estados. Porém, estes não contam com financiamento direcionado por política pública e dependem de captação de recursos por editais nacionais e internacionais para manutenção de suas ações, fornecimento de insumos e publicação de materiais.[9]

▶ POPULAÇÃO-ALVO

A redução de danos destina-se ao trabalho com pessoas que usam SPA – não necessariamente que considerem problemático o seu consumo. O fortalecimento das pessoas é o foco dessas estratégias, sejam elas usuárias de álcool, medicações, substâncias ilícitas e novas SPAs, ou apresentem outros comportamentos aditivos. A redução de danos pode ser condutora de práticas em diferentes contextos, seja em atendimentos individuais, em grupo ou em ações comunitárias.[7]

Há elementos interseccionais que devem ser considerados ao elencarmos populações prioritárias para ações em redução de danos, pois determinadas características podem torná-las mais vulnerabilizadas. Populações em situação de exclusão social tendem a estar mais expostas aos danos e riscos relacionados ao uso de SPA, necessitando de atenção e práticas efetivas que diminuam os riscos, em especial de grupos específicos, como profissionais do sexo, pessoas privadas de liberdade, população em situação de rua, população LGBTQIAPN+ e população negra.[1,8]

▶ PERGUNTAS FUNDAMENTAIS PARA A PRÁTICA EM REDUÇÃO DE DANOS

Considerando a complexidade e multiplicidade do universo do uso de SPA, algumas perguntas são fundamentais para a tessitura do cuidado (**Quadro 7.4.1**). Tais questionamentos auxiliam no planejamento e na implementação de ações práticas e subjetivas que podem reduzir os riscos e os danos relacionados ao consumo. Essas perguntas são pertinentes a todos os atores envolvidos no processo de cuidado.

QUADRO 7.4.1 ▶ PERGUNTAS* DE APOIO PARA A PRÁTICA EM REDUÇÃO DE DANOS

- Quais são os riscos específicos e as consequências associadas ao uso de cada tipo de SPA?
- O que causa esses riscos e as possíveis consequências?
- O que pode ser feito para reduzir esses riscos e consequências?

*Para todas as perguntas, considerar a pessoa e suas potencialidades, o contexto, as substâncias e as interseccionalidades.
SPA, substância psicoativa.

Fonte: Adaptado de Harm Reduction International.[1]

▶ DOS CONCEITOS ÀS AÇÕES

Considera-se primordial o acesso e estímulo à alimentação, à hidratação e aos ambientes seguros para o uso. Além desses elementos básicos, na **Figura 7.4.2** estão descritas práticas de redução de danos baseadas em experiências, estudos e/ou evidências científicas ao redor do mundo.[1-3,5,7,8-10] É importante salientar que as terapias substitutivas devem ser guiadas por experiências comprovadas cientificamente, de preferência com substâncias da mesma classe com menor potencial de dano, como o uso da metadona no lugar da heroína e outros exemplos similares; além disso, o contexto cultural deve ser sempre considerado.

As ações de redução de danos podem ter diferentes impactos e devem ser pautadas pela construção conjunta, promovendo autonomia, dignidade e redução de estigmas, garantindo a participação das pessoas usuárias de SPA na formulação de políticas e programas.[1,2]

Informe acerca das características e dos possíveis riscos e danos das SPA e seus diferentes meios de uso. →

Informe
- Abordagens no território de uso e/ou disponibilização de informações em locais públicos.
- Conhecimento acerca da SPA utilizada, dosagem, via de administração, origem e possíveis interações.
- Testagem quanto à natureza e qualidade das substâncias, em especial as ilícitas.
- Orientações sobre sinais e sintomas de intoxicação, overdose e abstinência.

Ofereça insumos e oriente sobre o impacto dessas ações nos agravos durante o uso das SPAs, em especial as ISTs como o HIV e as hepatites virais. →

Ofereça
- Abordagem em cenas de uso e em serviços acerca da temática do sexo seguro, chemsex (sexo químico).
- Ampla disponibilização de preservativos masculino e feminino e gel lubrificante.
- Fornecimento de seringas para uso de injetáveis, cachimbos para uso de substâncias fumadas, canudos descartáveis para uso aspirado, protetores labiais, piteiras, sedas, filtros.
- Desestimulação do compartilhamento de insumos.
- Desestimulação do uso de latas e palha de aço para o consumo fumado.

Promova acesso a serviços de saúde, assistência social e outros espaços de RD. →

Promova
- Oferta de testes rápidos e outros exames para diagnóstico de HIV, hepatites e outras ISTs.
- Oferta de locais para tratamento de problemas relacionados ao uso de SPA e de saúde mental.
- Atendimento a situações de urgência e emergência.
- Oferta de salas de consumo seguro/assistido.*
- Oferta de imunizações.
- Terapia substitutiva (uso de medicações ou outras SPAs de menor potencial danoso).
- Programas de moradia e geração de renda.

FIGURA 7.4.2 ▶ PRÁTICAS DE REDUÇÃO DE DANOS.

*Em países como Holanda, Espanha, Portugal, Inglaterra e Colômbia, são oferecidas salas de consumo para o uso seguro de SPA sob supervisão de equipes de saúde, sendo também conhecidos como centros de prevenção de *overdose*.

HIV, vírus da imunodeficiência humana; ISTs, infecções sexualmente transmissíveis; RD, redução de danos; SPA, substância psicoativa.

O **Quadro 7.4.2** traz uma lista de *sites* onde é possível obter mais informações sobre diferentes estratégias de redução de risco ao redor do mundo.

QUADRO 7.4.2 ▶ *SITES* SUGERIDOS PARA OBTENÇÃO DE INFORMAÇÕES SOBRE DIVERSAS ESTRATÉGIAS DE REDUÇÃO DE RISCO

- https://edelei.org/
- https://www.escolalivrede-reducaodedanos.org/
- https://crescer.org/
- https://harmreduction.org/
- https://drugpolicy.ca/our-work/issues/harm-reduction/

A redução de danos mantém as pessoas vivas para fazerem escolhas diferentes, em dias diferentes.
Bernadette Pauly

▶ REFERÊNCIAS

1. Harm Reduction International. Global state of harm reduction: 2023 update to key data [Internet]. London: HRI; 2023 [capturado em 19 jun 2024]. Disponível em: https://hri.global/wp-content/uploads/2023/11/HRI _ global-overview _ 2023 _ FINAL.pdf.
2. Domanico A. História, conceito e princípios de redução de danos. In: Garcia LSL. Redução de danos: conceitos e práticas. São Paulo: UNIFESP; 2019. p. 5-14.
3. Stoffregen M, editor. International guidelines on human rights and drug policy [Internet]. New York: United Nations; 2019 [capturado em 19 jun 2024]. Disponível em: www.humanrights-drugpolicy.org.
4. Petuco D. As três ondas da redução de danos no brasil. Bol Inst Saúde. 2020;21(2):94-103.
5. Brasil. Ministério da Saúde. Portaria nº 1.028, de 1º de julho de 2005. Determina que as ações que visam à redução de danos sociais e à saúde, decorrentes do uso de produtos, substâncias ou drogas que causem dependência, sejam reguladas por esta Portaria. Brasília: MS; 2005.
6. Souza TP. Das práticas de redução de danos a redução de danos nas práticas. In: Garcia LSL. Redução de danos: conceitos e práticas. São Paulo: UNIFESP; 2019. p. 16-29.
7. Marllat GA. Redução de danos: estratégias práticas para lidar com comportamentos de alto risco. Porto Alegre: Artes Médicas Sul; 1999.
8. Garcia LSL. Moradia e trabalho como estratégias de redução de danos e reabilitação psicossocial. In: Garcia LSL. Redução de danos: conceitos e práticas. São Paulo: UNIFESP; 2019. p. 44-56.
9. Domanico A, Brites CM, Comis MAC. Centro de convivência "É de Lei" e a redução de danos: 22 anos do "baque an crack". Bol inst Saúde. 2020;21(2):82-93.
10. Rigoni R. Limites da correria: redução de danos para pessoas que usam estimulantes. Recife: Escola Livre de Redução de Danos; 2019.

► CAPÍTULO 7.5 ◄

ABORDAGEM FAMILIAR NOS TRANSTORNOS POR USO DE SUBSTÂNCIAS

ANA LÚCIA GOLIN ◄
EDUARDA CAROLINA ALTENHOFER ◄
VITÓRIA SCUSSIATO JAEGER ◄

A Organização Mundial da Saúde (OMS)[1] enfatiza que entre 4 e 5 pessoas mais próximas de quem apresenta transtorno por uso de substâncias (TUS) são afetadas de maneira significativa pelas consequências do consumo ou outros comportamentos aditivos. Por essa razão e pelas características intrínsecas ao transtorno, verifica-se que os familiares também necessitam de cuidados qualificados no âmbito de saúde mental fornecidos por profissionais que possuam uma escuta empática e que acolham a família de forma sensível diante da complexidade emocional que o acompanha.[2]

Como o contexto familiar exerce um papel significativo no processo de mudança dos indivíduos, os serviços de saúde que contemplam intervenções a familiares de pacientes com TUS acabam ampliando o alcance de suas ações terapêuticas para um número maior de pessoas, tendo a possibilidade de tratar terapeuticamente vários aspectos, incluindo, entre outros, melhorar a compreensão sobre o TUS, transformar relações negativas em interações mais adaptativas e saudáveis, fortalecer a expressão das emoções de forma segura e desenvolver estilos de enfrentamento mais adaptativos.

Neste capítulo, dissertamos sobre características de famílias com TUS, modalidades de intervenções familiares e pontos-chave a serem abordados junto ao contexto familiar nos espaços de tratamento.

► CARACTERÍSTICAS DE FAMÍLIAS COM TRANSTORNO POR USO DE SUBSTÂNCIAS

Dentro do contexto familiar do TUS, algumas questões devem ser investigadas na tentativa de compreender o que os membros entendem sobre comportamento aditivo, fatores relacionados à hereditariedade e transgeracionalidade, histórico de outras demandas relacionadas à saúde mental, presença de situação de vulnerabilidade social, padrões de comunicação, entre outros.[3]

Junto a essa investigação e a fim de melhor nortear a ação terapêutica, é necessário atentar para determinadas características familiares, apresentadas no **Quadro 7.5.1**, que podem prejudicar a evolução do tratamento.

QUADRO 7.5.1 ▶ CARACTERÍSTICAS DE FAMÍLIAS COM TRANSTORNO POR USO DE SUBSTÂNCIAS

TRAÇOS FAMILIARES QUE INFLUENCIAM A INICIAÇÃO DO CONSUMO	TRAÇOS FAMILIARES QUE INFLUENCIAM A MANUTENÇÃO DO CONSUMO	TRAÇOS FAMILIARES QUE NÃO FAVORECEM A RECUPERAÇÃO BEM-SUCEDIDA
<ul><li>Exposição ao uso de substâncias por um membro da família (aprendizagem social).</li><li>Controle parental muito rígido ou muito permissivo</li><li>Falta de conexão e apoio familiar (sobretudo em momentos de estresse e dificuldade).</li><li>Certos fatores socioeconômicos, como famílias onde ambos os pais trabalham e têm pouco tempo para passar com os filhos e monitorá-los.</li></ul>	<ul><li>Alto uso de substâncias durante eventos familiares, como reuniões e comemorações (aprendizagem social).</li><li>Laços fracos entre membros da família (especialmente entre pais e filhos).</li><li>Comunicação ineficaz, inconsistente ou de baixa qualidade entre os membros da família.</li><li>Habilidades parentais de baixa qualidade, incluindo uso de punições severas.</li><li>Controle excessivo ou permissividade excessiva.</li></ul>	<ul><li>Qualquer padrão disfuncional na dinâmica familiar, incluindo problemas com limites, coesão e papéis familiares.</li><li>Falta de comunicação aberta e consistente.</li><li>Habilidades parentais de baixa qualidade.</li><li>Falta de carinho e envolvimento dos pais; rejeição dos pais.</li><li>Divórcio ou morte de um dos pais.</li></ul>

Fonte: Substance Abuse and Mental Health Services Administration.[4]

Além dos traços familiares que podem induzir ao desenvolvimento ou perpetuar o TUS, vale ressaltar as peculiaridades individuais de determinados cuidadores que dificultam a possibilidade de mudança por parte do usuário. Alguns autores se utilizam do termo codependência para se referir ao cuidador que apresenta características que favorecem o comportamento aditivo (**Quadro 7.5.2**).

QUADRO 7.5.2 ▶ CARACTERÍSTICAS DO FAMILIAR CODEPENDENTE

- Atenção voltada para o outro
- Postura de autossacrifício
- Tentativa de controle interpessoal
- Supressão emocional
- Busca de aprovação
- Uso do mecanismo de negação
- Sentimento de culpa, medo, vergonha
- Superproteção para com o usuário
- Excesso de indulgência
- Sintomas psicológicos ou psiquiátricos

Fonte: Payá.[5]

De posse dessas informações, o profissional pode organizar suas intervenções auxiliando o núcleo familiar a utilizar estratégias mais adaptativas em busca de melhores resultados. Inclusive, no que tange a resultados, evidências sugerem que a terapia familiar está bem estabelecida e deve ser considerada uma opção de primeira linha no tratamento do TUS. Pesquisas salientam a superioridade das terapias familiar e de casal, se comparadas a terapias individuais ou grupais e, por essa razão, recomendam fortemente que deveriam ser oferecidas pelos serviços como opção-padrão no cuidado dos usuários.[4,6]

▶ INTERVENÇÕES FAMILIARES NO TRANSTORNO POR USO DE SUBSTÂNCIAS

No caso de as famílias apresentarem características perpetuadoras do TUS, é necessário fazer a psicoeducação, a orientação e o direcionamento adequados, auxiliando-as na modificação de condutas com o intuito de reduzir o padrão de consumo do usuário ou até mesmo alcançar a abstinência. Para isso, destacamos no **Quadro 7.5.3** algumas das intervenções familiares mais utilizadas ao longo do tratamento.

QUADRO 7.5.3 ▶ TIPOS DE INTERVENÇÕES FAMILIARES

Intervenção conjunta – Prevê a (re)união de familiares, de pessoas importantes para o usuário e do terapeuta ou do profissional de saúde com a finalidade de dar um ultimato quanto ao abuso de substâncias.

Intervenção junto ao membro mais motivado da família – O terapeuta, junto ao integrante mais motivado, pode auxiliar na entrada do paciente e do familiar em tratamento com o direcionamento adequado.

Terapia unilateral – Atendimento terapêutico apenas ao cônjuge ou ao familiar, a fim de facilitar a entrada do usuário em tratamento.

Terapia familiar – Atendimento terapêutico da família e da pessoa que apresenta o comportamento aditivo.

Terapia grupal unifamiliar – Atendimento terapêutico grupal com membros de diferentes famílias que possuem a mesma problemática relacionada ao TUS, sem a presença dos usuários, na periodicidade determinada de acordo com cada serviço.

Terapia grupal multifamiliar – Reúne várias famílias com TUS e contempla a presença dos usuários. Podem ser grupos abertos ou fechados, com duração definida quanto ao número de sessões ou permanente ao longo do ano. Auxilia as famílias a aceitarem suas dinâmicas, diminuir a vergonha, aumentar a rede de apoio e melhorar as estratégias de enfrentamento.

TUS, transtorno por uso de substâncias.

Fonte: Elaborado com base em Substance Abuse and Mental Health Services Administration;[4] Payá.[5]

As intervenções familiares devem considerar aspectos singulares de cada família. Entretanto, existem alguns aspectos similares na dinâmica dessas famílias que precisam ser trabalhados durante o processo de tratamento para se alcançar melhores resultados (**Quadro 7.5.4**).

QUADRO 7.5.4 ▶ QUESTÕES PRÁTICAS A SEREM TRABALHADAS COM AS FAMÍLIAS

- Realizar escuta empática das demandas e acolher de forma não julgadora.
- Trabalhar o vínculo do profissional com o usuário e a família.
- Explicar a importância da família se manter em tratamento, independentemente da oscilação motivacional do usuário.
- Sinalizar a importância da busca pelo bem-estar pessoal e familiar, apesar dos problemas advindos do TUS.
- Ajudar na autorregulação emocional dos cuidadores, suavizando emoções como medo, raiva, culpa, vergonha.
- Auxiliar para que os membros da família se sintam menos ansiosos e mais seguros em manter os acordos realizados com a equipe assistencial.
- Ajudar a família a colocar limites no comportamento do usuário.
- Esclarecer que o monitoramento do usuário por parte dos cuidadores faz parte do processo.
- Dificultar o acesso a substâncias ou aos facilitadores delas (p. ex., evitar o acesso a dinheiro, evitar exposição ao álcool dentro da própria casa, evitar uso de carro para deslocamento até o ponto de venda de drogas).
- Explicar que comportamentos muito rígidos ou, ao contrário, permissivos demais podem ser prejudiciais no processo de recuperação.
- Sinalizar a importância de contar com uma rede de apoio no enfrentamento dos problemas (família ampliada, serviços de saúde, grupos de autoajuda).
- Permitir que o usuário se responsabilize pelas consequências advindas do consumo.
- Oferecer participação em grupos de autoajuda aos familiares como Al-Anon, Nar-Anon, Amor-Exigente.

TUS, transtorno por uso de substâncias.

▶ CONSIDERAÇÕES FINAIS

A inclusão da família no tratamento é uma questão de saúde pública, embora o sistema ainda seja incipiente em recursos que atendam a essas necessidades relacionadas ao TUS. Espera-se que os serviços disponíveis realizem avaliação não apenas do membro usuário, mas do sistema em que ele está inserido e que incentivem a família a ser adjuvante na busca pelas soluções. Cabe salientar que cada núcleo familiar é único. Isso significa que cada família terá seu próprio tempo para reconhecer suas dificuldades e iniciar o processo de mudança. A pessoa do terapeuta (ou do profissional da saúde) também é uma peça-chave, já que o tipo de relação terapêutica estabelecida (baseada na qualificação técnica e no estabelecimento de confiança) é imprescindível no processo.

▶ REFERÊNCIAS

1. Organização Mundial da Saúde. Relatório sobre a saúde no mundo 2001. Saúde mental: nova concepção, nova esperança. Genebra: OMS; 2001.
2. Dias LM, Alves MS, Pereira MO, Melo LD, Assis CCG, Spindola T. Health personnel, family relationships and codependency of psychoactive substances: a phenomenological approach. Rev Bras Enferm. 2021;74(1):e20200309.
3. Ribeiro LP, Sattler MK. Impactos da dependência química na dinâmica familiar: contribuições a partir de uma perspectiva sistêmica. Pensando Fam. 2022;26(2):121-30.
4. Substance Abuse and Mental Health Services Administration. Substance use disorder treatment and family therapy [Internet]. Rockville: SAMHSA; 2020. [capturado em 19 jun 2024]. Disponível em: https://www.ncbi.nlm.nih.gov/books/NBK571080/.
5. Payá R. Intervenções familiares para o abuso e dependência de álcool e outras drogas. Rio de Janeiro: Roca; 2017.
6. Hogue A, Schumm JA, MacLean A, Bobek M. Couple and family therapy for substance use disorders: evidence-based update 2010-2019. J Marital Fam Ther. 2022;48(1):178-203.

▶ CAPÍTULO 7.6 ◀

PROTOCOLO SMART

ALESSANDRA MENDES CALIXTO ◀
MARCIO WAGNER CAMATTA ◀
MARÍLIA BORGES OSÓRIO ◀

SMART é a sigla para self-management and recovery training® (treinamento para autogerenciamento e recuperação). O SMART Recovery® foi fundado em 1994 por Joe Gerstein, médico especializado em tratamento de transtornos aditivos e comportamentais, e um grupo de pessoas insatisfeitas com as opções terapêuticas tradicionais. Eles acreditavam que muitos indivíduos não se encaixavam nos modelos de recuperação baseados na abstinência total e no modelo dos 12 passos.[1]

O SMART Recovery® foi desenvolvido como uma alternativa baseada na ciência, usando técnicas e estratégias derivadas da terapia cognitivo-comportamental (TCC), terapia racional emotiva comportamental (TREC) e terapia motivacional.[1] A abordagem do programa é focada na capacitação individual e no desenvolvimento de habilidades práticas para enfrentar as dificuldades da recuperação. Desde sua criação, esse método tem crescido significativamente e agora está presente em diversos países ao redor do mundo, inclusive no Brasil. Trata-se de um programa sem fins lucrativos, oferecido em grupos presenciais, reuniões *on-line* e por meio de recursos *on-line* gratuitos, para ajudar as pessoas a alcançar a recuperação. Ele defende o uso de medicamentos prescritos e o tratamento psicológico quando necessário.[1,2]

▶ PROGRAMA

O SMART Recovery® é um programa de apoio e autogerenciamento para pessoas que desejam se recuperar de comportamentos exagerados e/ou aditivos, incluindo o uso de substâncias psicoativas, álcool, jogos de azar, entre outros.[1,2,3] De acordo com estudos, o perfil dos participantes é de pessoas com rede de apoio psicossocial preservada e funcionalidade pessoal e social.[4,5]

Os princípios do treinamento são:[1]

- **Autogestão** – As pessoas podem gerenciar seus próprios comportamentos.
- **Apoio mútuo** – Há grande valor em conectar-se e aprender com pessoas com experiências semelhantes.
- **Escolha** – As pessoas escolhem seus próprios objetivos, habilidades e ferramentas.
- **Evidências contínuas** – As ferramentas são baseadas em evidências científicas e, por isso, passam por uma avaliação contínua.
- **Centrado na pessoa** – As experiências individuais são fundamentais.

Diferentemente dos programas tradicionais de recuperação, como os Alcoólicos Anônimos (AA) ou Narcóticos Anônimos (NA), o SMART Recovery® não adota uma abordagem baseada em passos ou em uma força superior,[4,6] fazendo uma crítica à compreensão de doença, rendição/impotência e à forma de recuperação baseada na filosofia moral dos 12 passos. Em vez disso, o programa se concentra no desenvolvimento de habilidades e estratégias práticas para lidar com os comportamentos compulsivos e se baseia em estratégias cognitivas, fornecendo ferramentas baseadas em evidências, como TCC, psicologia positiva e entrevista motivacional. O objetivo é ajudar as pessoas a identificar suas motivações pessoais para a mudança, estabelecer metas realistas e desenvolver habilidades eficazes para lidar com situações desafiadoras que possam levar à recaída.[1,6]

▶ REUNIÕES E RECURSOS

O SMART Recovery® possui uma ampla variedade de recursos, e a maioria deles está disponível na internet. Durante as reuniões, conduzidas de forma presencial ou *on-line*, os usuários podem conversar com consultores/facilitadores. O site oferece diferentes ferramentas e técnicas do programa, incluindo dramatização, *brainstorming* e planilhas de planejamento. O *chat* de texto e voz com consultores também está disponível 24 horas por dia, 7 dias por semana.[1,3,4,6] Há recursos *on-line* gratuitos e outros pagos, incluindo materiais educacionais, ferramentas de autoterapia e fóruns de discussão, folhetos, listas e uma biblioteca *on-line* que possui uma ampla variedade de artigos relacionados, livros recomendados e *links* para outros recursos. Os *podcasts*, nos quais as pessoas que participam do programa podem ouvir uma variedade de palestrantes, são transmitidos regularmente.

▶ OS QUATRO PONTOS

Uma das principais características do SMART Recovery® é sua abordagem baseada na autossuficiência do indivíduo. O programa enfatiza a responsabilidade pessoal pela recuperação e encoraja as pessoas a assumir o controle ativo da própria vida.[1]

Os quatro pontos do SMART Recovery® (que significa recuperação inteligente) estão descritos no **Quadro 7.6.1**.

QUADRO 7.6.1 ▶ QUATRO PONTOS DO SMART RECOVERY®[1]

PONTOS	COMO FAZER
Construir e manter a motivação	Identificar e desenvolver a motivação interna para mudar comportamentos aditivos. É importante explorar as razões pessoais para querer parar o comportamento problemático.

(Continua)

QUADRO 7.6.1 ▶ QUATRO PONTOS DO SMART RECOVERY®[1] *(Continuação)*	
PONTOS	**COMO FAZER**
Lidar com a vontade e os impulsos (desejos)	O foco é aprender estratégias eficazes para lidar com desejos intensos de recaída. Isso inclui técnicas como "surfar a onda" da vontade, distração, análise das consequências e autoafirmações positivas.
Gerenciar pensamentos, sentimentos e comportamentos	Concentra-se em técnicas cognitivo-comportamentais para ajudar os indivíduos a desafiar padrões negativos de pensamento que contribuem para o comportamento adicto. Ajuda os participantes a desenvolver padrões mais saudáveis de pensamento e a aprender formas eficazes de gerir as emoções.
Viver uma vida equilibrada	Enfatiza a importância de criar um estilo de vida equilibrado que apoie a recuperação em longo prazo. Incentiva os indivíduos a estabelecer metas em diversas áreas da vida, como relacionamentos, trabalho/estudo, saúde/bem-estar, *hobbies*/interesses, etc., para manter o equilíbrio e a realização.[1]

▶ FERRAMENTAS PARA A FAMÍLIA

O SMART Recovery Family & Friends® é um programa baseado nas ferramentas de Recuperação SMART e Abordagem de Reforço Comunitário e Treinamento Familiar (CRAFT). Estudos demonstraram que o CRAFT resulta em uma taxa significativamente mais elevada de entrada no tratamento para os entes queridos do que a intervenção Al-Anon. Nas reuniões, os facilitadores treinados são voluntários. Estes abordam questões específicas dos comportamentos aditivos. Ferramentas consistentes com teorias comportamentais motivacionais e cognitivas baseadas em evidências também são oferecidas e discutidas com os familiares.[1]

▶ CONSIDERAÇÕES FINAIS

Os grupos SMART Recovery® oferecem um caminho para apoiar uma gama diversificada de pessoas que desejam se recuperar dos comportamentos aditivos. Fornecem recursos para autogerenciamento e maior compreensão dos problemas emocionais, fácil acesso à informação de qualidade e recursos educativos, treinamento de habilidades, entre outros, para aumentar a autoeficácia, promovendo assim maior adesão ao tratamento por mais tempo.

▶ REFERÊNCIAS

1. SMART Recovery [Internet]. 2024 [capturado em 10 fev 2024]. Disponível em: https://smartrecovery.org.
2. Beck AK, Forbes E, Baker AL, Kelly PJ, Deane FP, Shakeshaft A, et al. Systematic review of SMART recovery: outcomes, process variables, and implications for research. Psychol Addict Behav. 2017;31(1):1-20.

3. Kelly JF, Levy S, Matlack M, Hoeppner BB. Who affiliates with SMART recovery? A comparison of individuals attending SMART recovery, alcoholics anonymous, both, or neither. Alcohol Clin Exp Res (Hoboken). 2023;47(10):1926-42.
4. Manning V, Roxburgh AD, Savic M. Piloting the integration of SMART Rrecovery into outpatient alcohol and other drug treatment programs. Addict Sci Clin Pract. 2023;18(1):52.
5. Kelly PJ, Deane FP, Baker AL. Group cohesion and between session homework activities predict self-reported cognitive-behavioral skill use amongst participants of SMART Recovery groups. J Subst Abuse Treat. 2015;51:53-8.
6. Lum A, Damianidou D, Bailey K, Cassel S, Unwin K, Beck A, et al. SMART recovery for youth: a small, exploratory qualitative study examining the potential of a mutual-aid, peer support addictive behaviour change program for young people. Addict Sci Clin Pract. 2023;18(1):30.

► CAPÍTULO 7.7 ◄

PSICOLOGIA E PSIQUIATRIA POSITIVAS

NINO MARCHI ◄

"Não há algoritmo para a vida."[1]

A psicologia positiva, um campo emergente do século XXI, concentra-se em promover aspectos positivos da experiência humana, como felicidade, bem-estar, gratidão e resiliência, contrastando com as abordagens tradicionais de psicoterapia e/ou os tratamentos psicossociais que se baseiam na investigação de traumas e distorções cognitivas para proporcionar a "cura" ou recuperação.[2] Dessa forma, o estudo do bem-estar humano tem sido uma das principais preocupações das ciências comportamentais. Martin Seligman apresentou o modelo PERMA (do inglês *positive emotion, engagement, relationships, meaning, accomplishment*) como uma estrutura abrangendo diversos aspectos que contribuem para o bem-estar humano.[3]

Apesar da complexidade dos casos que envolvem sintomatologias diversas e comorbidades, como o transtorno por uso de substâncias (TUS), por exemplo, muitos clínicos ou profissionais da área da saúde (psicólogos, psiquiatras, assistentes sociais, terapeutas ocupacionais, enfermeiros e conselheiros em adição) correm o risco de negligenciar os aspectos positivos dos pacientes, o que faz prevalecer um modelo médico tradicional em que o bem-estar e o florescimento das capacidades humanas dos pacientes muitas vezes não são o alvo terapêutico primário.[4,5]

Este capítulo tem um grande significado para a psicologia e psiquiatria, uma vez que se concentra na interface entre o TUS e a ciência do bem-estar. Abordamos como o profissional de saúde pode se ater às virtudes, aos recursos e valores humanos dos pacientes, ao contrário das abordagens mais tradicionais dessas áreas da saúde, que se concentram em um diagnóstico nosológico. No entanto, é sabido que, em muitos casos, esses diagnósticos são extremamente importantes. Analisamos aqui alguns conceitos, as implicações práticas para o clínico e outros profissionais da saúde e as perspectivas futuras para este campo de estudo e trabalho.

A IMPORTÂNCIA DA PRÁTICA PROFISSIONAL BASEADA EM PSICOLOGIA POSITIVA: UMA PROPOSTA DE INTERVENÇÃO

Além dos resultados positivos de bem-estar, as intervenções de psicologia positiva demonstraram-se promissoras na abordagem de comportamentos aditivos, bem como o TUS e os indivíduos acometidos por essa condição clínica.[2,3] A metanálise de Bolier e colaboradores[6] analisou os efeitos das intervenções da psicologia positiva sobre o uso de substâncias psicoativas, o tabagismo e o consumo de bebidas alcoólicas. Os resultados indicaram redução modesta, porém significativa, nos comportamentos aditivos após intervenções de psicologia positiva, destacando o potencial dessa abordagem como uma estratégia complementar no tratamento do TUS.

O *website* da Substance Abuse and Mental Health Service Administration (SAMHSA)[4] fornece ferramentas e diretrizes para os clínicos trabalharem com a população que sofre de TUS e que pode apresentar comorbidades psiquiátricas, fato que torna a condição ainda mais complexa; além disso, incentiva os profissionais da saúde para o enfoque nos recursos do próprio paciente e suas habilidades. Watkins[1] concorda com a importância de elementos como a aliança terapêutica e a comunicação assertiva durante o atendimento clínico. Apesar dos benefícios dos tratamentos tradicionais, o autor aponta que a ênfase nos aspectos negativos pode ser um obstáculo para a prática clínica, citando que uma porcentagem de pacientes experimenta pouca melhora ou até deterioração durante o tratamento psicológico convencional. Isso é referido como a "barreira dos 65%", indicando que esse percentual de pacientes tem resultados significativos, mas ainda abaixo do seu potencial.[7]

Nas **Tabelas 7.7.1** e **7.7.2** são apresentados os componentes do modelo PERMA, bem como exercícios práticos e intervenções em psicologia positiva.

TABELA 7.7.1 ▶ COMPONENTES DO CONCEITO PERMA E EXERCÍCIOS PRÁTICOS, SEGUNDO MARTIN SELIGMAN

COMPONENTES DO BEM-ESTAR	DESCRIÇÃO	EXERCÍCIOS PRÁTICOS
Emoção positiva (*Positive emotion*)	A emoção positiva é considerada uma parte fundamental do bem-estar psicológico. Estudos têm mostrado que experimentar emoções positivas, como alegria, gratidão e esperança, está associado a uma melhor saúde mental e física.	▪ Mantenha um diário de gratidão: todos os dias, anote três coisas pelas quais você é grato. Isso pode ajudar a cultivar uma perspectiva mais positiva sobre a vida. ▪ Pratique a meditação da bondade amorosa: isso pode ajudar a cultivar sentimentos de compaixão e amor, tanto por si mesmo quanto pelos outros.

(*Continua*)

TABELA 7.7.1 ▶ COMPONENTES DO CONCEITO PERMA E EXERCÍCIOS PRÁTICOS, SEGUNDO MARTIN SELIGMAN (Continuação)

COMPONENTES DO BEM-ESTAR	DESCRIÇÃO	EXERCÍCIOS PRÁTICOS
Engajamento (*Engagement*)	O engajamento refere-se à experiência de estar totalmente imerso em uma atividade, perdendo a noção do tempo e do eu. Esse estado de fluxo costuma ser associado a sentimentos de realização e satisfação.	■ Encontre uma atividade que você ama e dedique tempo a ela regularmente. Pode ser qualquer coisa que faça você perder a noção do tempo, como pintura, leitura, jardinagem, etc. ■ Pratique a atenção plena: esteja presente no momento, prestando atenção ao que está fazendo, em vez de se distrair com pensamentos ou preocupações.
Relacionamentos (*Relationships*)	Os relacionamentos interpessoais desempenham um papel crucial no bem-estar humano. Ter conexões significativas com outras pessoas está associado a níveis mais altos de felicidade e satisfação com a vida.	■ Faça um esforço para se conectar com alguém novo todos os dias. Pode ser um colega de trabalho, um vizinho ou até mesmo um estranho na rua. ■ Expresse gratidão às pessoas em sua vida, seja por meio de um agradecimento verbal, uma nota escrita, ou simplesmente passando um tempo de qualidade com elas.
Significado (*Meaning*)	Sentir-se parte de algo maior do que o próprio eu e encontrar significado nas experiências cotidianas são aspectos essenciais do bem-estar humano.	■ Passe algum tempo refletindo sobre o que é importante para você na vida. Quais são seus valores fundamentais? O que lhe dá propósito? ■ Envolva-se em atividades que estejam alinhadas com seus valores e propósito. Você pode se voluntariar em uma organização com a qual se importa ou trabalhar em um projeto em que acredita.

(*Continua*)

TABELA 7.7.1 ▶ COMPONENTES DO CONCEITO PERMA E EXERCÍCIOS PRÁTICOS, SEGUNDO MARTIN SELIGMAN (Continuação)

COMPONENTES DO BEM-ESTAR	DESCRIÇÃO	EXERCÍCIOS PRÁTICOS
Realização (*Accomplishment*)	A realização pessoal, seja no trabalho, na educação ou em outras áreas da vida, é uma fonte importante de bem-estar.	▪ Estabeleça metas claras e alcançáveis para si mesmo e faça um plano para alcançá-las. ▪ Celebre suas conquistas, não importa quão pequenas sejam. Isso pode ser tão simples quanto fazer uma pausa para reconhecer seu trabalho duro quando você alcança uma meta.

Fonte: Rashid e Seligman.[3]

TABELA 7.7.2 ▶ INTERVENÇÕES EM PSICOLOGIA POSITIVA NA PRÁTICA CLÍNICA

INTERVENÇÃO	DESCRIÇÃO	EXERCÍCIO PRÁTICO
Espiritualidade	Estudar as potencialidades e virtudes humanas, envolvendo o funcionamento saudável das pessoas.	Uma boa introdução
Felicidade	Fomentar sentimentos, pensamentos e comportamentos positivos.	Diário de bênçãos
Otimismo	Aumentar as emoções positivas e o bem-estar dos participantes.	Carta de perdão
Esperança	Melhorar a qualidade de vida dos sujeitos com níveis de esperança mais elevados.	Carta de gratidão

Fonte: Rashid e Seligman.[3]

A eficácia de intervenções baseadas em valores espirituais, felicidade, otimismo, gratidão e esperança é evidenciada na literatura sobre o processo de reabilitação de pacientes com TUS.[4,5,8] Na sequência, são fornecidas algumas sugestões práticas e acessíveis para profissionais da saúde e seus pacientes.

▶ EXERCÍCIOS PRÁTICOS

▪ **Uma boa introdução** – Escreva, em cerca de uma página apenas, uma história concreta (e real) que revele você na sua melhor versão, um episódio de sua vida capaz de mostrar como você usou suas forças e habilidades da melhor maneira possível.

- **Diário de bênçãos** – A cada noite, antes de dormir, escreva três coisas boas, pequenas ou grandes, que aconteceram no seu dia.
- **Carta de perdão** – Escreva uma carta para alguém que o magoou ou o fez sofrer. Se for possível, comprometa-se a tentar verdadeiramente perdoar.
- **Carta de gratidão** – Escreva uma carta de gratidão a alguém a quem você nunca chegou a agradecer de maneira apropriada.

▶ CONSIDERAÇÕES FINAIS

A frase citada na abertura deste capítulo, publicada pelo pesquisador científico Dr. Fowers,[1] sugere que não existe um conjunto predeterminado de instruções ou procedimentos que garantam o êxito ou a felicidade em qualquer circunstância da vida. Essa afirmação significa que a vida humana é complexa e multifacetada, envolvendo uma interação única de fatores individuais, contextuais e sociais que não podem ser reduzidos a um algoritmo ou fórmula simples.

Para o clínico e/ou os profissionais da área da saúde que desejam trabalhar com essa abordagem teórica da psicologia positiva, é indispensável uma aprofundada compreensão das experiências, dos valores humanos e das aspirações de cada paciente.

Concluindo, é crucial que o profissional experimente em primeira mão os valores fundamentais da psicologia positiva conforme descrito no conceito PERMA. Dessa forma, ao conseguir experimentar o efeito positivo em si, o próprio profissional será uma espécie de vetor positivo, uma vez que a partir da sua visão de mundo renovada e da consciência da importância de praticar no cotidiano a ciência do bem-estar (p. ex., transmitir isso no seu local de trabalho, no ambiente familiar, na comunidade), desenvolverá autoconfiança e auxiliará os pacientes a descobrirem seus próprios caminhos em direção a uma vida mais significativa e satisfatória com menores prejuízos e sofrimentos para si e seu entorno.

▶ REFERÊNCIAS

1. Fowers BJ. The evolution of ethics: human sociality and the emergence of ethical mindedness. Berlin: Springer Nature; 2015.
2. Watkins CE, Jr. The hope, promise, and possibility of psychotherapy. J Contemp Psychother. 2010;40(4):195-201.
3. Rashid T, Seligman M. Psicoterapia positiva: manual do terapeuta. Porto Alegre: Artmed; 2019.
4. Substance Abuse and Mental Health Service Administration. Treating concurrent substance use among adults [Internet]. Rockville: SAMHSA; 2021 [capturado em 01 mar 2024]. Disponível em: https://www.samhsa.gov/resource/ebp/treating-concurrent-substance-use-among-adults.
5. Stone BM. Positive psychology for substance use disorders: a rationale and call to action. J Stud Alcohol Drugs. 2022;83(6):959-61.
6. Bolier L, Haverman M, Westerhof GJ, Riper H, Smit F, Bohlmeijer E. Positive psychology interventions: a meta-analysis of randomized controlled studies. BMC Public Health. 2013:13:119.
7. Lambert MJ. Outcome in psychotherapy: the past and important advances. Psychotherapy. 2013;50(1):42-51.
8. Kerr SL, O'Donovan A, Pepping CA. Can gratitude and kindness interventions enhance well-being in a clinical sample? J Happiness Stud. 2015;16(1):17-36.

LEITURAS RECOMENDADAS

Fava GA, Ruini C. Development and characteristics of a well-being enhancing psychotherapeutic strategy: well-being therapy. J Behav Ther Exp Psychiatry. 2003 Mar;34(1):45-63.

Berzoff J, Kita E. Compassion fatigue and countertransference: two different concepts. Clin Soc Work J. 2010;38(3):341-9.

Le Boutillier C, Leamy M, Bird VJ, Davidson L, Williams J, Slade M. What does recovery mean in practice? A qualitative analysis of international recovery-oriented practice guidance. Psychiatr Serv. 2011;62(12):1470-6.

> CAPÍTULO 7.8 ◀

MANEJO DE CONTINGÊNCIAS

MÁRCIO SILVEIRA DA SILVA ◀
ALINE OLIVEIRA ◀
MÁRCIA COSTA DA SILVA ◀
MARISE HARTMANN ◀

Neste capítulo, apresentamos uma visão geral e os princípios básicos do manejo de contingências como estratégia de tratamento para o usuário de substâncias psicoativas.

O manejo de contingências é uma estratégia utilizada no tratamento do uso de álcool e outras drogas que incentiva a mudança para um comportamento positivo – redução do uso ou abstinência –, fornecendo consequências reforçadoras quando os pacientes atingem as metas objetivadas e retendo ou inexistindo tais consequências quando os pacientes optam por comportamentos indesejados ao tratamento. Em suma, a estratégia envolve a aplicação, sistemática ou condicionada, de reforçadores relacionados à ocorrência de um comportamento-alvo.[1]

O manejo de contingências baseia-se no pressuposto de que o uso de álcool e outras drogas e sua manutenção são sustentados por fatores ambientais e que esse comportamento pode ser modificado, alterando as consequências dessa aprendizagem. A principal estratégia é o uso de incentivos motivacionais ou elementos recompensadores acordados entre profissionais e usuários, cuja escolha do tipo deve atender à possibilidade de oferta do serviço e ao interesse do usuário (*vouchers* ou vales-presente, dinheiro, brindes, objetos e outros reforçadores). Embora os protocolos e procedimentos possam ser baseados no manejo de contingências, outras intervenções compartilham desta característica comum: a entrega de incentivos em comportamentos relacionados à saúde.[2]

Metanálises de estudos sobre o manejo de contingências indicaram que essa técnica é capaz de estabelecer e manter a abstinência mesmo em dependências químicas graves, possibilitando também aos pacientes o desenvolvimento de habilidades psicossociais e, assim, prolongando o período de abstinência.[3] Por meio de estudos randomizados, Petry[4] analisou o impacto do manejo de contingências sobre sintomas psiquiátricos em dependentes de cocaína, evidenciando reduções significativas ao longo dos 9 meses de acompanhamento. Houve impacto sobre o sofrimento psíquico em geral, bem como sobre os índices específicos de depressão, hostilidade, sensibilidade interpessoal, ansiedade fóbica e sintomas psicóticos. Esses dados demonstram que os efeitos do manejo de contingências se estendem além do seu impacto nos comportamentos do consumo de drogas e do período em que os reforços estão em vigor. O manejo de contingências serve como técnica facilitadora da adesão ao tratamento, sendo complementar a uma diversidade de intervenções que possam promover significado nos projetos terapêuticos singulares (PTS).

Para um melhor entendimento e como forma de decodificar a técnica empregada, exibimos alguns princípios (**Tab. 7.8.1**) sobre o manejo de contingências a considerar no planejamento da terapêutica a ser adotada com o objetivo de modificar o comportamento de consumo de substâncias: (1) o comportamento-alvo; (2) a população-alvo; (3) o tipo de reforçador ou incentivo; (4) a magnitude ou a quantidade de incentivo; (5) a frequência da distribuição do incentivo; (6) o momento da aplicação do reforço; e (7) a duração da intervenção.

TABELA 7.8.1 ▶ PRINCÍPIOS DO MANEJO DE CONTINGÊNCIAS A CONSIDERAR NO PLANEJAMENTO DO TRATAMENTO

PRINCÍPIO	O QUE É	CARACTERÍSTICAS	EXEMPLO
1. **Comportamento-alvo**	Identificação de um problema que necessita de mudança	- Objetivo - Observável - Mensurável - Atingível - Conflitivo ou incompatível com uso de substâncias	- Abstinência de substância (por meio de *screening*) - Participação em grupo - Atividade de vida diária (higiene, organização de pertences, entre outras)
2. **População-alvo**	Escolha dos indivíduos aos quais será direcionada a técnica	- De forma customizada (um manejo de contingências desenhado especificamente para o indivíduo) *ou* - Grupo com características específicas	- Pacientes internados - Participantes de um grupo terapêutico
3. **Reforçador / incentivo**	Recompensa a partir do cumprimento do sistema	- Desejável - Atraente - Identificado como algo de valor para o indivíduo	- Dinheiro - Privilégios - Prêmios - Vales - Pontos (que podem ser economizados e trocados por algo)

(*Continua*)

TABELA 7.8.1 ▶ PRINCÍPIOS DO MANEJO DE CONTINGÊNCIAS A CONSIDERAR NO PLANEJAMENTO DO TRATAMENTO *(Continuação)*

PRINCÍPIO	O QUE É	CARACTERÍSTICAS	EXEMPLO
4. **Magnitude/quantidade do incentivo**	Qual e quanto de reforçador a fornecer	▪ Adequado ao objetivo geral ▪ Adequado ao momento terapêutico	▪ Um passeio no final de semana ▪ Uma refeição diferenciada ▪ Uma atividade física extra
5. **Frequência da distribuição do incentivo**	Repetição do reforço e período de tempo	▪ Aplicado quando o comportamento-alvo ocorrer *ou* ▪ Aplicado se houver repetição demonstrada da ação	▪ Sobremesa após o consumo da refeição principal ▪ Salário após mês trabalhado ▪ Premiação após somatório de pontos por ação semanal ou mensal
6. **Momento da aplicação do reforço**	Espaço de tempo para incentivo após observação do comportamento-alvo	▪ Imediata *ou* ▪ Combinação de avaliação em tempo determinado	▪ Pontuação da equipe por turno ou dia ▪ Distribuição de vales a partir da ocorrência de ação ▪ Grupo específico para celebrar os prêmios da semana
7. **Duração da intervenção**	Período em que os incentivos estarão vigentes	▪ Tempo para avaliação do método e impactos na vida do indivíduo ▪ Possibilidade de complementar com outras atividades terapêuticas	▪ Semanal ▪ Mensal ▪ Trimestral

De forma geral, usuários e profissionais apresentam contribuições e concepções próprias acerca do manejo de contingências. Sugerimos uma avaliação periódica sobre a percepção dos envolvidos, o sistema utilizado, assim como sobre o programa de tratamento, o que exige um investimento, por parte de profissionais e pacientes, na tarefa complexa de elaboração e aplicação das técnicas e regras escolhidas para o desenvolvimento do trabalho. Para Meredith e colaboradores[5] as regras devem conter, no mínimo, um esboço das metas de tratamento e uma descrição de como os incentivos serão ganhos. Quanto mais explícitas as regras, mais provável que o paciente e a equipe se envolvam no comportamento-alvo.

Em se tratando de um sistema que utiliza parâmetros, as técnicas e regras devem ir além de somatório de pontos, demandando organização e gerenciamento integrados e contínuos. Adaptações devem ser utilizadas, adequando as limitações financeiras da instituição, tornando atrativas as gratificações e atendendo às necessidades e aos desejos dos indivíduos em tratamento. Também se faz necessário um olhar sobre o perfil dos usuários e da equipe, considerando sua realidade externa, faixa etária, instrução, capacidade de compreensão do método aplicado e dos conceitos envolvidos, para facilitar a adesão de um maior número de pacientes e profissionais ao sistema.

O tipo de comportamento apresentado e os requisitos para obter os incentivos também devem ser considerados. Por exemplo, a magnitude de incentivo deve ser ajustada de acordo com a gravidade do estado de saúde, ou ao esforço (dificuldade) em dar a resposta relacionada com o comportamento-alvo. Maiores incentivos podem ser necessários quando forem abordados tratamentos de indivíduos com comportamentos de adição mais recentes ou mais graves.[5]

Em relação às estratégias com grupos, podem ser utilizados quadros que destaquem os usuários com melhores resultados obtidos, tais como "quadro funcionário do mês" ou *ranking* de destaques individuais ou grupais. A **Figura 7.8.1** traz um exemplo específico. O comprometimento dos pacientes nas atividades e no funcionamento da unidade retorna como uma forma de reconhecimento quando divulgado na sala de atividades ou mesmo na recepção do serviço (ou sala de espera), sendo considerado, por si só, como premiação por seus esforços. A valorização dessa proposta pode ativar a

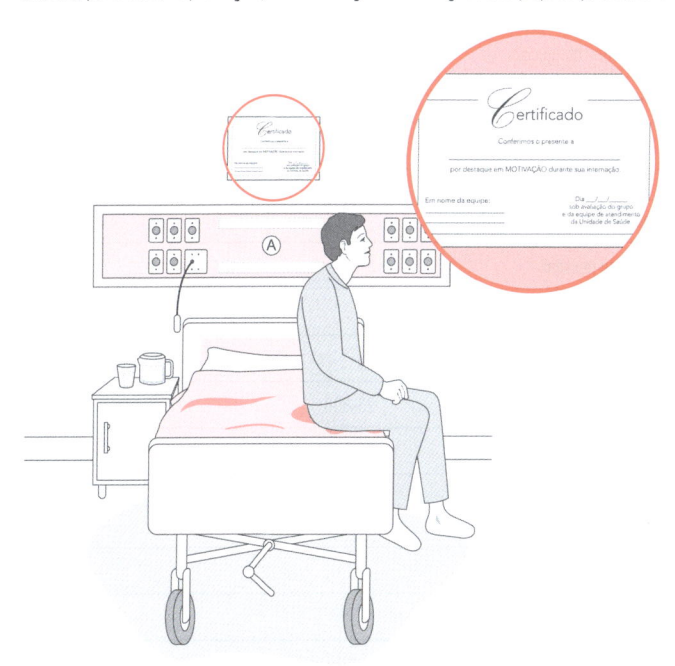

FIGURA 7.8.1 ▶ ILUSTRAÇÃO DE QUARTO DE PACIENTE EM UNIDADE DE ADIÇÃO, EXIBINDO SEU CERTIFICADO DE MOTIVAÇÃO DA SEMANA.
Ilustração: Gilnei da Costa Cunha

busca dos pacientes por comportamentos reconhecidos pelos demais como positivos. Quando não alcançados os objetivos, as frustrações ganham atenção e abordagem, reforçando o sentido de coletivo e solidariedade em busca das metas terapêuticas.

As **Tabelas 7.8.2** e **7.8.3** trazem exemplos de programas de pontos e resgate de pontos em unidade de internação para pacientes com problemas por uso de álcool e outras drogas.

TABELA 7.8.2 ▶ PÁGINA DO "MANUAL DE RECUPERAÇÃO" DE UNIDADE DE ADIÇÃO, COM PROGRAMA DE PONTOS ESTRUTURADO

Data: / /

	PONTOS	MANHÃ	TARDE	NOITE	TOTAL
Grupo	20				
Cumpriu a tarefa do grupo	30				
Não pediu alta	20				
Respeitou proibições	20-10-5				
Respeitou obrigações	20-10				
Respeitou recomendações	20				
Cumpriu regras de refeitório	20				
Manteve organização de cama/pertences	5				
Higiene pessoal	5				
Banho (pontua 1x/dia)	15				
Escreveu o diário	25				
Grupo bonificação/gincana	25-300				
Cumpriu regras de visita	50				
Carinha A – Amarela, V – Verde, L – Laranja					
PONTUAÇÃO DO DIA					
Tarefas de grupo					
Observações					
RESGATE					

Considerando o manejo de contingências como estratégia motivacional, esta se torna um instrumento potente quando alinhada e complementar a outras propostas terapêuticas. O foco deve estar na compreensão multifatorial do problema, necessitando de outras abordagens grupais e individuais que devem ser trabalhadas pela equipe. O impacto de estar desenvolvendo algo importante para si mesmo pode auxiliar na reflexão sobre seus próprios comportamentos, assim como na ressignificação das suas experiências recompensadoras de vida.

TABELA 7.8.3 ▶ PRÊMIOS E PONTUAÇÕES NECESSÁRIAS PARA RESGATE EM UNIDADE DE INTERNAÇÃO

PRÊMIOS	PONTOS PARA RESGATE
Visita de familiares (extra) FORA da unidade, COM LANCHE	5.500
Visita de familiares (extra) na unidade, COM LANCHE	4.500
Visita de familiares (extra) na unidade	3.500
Telefonema	1.500
Atividade física extra – após liberação da equipe	1.000
Roleplay extra	1.000
Videogame extra	500
Aula de violão	500
Aula de boxe extra	500
Aula de artesanato	300
Rádio no quarto (com fones de ouvido)	200
Corte de cabelo	200
Palavras cruzadas	200

▶ CONSIDERAÇÕES FINAIS

As discussões e reflexões podem e devem ser ampliadas, favorecendo a reprodução das práticas que envolvam o manejo de contingências e buscando assertividade nas ações assistenciais. É importante perceber que o tema é emergente e pode sofrer resistências a partir do desconhecimento do assunto, porém o manejo de contingências consiste em uma estratégia extremamente eficaz no tratamento do uso de drogas e deve ser cada vez mais considerado como ferramenta visando resultados duradouros. Apresentando custo-benefício e custo-efetividade favorável, pode auxiliar a moldar as decisões clínicas e políticas sobre o uso em longo prazo dos programas de incentivo. Pode servir também de subsídio para o desenvolvimento na formação dos profissionais e para a aplicabilidade de técnicas visando a adesão e o tratamento de dependência química.

▶ REFERÊNCIAS

1. Higgins ST, Petry NM. Contingency management. Incentives for sobriety, Alcohol Res Health. 1999:23(2):122-7.
2. Kessler F. Abordagem e tratamento do usuário de cocaína/crack: uma breve revisão. Debates Psiquiatr. 2010:2(3):6.
3. Prendergast M, Podus D, Finney J, Greenwell L, Roll J. Contingency management for treatment of substance use disorders: a meta-analysis. Addiction. 2006:101(11):1546-60.
4. Petry NM, Alessi SM, Rash CJ. Contingency management treatments decrease psychiatric symptoms. J Consult Clin Psychol. 2013:81(5):926-31.
5. Meredith SE, Jarvis BP, Raiff BR, Rojewski AM, Kurti A, Cassidy RN, et al. The ABCs of incentive-based treatment in health care: a behavior analytic framework to inform research and practice. Psychol Res Behav Manag. 2014:7:103-14.

LEITURA RECOMENDADA

Knapp WP, Soares BG, Farrel M, Lima MS. Psychosocial interventions for cocaine and psychostimulant amphetamines related disorders. Cochrane Database Syst. Rev 2007;(3):CD003023.

► CAPÍTULO 8 ◄

PROTOCOLOS DE INTERVENÇÕES PSICOTERÁPICAS EM GRUPOS

► CAPÍTULO 8.1 ◄

GRUPO MOTIVACIONAL: ESTRATÉGIA DE ACOLHIMENTO

FERNANDO MONTEIRO DA ROCHA ◄
PAULA GONÇALVES FILIPPON ◄
ALESSANDRA MENDES CALIXTO ◄

A abordagem motivacional em grupos é fundamental para garantir o engajamento e a identificação de seus participantes. O objetivo do grupo motivacional, no contexto das adições, é auxiliar no avanço do processo de mudança, que compreende os seguintes estágios: pré-contemplação, contemplação, preparação, ação e manutenção. O grupo tem como base os cinco princípios essenciais da entrevista motivacional: expressar empatia, desenvolver discrepância, evitar confrontos, fluir com a resistência e estimular a autoeficácia. Em termos de estrutura, recomenda-se que sejam estabelecidas metas específicas, mensuráveis e alcançáveis, pois isso permitirá que os membros do grupo saibam exatamente o que precisam alcançar e se sintam motivados a trabalhar juntos para atingir tais objetivos.

Esse modelo de grupo promove um ambiente de trabalho colaborativo no qual todos os membros contribuem com ideias e habilidades, criando assim um senso de pertencimento e estimulando a motivação intrínseca, com espaço para celebração das conquistas individuais e coletivas, destacando os esforços feitos pelos membros. Recompensas tangíveis como elogios, um lugar de referência para o acolhimento de novos membros e o *feedback* regular aos participantes do grupo sobre seu desempenho individual e coletivo podem ser oferecidas. Também é essencial criar uma cultura de comunicação aberta no grupo, onde todos se sintam à vontade para expressar pensamentos, ideias ou preocupações sem medo de julgamento ou retaliação.

É igualmente importante proporcionar aos participantes oportunidades de adquirir novas habilidades ou conhecimentos relevantes para suas funções no grupo; realizar sessões regulares de *brainstorming* criativo, momentos de compartilhamento das melhores práticas de autocuidado para fortalecer os laços entre os membros; e cultivar um clima positivo no grupo, onde a confiança, o respeito e o apoio mútuo sejam valores fundamentais. Isso ajudará a manter a motivação e o engajamento dos membros.

É sobre esse alicerce que se fundamenta o acolhimento, uma das diretrizes de maior relevância ética e estética da Política Nacional de Humanização da Atenção e Gestão do Sistema Único de Saúde: como ato ou efeito de acolher, expressa uma ação de "estar com" ou "perto de", ou seja, uma atitude de inclusão.[1] O grupo de acolhimento é um espaço de acolhida a novos usuários em um programa para o tratamento de adições, seja este em ambulatório ou Centro de Atenção Psicossocial – álcool e outras drogas (CAPS-AD). Seu objetivo é recepcionar as pessoas, abrindo espaço de compartilhamento acerca do processo terapêutico que se inicia. Destina-se ainda a uma possibilidade de retomada de vínculo com o serviço no caso de um usuário que tenha se afastado do espaço de tratamento e busque o retorno ao acompanhamento.

O grupo tem como objetivo ainda realizar uma quebra no sentido de lugares de poder, assim como apresentar a importância da modalidade grupal durante o percurso terapêutico no tratamento de adições e firmar um processo de corresponsabilidade pelo tratamento.[2,3]

▶ ACOLHER EM GRUPO

O grupo é um conjunto de pessoas ligadas entre si por constantes de tempo e espaço e articuladas por sua mútua representação interna, que se propõe explícita ou implicitamente a uma tarefa que constitui sua finalidade.[4] É um dispositivo de união entre a pessoa e o funcionamento social, tornando-se um corpo único. Por meio do grupo, é possível experimentar novos papéis, diferentes dos até então assumidos, e progressivamente descontinuar aqueles tidos como inadequados.[4,5] O grupo como estratégia de cuidado de pessoas que usam substâncias psicoativas torna-se uma potente e comprovada ferramenta de motivação para a mudança de comportamento, além de otimizar custos em saúde, visto que diminui o risco de agravos.[3,6]

A coordenação do grupo pode ser realizada por profissionais de todas as áreas da saúde capacitados para oferecer ambiente terapêutico às intervenções. Pode ainda se configurar como campo de prática para estagiários e residentes, fortalecendo a rede de ensino e aprendizagem no próprio fazer do trabalho, à luz da educação permanente em saúde.[7]

▶ PRINCÍPIOS DO ACOLHIMENTO

Destacam-se três dimensões quanto aos princípios que guiam os profissionais que organizam os grupos de acolhimento: a postura, a técnica e a possibilidade de reorientação do serviço (**Quadro 8.1.1**).

QUADRO 8.1.1 ▶ PRINCÍPIOS ORIENTADORES PARA OS GRUPOS DE ACOLHIMENTO

Postura	Implica a atitude humanizada e receptiva dos profissionais ao receber, escutar e tratar as demandas dos usuários.
Técnica	Envolve a utilização do saber profissional para produzir respostas ao usuário.
Reorientação do serviço	Orienta o trabalho dos profissionais, o processo em equipe e a busca por capacitação.

Fonte: Adaptado de Silva e Mascarenhas.[8]

Estando a equipe disposta e preparada para o acolhimento dos usuários e de suas redes de apoio, parte-se para elementos mais práticos de estruturação da atividade grupal.

▶ COMO ORGANIZAR UM GRUPO MOTIVACIONAL DE ACOLHIMENTO

Os grupos motivacionais de acolhimento podem ocorrer todos os dias da semana ou conforme a disponibilidade e a organização do serviço em questão. O que compartilhamos neste capítulo tem como inspiração a experiência em curso em um ambulatório de adições de um hospital universitário onde são realizados dois encontros semanais de acolhimento em grupo, preferencialmente em turnos diversos, possibilitando a maior adesão dos usuários.

▶ ESTRUTURA FÍSICA

O espaço físico adequado é importante, sendo recomendada uma sala onde as pessoas possam se sentar em círculo e que acomode confortavelmente o número de pessoas a que se destina. Por se tratar de um grupo de entrada, o número de participantes oscila a cada encontro. Considerando a dinâmica proposta, sugere-se que varie entre 5 e 15 pessoas, sem contar os coordenadores da atividade.

▶ TEMPO DE DURAÇÃO DO ENCONTRO

O encontro tem duração de 1 hora e 30 minutos, estando indicado estabelecer um tempo de tolerância para a entrada dos participantes (p. ex., 10 minutos). Caso algum usuário chegue após o prazo definido como tolerância, ele pode entrar e participar da atividade, porém, a partir das regras preestabelecidas com o grupo, é possível contabilizar sua presença naquele dia ou não.

O encontro é dividido em dois momentos: 1 hora para a realização do encontro coletivo e os 30 minutos finais para a organização de demandas específicas dos usuários participantes (p. ex., referentes a entrega e recebimento de documentos, articulação de necessidades com avaliação e prescrição de medicamentos, organização do envolvimento de outros serviços no cuidado, entre outras). Durante os minutos finais, também pode ser realizada a marcação dos próximos encontros de acolhimento ou das demais atividades e atendimentos do programa de tratamento para aqueles que estão finalizando o quarto e último encontro do grupo de acolhimento.

▶ NÚMERO DE ENCONTROS

O grupo pode ser um dispositivo permanente, ocorrendo em diferentes dias e horários da semana. Pelo fato de se tratar de uma atividade que é porta de entrada e de reentrada para o serviço, pode-se estabelecer um número fixo de encontros como pré-requisito para o acesso aos demais dispositivos de cuidado. A participação em quatro encontros tem sido considerada propícia para o estabelecimento de vínculo, a construção de alianças terapêuticas, as abordagens motivacionais e a avaliação para subsidiar os próximos passos dentro do programa de tratamento. Esse número de encontros, assim como os dias que serão combinados com o usuário, podem variar conforme a construção a ser realizada com o indivíduo e estipulada com o grupo.

Após finalizar o número de encontros predeterminados, o coordenador do grupo orienta o usuário e sua rede de apoio a respeito da continuidade do cuidado, bem como sobre os atendimentos individuais com o técnico de referência, o psiquiatra de referência e os primeiros grupos de seguimento.

▶ O ENCAMINHAMENTO

Os novos usuários são orientados a participar do grupo após a realização de acolhimento/triagem individual pelo psiquiatra da equipe ou por outros profissionais, dependendo da estrutura do serviço. É importante que nesse primeiro encontro individual sejam avaliados os riscos psiquiátricos e a possibilidade da continuidade de cuidado no espaço ambulatorial; após essa avaliação prévia e tendo condições para tal, o usuário é encaminhado para o grupo de acolhimento.

Usuários já vinculados ao programa de tratamento também podem frequentar o grupo, tendo em vista que este é um grupo de reforço e aberto a participações pontuais. Essa indicação pode ser construída com as equipes de referência ou por demanda espontânea.

O grupo pode ser ainda uma ferramenta utilizada pela equipe para acolher usuários que se afastaram do tratamento por períodos de médio e longo prazo (semanas ou meses) e que desejam retornar.

▶ PROTAGONISMO DOS USUÁRIOS

O grupo é um espaço que pode contar com a participação de usuários mais experientes do programa de tratamento no papel de acolhedores. Usuários em etapa de preparação para a alta podem se revezar nos diferentes dias e horários em participação contínua, junto à equipe, até o momento da conclusão de sua alta. Essa participação pode ocorrer ao longo de meses, conforme estabelecido no plano terapêutico junto a essas pessoas.

▶ ELEMENTOS TRABALHADOS NOS ENCONTROS

- **Participação ativa no tratamento** – Explicar sobre colocar-se propositivamente em seu percurso de tratamento; possibilitar a participação de pessoas de sua rede de cuidados no grupo e no restante do tratamento; manter-se comunicável com contatos atualizados (uma vez que são as primeiras imersões do usuário no espaço de tratamento e pode ser necessário contatá-lo).

- **Presença** – Comunicar e combinar caso seja necessário se ausentar de algum atendimento; salientar a importância de manter a frequência no espaço do grupo e nos demais atendimentos.

- **Sigilo** – Pactuar acerca do sigilo, a fim de que todos estejam à vontade para falar sobre assuntos íntimos: "O que se fala aqui, fica aqui!".

- **Fluxos do serviço** – Explicar sobre os fluxos administrativos do serviço como marcação de agendas/grupo, telefones para contato com a equipe, organização dos atendimentos, procedimentos como *screening* para detecção do não uso de substâncias psicoativas, visto que preferencialmente o uso deve ser comunicado de forma verbal pelo usuário, entre outros.

- **Apresentação dos pares** – Estimular que todos os participantes se apresentem, falem sobre o percurso percorrido até a chegada ao grupo e sobre as expectativas referentes à sua inserção em um serviço destinado a pessoas com problemas relacionados ao uso de substâncias psicoativas e comportamentos aditivos.
- **Motivação para adesão ao tratamento** – Apresentar elementos e ferramentas que auxiliem a autopercepção quanto aos danos e riscos presentes nos comportamentos que podem vir a ser alvo de mudança; buscar reduzir danos a partir da possibilidade de novas escolhas e da manutenção da vida.
- **Cuidados gerais com o grupo** – Orientar para que o nome da substância seja falado somente no primeiro momento da apresentação, evitando repeti-lo ao longo dos encontros (este é um cuidado para com os demais participantes, que expressam diferentes emoções ao terem contato com a menção às substâncias); salientar que não está em questão se determinadas substâncias ou comportamentos são "mais graves" que os demais (por vezes, o fato de uma substância "x" ser lícita e uma substância "y" ser ilícita pode gerar um entendimento equivocado quanto à maior gravidade da situação, que vai depender de vários elementos para além do tipo de substância psicoativa ou do comportamento).
- **Pactuação sobre o não uso de substâncias psicoativas antes do encontro do grupo** – Em uma atitude de cuidado e respeito ao grupo e a si mesmo, solicitar que o usuário não compareça aos encontros intoxicado; entrar em acordo quanto aos diferentes momentos vivenciados pelos participantes (p. ex., em uso de substâncias psicoativas, em abstinência ou em processo de decisão acerca do seguimento do uso ou não de diferentes substâncias).
- **Principal objetivo** – Salientar que o principal objetivo é o retorno do usuário ao próximo compromisso de tratamento, seja o grupo de acolhimento ou os atendimentos e os grupos marcados após a finalização dessa etapa.

> **NÃO ESQUEÇA!**
>
> - É fundamental estabelecer a importância do não julgamento, independentemente das histórias e realidades compartilhadas no grupo!

REFERÊNCIAS

1. Brasil. Ministério da Saúde. Política Nacional de humanização [Internet]. Brasília: MS; 2013 [capturado em 15 jul 2024]. Disponível em: https://bvsms.saude.gov.br/bvs/publicacoes/politica _ nacional _ humanizacao _ pnh _ folheto.pdf.
2. Braga C. Argumentos para utopias da realidade e a experiência da reforma psiquiátrica brasileira. Saúde Soc. 2020;29(3):1-11.
3. Soares J, Vargas D. Group brief ilntervention: effectiveness in motivation to change alcohol intake. Rev Bras Enferm. 2020;73(1):e20180138.
4. Pichon-Rivière H. O processo grupal. São Paulo: Martins Fontes; 1991.
5. Barro RB. Dispositivos em ação: o grupo. In: Neves CAB, organizador. SaúdeLoucura: subjetividades, questões contemporâneas. São Paulo: Hucitec; 1997.
6. Vicari T, Lago LM, Bulgarelli AF. Realidades das práticas da estratégia saúde da família como forças instituintes do acesso aos serviços de saúde do SUS: uma perspectiva da análise institucional. Saude Debate. 2022;46(132):135-47.
7. Ceccim R. Educação permanente em saúde: descentralização e disseminação de capacidade pedagógica na saúde. Cienc Saude Coletiva. 2005;10(4):975-86.
8. Silva AG, Jr., Mascarenhas MT. Avaliação da atenção básica em saúde sob a ótica da integralidade: aspectos conceituais e metodológicos. In: Pinheiro R, Mattos RA, organizadores. Cuidado: as fronteiras da integralidade. Rio de Janeiro: CEPESC/UERJ; 2008.

▶ CAPÍTULO 8.2 ◀

TREINAMENTO DE HABILIDADES SOCIAIS (ROLE-PLAY)

KARINA LIGABUE ◀
PAULA GONÇALVES FILIPPON ◀
VITÓRIA SCUSSIATO JAEGER ◀

Diferentes estratégias terapêuticas centradas no comportamento de auto-regulação são utilizadas no tratamento do transtorno por uso de substâncias. Entre os tratamentos não farmacológicos pode-se citar o treinamento de habilidades sociais, que consiste em auxiliar a pessoa a ensaiar comportamentos de enfrentamento e evitação a fim de lidar com situações consideradas de risco para recaída.[1]

Ao definir o conceito de habilidades sociais, é necessário considerar diferentes fatores, tais como o contexto cultural em que o sujeito está inserido, os padrões de comunicação aprendidos ao longo da vida, seus valores, crenças e condições cognitivas. Assim, em uma mesma situação, pode haver maneiras distintas de agir. O propósito da abordagem considera que o comportamento treinado possibilita a emissão de uma resposta positiva, ou seja, que atinja seus objetivos por meio da expressão e regulação das emoções, respeitando os próprios valores, direitos e necessidades, bem como os do outro.[2] Vale destacar que o treinamento de habilidades sociais pode ser realizado de forma individual ou em grupo.

A exploração de situações de risco para recaída pode ser feita por meio de uma encenação, chamada role-play ou ensaio comportamental, que visa aumentar a autoeficácia do paciente, podendo auxiliar na manutenção da abstinência.[3]

Este capítulo apresenta uma proposta de grupo que se baseia em modelos de técnicas cognitivas e comportamentais para reafirmar e treinar determinadas habilidades sociais que auxiliem os pacientes a terem interações sociais mais satisfatórias, de modo a aprimorar padrões de comunicação e ampliar o repertório de enfrentamento, resultando no aumento dos reforçadores positivos.

▶ HABILIDADES SOCIAIS

As habilidades sociais são responsáveis por expressar sentimentos, atitudes, desejos, opiniões ou direitos, de maneira adequada à situação, conservando sua autoestima e respeitando os demais.[2]

Podem incluir os comportamentos de iniciar, manter e finalizar conversas; pedir ajuda; fazer e responder perguntas; fazer e recusar pedidos; defender-se; expressar sentimentos, agrado e desagrado; solicitar mudança no comportamento do outro; lidar com críticas e elogios; admitir erro e pedir desculpas; e escutar empaticamente.[3]

O propósito é aumentar a consciência sobre as situações de alto risco e ensinar comportamentos alternativos, ajudando a romper a cadeia automática de eventos que, de outra forma, levariam ao uso de substâncias.

▶ *ROLE-PLAY* / ENSAIO COMPORTAMENTAL

O ensaio comportamental é uma estratégia de intervenção utilizada para ensinar novos comportamentos ou aperfeiçoar aqueles já existentes por meio de treinamento. Essa técnica originou-se do psicodrama, sofrendo adaptações para ser usada nos conceitos da terapia cognitivo-comportamental, onde o paciente protagoniza sua própria situação de risco.

O terapeuta deve incentivar os participantes a descreverem situações consideradas de difícil enfrentamento em relação ao uso de substâncias.[1] Na **Figura 8.2.1** está descrita a dinâmica da atividade.

Pesquisas demonstraram que as intervenções destinadas a normalizar a resposta ao estresse podem revelar-se úteis na prevenção da recaída,[4] uma vez que nesses ambientes o paciente é exposto a situações estressoras, mas não tem acesso à substância, sendo necessário utilizar outras estratégias para o manejo da fissura.

▶ MODELO DO GRUPO

A partir do treinamento realizado em grupo, todos os integrantes podem, de alguma maneira, aprimorar suas habilidades sociais, mesmo que sua participação ocorra por meio de observação. Na **Figura 8.2.2**, estão expostas as vantagens de realizar a atividade conforme esse modelo.

No tratamento das adições, é importante identificar os fatores de risco relacionados ao comportamento aditivo (p. ex., o uso de uma determinada substância psicoativa ou jogos), para que em um segundo momento do grupo o *role-play* seja realizado, auxiliando na elaboração de estratégias de

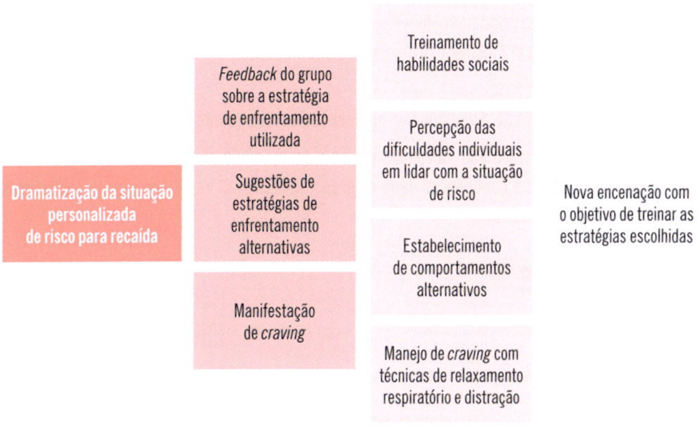

FIGURA 8.2.1 ▶ **ESTRUTURA DO *ROLE-PLAY*.**

Oferece maior variedade de modelos	Proporciona *feedback* imediato para a conduta treinada, tanto dos facilitadores quanto do grupo
O consenso do grupo sobre a eficácia de certa habilidade pode ajudar o terapeuta a lidar com os membros resistentes e/ou desqualificadores do tratamento	A atividade em grupo proporciona um meio protegido, que atua como intermediário entre a aprendizagem de certa habilidade e sua execução na prática real

FIGURA 8.2.2 ▶ VANTAGENS DE REALIZAR O *ROLE-PLAY* EM GRUPO.

enfrentamento para prevenção de recaída. Ressalta-se a importância da utilização de simulações reais, escolhidas pelos integrantes do grupo, a partir de suas experiências pessoais.

▶ DINÂMICA

Inicialmente, explica-se aos participantes do grupo que a atividade consiste em realizar uma dramatização de situações de risco para recaída, com o objetivo de treinar comportamentos alternativos que fortaleçam os indivíduos para quando se depararem com possíveis fatores de risco no dia a dia. Deve-se esclarecer também que, devido às memórias, muitos podem sentir fissura e até mesmo ter reações emocionais extremas durante a encenação.

Cada integrante expõe uma situação pessoal de risco para recaída, e uma delas é escolhida para ser dramatizada. Em geral, é selecionada a situação que contempla a maioria dos participantes. Deve-se orientar sobre a importância de encenar a situação de forma que ela se aproxime da realidade do participante, pedindo a ele que descreva detalhes do ambiente, características das pessoas envolvidas, o período do dia e o que estava fazendo no momento exato em que a situação ocorreu. Recomenda-se também o uso de apelidos e gírias utilizadas por eles no cotidiano.

Na situação escolhida, o paciente dramatiza seu próprio papel e os demais pacientes compõem o restante da cena. Recomenda-se que o coordenador não participe da tarefa proposta para poder fazer uma observação mais direcionada dela.

Faz-se uma primeira dramatização em que a pessoa emprega a sua estratégia para lidar com a situação de risco. Após essa primeira encenação, a cena é parada e um *feedback* é elaborado pelo grupo. A pessoa decide qual a melhor estratégia para si, realizando-se então uma nova dramatização com a estratégia escolhida.

No *feedback*, aborda-se tanto a questão das habilidades sociais quanto a comunicação não verbal.

Ao final, realiza-se uma retomada da segunda cena e da atividade no geral, sempre reforçando a questão da cumplicidade e confidencialidade do grupo, pois muitas vezes são expostas situações não dialogadas em outros grupos.

▶ REFERÊNCIAS

1. Monti PM. Tratando a dependência de álcool: um guia de treinamento das habilidades de enfrentamento. São Paulo: Roca; 2005.
2. Caballo VE. Manual de avaliação e treinamento das habilidades sociais. São Paulo: Santos; 2012.
3. Caballo VE. Manual de técnicas de terapia e modificação do comportamento. São Paulo: Santos; 2011.
4. Back SE, Hartwell K, DeSantis SM, Saladin M, McRae-Clark AL, Price KL, et al. Reactivity to laboratory stress provocation predicts relapse to cocaine. Drug Alcohol Depend. 2010;106(1):21-7.

► CAPÍTULO 8.3 ◄

GRUPO DE PREVENÇÃO À RECAÍDA

MELINA NOGUEIRA DE CASTRO ◄
RONALDO RODRIGUES DE OLIVEIRA ◄

A recaída é uma característica importante dos transtornos comportamentais, principalmente na perspectiva dos transtornos aditivos, em que é uma barreira fundamental à recuperação. Nos últimos anos, o termo "recaída" tem evoluído nas suas definições, sendo um processo complexo e não linear no qual vários fatores agem de forma conjunta e interativa para afetar o momento e a gravidade dessa condição.[1]

A prevenção à recaída é uma estratégia de intervenção terciária[2] para reduzir a probabilidade e a gravidade da recaída após a cessação ou redução de comportamentos desadaptativos por meio de um programa de autogerenciamento focado em estratégias de mudanças de comportamento.[1] Tal estratégia pode ser conduzida em espaço de grupo, o que promove, entre outros fatores, o compartilhamento de experiência e o reforço de motivação para a mudança entre os usuários.

Idealmente, o protocolo de grupos ocorre com um número estabelecido de sessões (temas) e de maneira fechada, ou seja, o paciente ingressa na sessão de número 1 e permanece até o final do ciclo. No entanto, essa organização fica condicionada à avaliação do funcionamento de cada serviço, já que, frequentemente, é preciso facilitar a entrada de novos integrantes (grupo aberto). Nessas condições, é sugerido que o usuário permaneça na atividade pelo tempo suficiente para encerrar os assuntos propostos pelo protocolo de grupo.

Algumas características importantes no processo de planejamento das sessões de grupo consistem no seguinte:

■ Grupos com, no máximo, 15 pessoas, para que todos possam participar ativamente.

■ Tempo de duração que varia de 1 hora a 1 hora e 30 minutos.

■ Presença de coterapeuta, para o auxílio na condução de tarefas a serem realizadas pelos usuários em sessão.

Sugerem-se temas a serem desenvolvidos em aproximadamente 12 sessões, sendo interessante que cada sessão de grupo se estruture da seguinte forma:

- Regras do grupo, retomadas a cada sessão: necessidade de abstinência de, no mínimo, 24 horas; acordo de sigilo das informações que são compartilhadas; respeito entre os participantes.
- Apresentação de novos usuários (quando for um grupo aberto).
- Estabelecimento da agenda.
- Revisão da tarefa de casa anterior.
- Proposta do tema do dia e desenvolvimento da atividade.
- Sugestão da tarefa de casa pelo terapeuta do grupo.
- Solicitação de *feedback* da sessão aos usuários.

O **Quadro 8.3.1** apresenta sugestões de temas para as sessões de grupo, e os **Quadros 8.3.2** e **8.3.3** trazem sugestões para a condução de algumas sessões de grupo.

QUADRO 8.3.1 ▶ SUGESTÕES DE TEMAS PARA AS SESSÕES

1. Conceito de transtornos aditivos
2. Manejo da fissura
3. Balança decisional (levantamento das vantagens e desvantagens do comportamento aditivo)
4. Mensuração da motivação para a mudança (reconhecimento do estágio motivacional; identificação das práticas adotadas para a mudança)
5. Conceito de ambivalência
6. Apresentação do modelo de prevenção à recaída de Marlatt
7. Assertividade, recusa ao uso e autoeficácia
8. Identificação de situações de risco e gatilhos
9. Crenças disfuncionais e decisões aparentemente irrelevantes
10. Gatilhos internos
11. Estratégias de enfrentamento
12. Resolução de problemas

QUADRO 8.3.2 ▶ SUGESTÃO DE DINÂMICA: TRABALHANDO AS VANTAGENS E DESVANTAGENS DO COMPORTAMENTO ADITIVO

Objetivos: elevar a motivação para a mudança
Material necessário: quadro branco
Tempo: 40 minutos
Orientações: o coordenador do grupo deverá estimular os participantes a pensarem em aspectos que percebem como vantagens e desvantagens na manutenção do comportamento aditivo (p. ex., "uso de álcool"), assim como vantagens e desvantagens possivelmente associadas à interrupção do comportamento ("não uso"). Juntos, podem elaborar um quadro escrito com essas informações, examinando as crenças compartilhadas pelos participantes. É importante incentivar a contribuição de todos. Como proposta de tarefa de casa, cada indivíduo pode ser convidado a montar sua própria balança decisional.

QUADRO 8.3.3 ▶ SUGESTÃO DE DINÂMICA: IDENTIFICAÇÃO DE SITUAÇÕES DE RISCO E GATILHOS

Objetivos: identificar objetivamente os principais gatilhos para um plano estruturado de enfrentamento
Material necessário: papel, cartaz, cartolina ou folhas brancas coladas
Tempo: 40 minutos
Orientações: o coordenador de grupo irá propor que sejam identificadas imagens em revistas ou jornais (ou imagens escolhidas na internet e impressas) que sejam representativas de situações que os usuários consideram de risco para a recaída (possíveis gatilhos). A partir desse passo, as imagens poderão ser agrupadas em categorias (p. ex., "pessoas, lugares, coisas, situações") e coladas para a confecção de um cartaz coletivo. Algumas imagens costumam ser classicamente referidas, como cédula de dinheiro, noite, drogas, momentos sociais. Em um próximo encontro, estratégias de enfrentamento podem passar a ser desenvolvidas para cada uma das questões elencadas. Como proposta de tarefa de casa, cada usuário pode ser convidado a avaliar seus fatores de risco/gatilhos principais, registrando possíveis desencadeantes de fissura ao longo da semana.

▶ REFERÊNCIAS

1. Hendershot CS, Witkiewitz K, George WH, Marlatt GA. Relapse prevention for addictive behaviors. Subst Abuse Treat Prev Policy. 2011;6:17.
2. Nelson LF, Weitzman ER, Levy S. Prevention of substance use disorders. Med Clin North Am. 2022;106(1):153-68.

▶ CAPÍTULO 8.4 ◀

GRUPO PARA O MANEJO DA RAIVA

HELEN VARGAS LAITANO ◀
VITÓRIA SCUSSIATO JAEGER ◀

O presente capítulo apresenta um modelo de tratamento em grupo para o manejo da raiva destinado à consulta rápida para profissionais da saúde mental. Ele deriva de uma pesquisa de mestrado cujo objetivo era a tradução e adaptação transcultural do manual de terapia cognitivo-comportamental *Anger Management for Substance use disorder and mental health clients*. Publicada em 2016, tendo sido revisada e atualizada para este livro, a pesquisa foi realizada no Hospital de Clínicas de Porto Alegre e adaptada à realidade brasileira com pacientes em ambiente de internação. Essa intervenção foi desenvolvida com o intuito de envolver pacientes que já tiveram problemas com uso de substâncias psicoativas e comportamento agressivo.[1]

Ao desenvolver intervenções voltadas para o tratamento de pacientes com foco no manejo da raiva e no transtorno por uso de substâncias, é preciso considerar a complexidade dessas duas temáticas. A atividade em formato grupal embasada na terapia cognitivo-comportamental possibilita atender as demandas apresentadas por este público de maneira integrada. Dessa forma, o grau de motivação para mudança pode ser um fator que contribui de modo significativo para a eficácia desse tipo de abordagem.[2]

▶ MODELO DE GRUPO PARA O MANEJO DA RAIVA

Ao organizar um grupo de manejo da raiva, o profissional que conduzirá a atividade de levar em consideração e apresentar aos participantes do grupo os objetivos, as combinações e as regras, que devem ser básicas, simples e claras. Trabalhar o manejo da raiva com os pacientes significa facilitar a aprendizagem do autogerenciamento emocional, desenvolvendo habilidades para reconhecer gatilhos, identificar pensamentos, monitorar a raiva e evitar comportamentos violentos. Além disso, a atividade em grupo proporciona momentos de trocas entre os participantes, tornando-se um espaço onde se recebe apoio.

A abordagem psicoterápica que embasa essa atividade é a cognitivo-comportamental. Recomenda-se que o grupo seja composto por, no máximo, cinco participantes, em uma sala adequada onde seja possível resguardar as questões de sigilo. Em relação às regras, é importante que os pacientes sejam orientados sobre a confidencialidade das informações, de maneira que os assuntos relatados pelos participantes não sejam discutidos em espaços fora do grupo. Os participantes também devem ser informados de que podem pedir para sair momentaneamente do grupo caso percebam que a raiva está aumentado. Não é permitido nenhum tipo de agressividade durante o grupo.

Sugerem-se grupos estruturados divididos em seis encontros, com duração de 1h30min cada, onde os seguintes temas são trabalhados:

- Psicoeducação sobre uso de substâncias psicoativas e raiva.
- Orientações sobre a diferença entre raiva e agressividade.
- Medidor de raiva.
- Técnicas de controle da raiva.
- Identificação de aspectos cognitivos relacionados aos pensamentos.
- Desenvolvimento de comportamentos assertivos diante de situações que desencadeiam raiva.
- *Role-play*.

Para ingressar no grupo, o paciente precisa ser avaliado. Orienta-se que a avaliação ocorra de maneira abrangente, incluindo história médica, comorbidades psiquiátricas, estresse traumático durante o desenvolvimento da infância e adolescência, tipo de substância utilizada, histórico desde o início do uso de substâncias, frequência de uso, uso ativo ou abstinência, histórico psicossocial e raiva situacional ou traço de personalidade conforme STAXI.[3]

Na finalização do treinamento em grupo, ressalta-se a importância do estabelecimento de um plano de tratamento contínuo que inclua acompanhamento regular para monitorar o progresso, ajustar estratégias conforme necessário e evitar recaídas. Após o término do tratamento, o profissional que ministrou o grupo deve certificar-se de que o participante irá continuar o acompanhamento na rede de saúde de referência, programado antes da alta.

▶ DINÂMICA

Na sequência, apresenta-se o passo a passo de cada encontro, incluindo de forma mais detalhada o que deve ser desenvolvido com os pacientes no decorrer das atividades.

- **Sessão 1** – Por ser o primeiro encontro, apresentam-se aos participantes os objetivos e as regras do grupo. Realiza-se a introdução à temática do grupo por meio da definição do conceito de raiva e suas principais características. Também é recomendado psicoeducar os participantes quanto aos comportamentos aditivos e sua relação com a raiva. Outros temas para a primeira sessão incluem o seguinte:
    - Medidor de raiva: utiliza-se uma escala de 0 a 10, chamada de Termômetro da Raiva. A pontuação 1 é representada pela ausência de raiva, enquanto a pontuação 10 sinaliza grande irritabilidade, perda de controle ou fúria.
    - Explicação da diferença entre raiva e agressividade.
- **Sessão 2** – No segundo encontro, trabalha-se com os pacientes a identificação de situações que podem agir como fatores desencadeantes para o sentimento da raiva. Podem ser exemplifi-

cadas situações do dia a dia, ou até mesmo eventos do passado, que aparecem em formato de lembranças. Outros assuntos para esse encontro envolvem o seguinte:

- Levantamento de situações individuais que despertam raiva: percepção de sintomas físicos, emocionais e pensamentos que acompanham a reação.

- Questionamento: a raiva pode atuar como um gatilho para a realização de um comportamento aditivo?

■ **Sessão 3** – As etapas recém-descritas auxiliam os pacientes a ampliarem sua consciência sobre a intensidade da raiva frente a situações que provocam sensação de irritação e podem chegar à agressividade. No terceiro encontro, após o reconhecimento do impacto que o aumento da raiva pode ter em determinada situação, iniciam-se as técnicas de controle. São elas:

- Dar um tempo ao identificar a emoção, interromper a situação e sair do local.

- Praticar o exercício de respiração, relaxamento muscular progressivo, pois a raiva libera adrenalina pelas glândulas suprarrenais nos momentos de tensão. A respiração rápida, profunda e lenta, pode ajudar a reduzir a resposta ao estresse, promovendo a ativação do sistema nervoso parassimpático, que está associado ao relaxamento.[4]

■ **Sessão 4** – Durante o quarto encontro, os pacientes são auxiliados a identificar aspectos cognitivos relacionados aos pensamentos. Os aspectos cognitivos da raiva podem influenciar o comportamento agressivo, levando a expressões de agressão verbal ou física. Outros aspectos trabalhados no quarto encontro incluem o seguinte:

- Percepção distorcida: ao ficar com raiva, o indivíduo pode interpretar situações de forma negativa e hostil, além de ter pensamento ruminativo, isto é, uma cadeia de pensamentos repetitivos de caráter negativo, presença de memória seletiva, ou seja, lembrança de eventos negativos relacionados ao que ocasionou a raiva, e dificuldades para resolver problemas no momento da raiva.

- Questionamento após identificação do pensamento ruminativo: é possível trocar essas crenças por pensamentos mais positivos?

■ **Sessão 5** – No penúltimo encontro, é trabalhado o treino da assertividade. Para isso, inicia-se o grupo com um momento de psicoeducação, quando é apresentada a diferença entre os comportamentos passivo (raiva interiorizada), agressivo (raiva exteriorizada) e assertivo (comunicação clara e expressão de sentimentos envolvendo reconhecimento dos seus direitos e dos outros). O desenvolvimento de uma comunicação assertiva exige prática e conscientização, que é trabalhada por meio do *role-play* no encontro seguinte.

■ **Sessão 6** – A prática da assertividade pode ser aperfeiçoada por meio do *role-play*, técnica em que os participantes assumem papéis fictícios, representando personagens ou situações específicas. Nesse último encontro, sugere-se a realização do *role-play* a partir de uma situação escolhida pelos participantes do grupo.

O *role-play* é frequentemente utilizado como ferramenta de treinamento, simulação ou exercício para desenvolver habilidades interpessoais, comunicativas ou emocionais, permitindo que os participantes experimentem e pratiquem diferentes interações em um ambiente controlado, sendo em geral empregado em contextos educacionais e terapêuticos para aprimorar competências específicas. Além disso, após a realização do *role-play*, há espaço para o seguinte:

- Encerramento do treinamento em grupo: momento oportuno para revisar com os participantes o que acharam interessante em relação às abordagens em grupo.

- Suporte social: consiste em incentivar os pacientes a se envolverem em redes de suporte social com familiares, amigos ou outros recursos comunitários.[5]
- Como forma de reforço positivo, entrega de um certificado de participação no grupo de manejo da raiva emitido no nome de cada um dos participantes.

▶ CONSIDERAÇÕES FINAIS

A técnica de manejo da raiva adaptada para a população brasileira apresenta resultados significativos no tratamento de pacientes que fazem uso de substâncias psicoativas. Por meio dela, é possível exercitar habilidades de controle emocional, comunicação assertiva, senso de apoio e pertencimento grupal. A troca de experiências e a construção de redes de apoio dentro do grupo fortalecem a motivação para mudança e promovem maior adesão ao tratamento. Dessa forma, os grupos de manejo da raiva podem ser uma ferramenta útil para pacientes em tratamento devido ao transtorno por uso de substâncias psicoativas e que apresentem prejuízos em decorrência de comportamentos envolvendo a raiva exacerbada.

▶ REFERÊNCIAS

1. Laitano HV. Raiva suas dimensões e tratamento para usuários de substâncias psicoativas [dissertação]. Porto Alegre: Hospital de Clínicas de Porto Alegre; 2015.
2. Félix IJ, Júnior, Calheiros PRV, Crispim PDTB. Motivação para mudança no uso de substâncias entre usuários de drogas encaminhados pela justiça. Trends Psychol. 2018;26(3):1363-78.
3. Nascimento MM. Avaliação da raiva. Psicol Pesq Trans. 2006;2(1):65-7.
4. Formigoni MLODS, Kessler FHP, Pechansky F, Baldisserotto CFP, Abrahão KP. Neurobiologia: mecanismos de reforço e recompensa e os efeitos biológicos comuns às drogas de abuso. Brasília: MJC; 2017. Mod. 2, p. 13-27.
5. Farhoudian R, Jafarpour H, Barimani A, Farhoudian R, Rezaei R. The effectiveness of stress management training on mental health status of addicts referred to addiction treatment clinic. Chron Dis J. 2019;7(3):186-94.

▶ CAPÍTULO 8.5 ◀

GRUPO DE REGULAÇÃO EMOCIONAL

KARINA LIGABUE ◀
ISIS CAROLINE DAS NEVES SILVA ◀
JÉSSICA DOS SANTOS DIAS ◀
RONALDO RODRIGUES DE OLIVEIRA ◀

Na vida cotidiana, todas as pessoas experienciam emoções positivas ou negativas. Vivenciar as emoções não é um problema, mas sim a maneira como se lida com elas. Um ponto importante da regulação emocional é auxiliar no processo de reconhecimento/nomeação, aceitação e estabelecimento de comportamento adaptativo quando as emoções são experienciadas.

As emoções fazem parte do nosso desenvolvimento, pois possuem funções, como nos lembrar de nossas frustrações, necessidades e, até mesmo, nos proteger do perigo.[1] Contudo, muitas pessoas se sentem incapazes de lidar com suas emoções, entre elas as que apresentam critérios para o transtorno por uso de substâncias (TUS). Mesmo que a fissura não seja reconhecida como uma emoção, a forma problemática com que a pessoa vivencia certas situações a leva a buscar o comportamento aditivo para aliviar ou distrair-se de estados emocionais percebidos como aversivos.[2,3]

▶ REGULAÇÃO EMOCIONAL

A regulação emocional propõe a capacidade de modular a resposta comportamental adaptativa de acordo com as situações vivenciadas. As formas como as pessoas lidam com as situações do cotidiano podem ser problemáticas ou adaptativas.

A desregulação emocional é um fator de risco potencial para o uso de substâncias,[4] sendo definida como a dificuldade ou falta de habilidade em lidar com certas experiências ou processar as emoções,[1] manifestando-se como uma incapacidade de identificar e empregar estratégias adaptativas positivas para modular essas emoções.[4] É nesse contexto que a regulação emocional exerce um papel fundamental na etiologia, na manutenção e no tratamento do TUS.[3] Afinal, envolve processos interativos,[5] incluindo técnicas como reestruturação cognitiva, relaxamento, ativação comportamental ou estabelecimento de metas, tolerância aos esquemas emocionais e afetos, bem como mudanças comportamentais diante das tentativas problemáticas de obter validação.[1,6] Identificar os estados de humor possibilita monitorar as emoções e pensar comportamentos assertivos a partir do que se sente, em que nomear vai além de classificar emoções como "boas" ou "ruins".[6]

O **Quadro 8.5.1** traz exemplos de estratégias de regulação emocional.

▶ ESTRUTURA DO GRUPO

- **Modelo do grupo** – Grupo psicoeducativo com predominância de exposição do conteúdo pelos coordenadores e tarefas direcionadas desenvolvidas durante o grupo, para serem discutidas no momento do encontro e serem observadas pelos integrantes durante a semana.

- **Número de participantes** – Entre 5 e 12, para que todos possam se manifestar, pois grupos com mais de 12 pessoas podem impossibilitar a participação ativa dos integrantes.

- **Número de encontros** – Pode-se realizar em média 15 encontros, para que as temáticas possam ser trabalhadas em mais de uma sessão, se necessário.

▶ DINÂMICA

- **Reconhecimento das emoções**

Sugere-se utilizar um quadro branco ou materiais visuais, como cartazes, formulários impressos ou mesmo um projetor, para que os participantes visualizem o nome das emoções, possibilitando identificar quais são os estados de humor, os pensamentos automáticos e os comportamentos que podem surgir a partir de certas situações cotidianas. O **Quadro 8.5.2** ilustra exemplos que podem ser trabalhados durante o grupo, e o **Quadro 8.5.3** traz sugestões de temas a serem trabalhados nas sessões de grupo.

QUADRO 8.5.1 ▶ EXEMPLOS DE ESTRATÉGIAS DE REGULAÇÃO EMOCIONAL

- Psicoeducação sobre as emoções
- Estratégias de enfrentamento
- Aceitação/*mindfulness*
- Resolução de problemas
- Reestruturação cognitiva
- Ativação comportamental

QUADRO 8.5.2 ▶ COMPREENDENDO COMO LIDAR COM SITUAÇÕES

SITUAÇÃO	EMOÇÃO	PENSAMENTO	COMPORTAMENTO DISFUNCIONAL	COMPORTAMENTO ASSERTIVO
Perder o ônibus	■ Raiva ■ Tristeza ■ Frustração	■ "Vou me atrasar" ■ "Isso só acontece comigo"	■ Insultar o motorista do próximo ônibus ■ Desistir de ir ao compromisso ■ Usar substâncias	■ Aguardar o próximo ônibus ■ Ir até outro ponto de ônibus

QUADRO 8.5.3 ▶ SUGESTÃO DE TEMÁTICAS PARA OS GRUPOS

1. Introdução à regulação emocional
2. Diferenças entre pensamento, situação e emoção
3. Pensamentos disfuncionais
4. Emoções negativas
5. Manejo da raiva
6. Tristeza
7. Medo
8. Ansiedade 1
9. Ansiedade 2
10. Formulário: em quais situações posso sentir essas emoções?
11. Emoções positivas
12. Autoconfiança, alegria e entusiasmo
13. Amor, gratidão e esperança
14. Formulário: em quais situações posso sentir essas emoções?
15. Fechamento – resumo da regulação emocional: mitos e verdades

▶ CONSIDERAÇÕES FINAIS

Ao enfrentar o incômodo de experienciar determinadas emoções e substituí-las pela identificação e nomeação destas, ao mesmo tempo em que colocamos em prática os comportamentos adaptativos, ocorrem mudanças significativas nos pensamentos, superando a evitação de situações estressoras.[6]

Com isso, espera-se que as pessoas possam compreender a importância das emoções nas relações interpessoais, na família, no trabalho e na vida cotidiana, promovendo relações saudáveis e sensação de bem-estar.

▶ REFERÊNCIAS

1. Leahy RL, Tirch D, Napolitano LA. Regulação emocional em psicoterapia: um guia para o terapeuta cognitivo-comportamental. Porto Alegre: Artmed; 2013.
2. Stellern J, Xiao KB, Grennell E, Sanches M, Gowin JL, Sloan ME. Emotion regulation in substance use disorders: a systematic review and meta-analysis. Addiction. 2023;118(1):30-47.
3. Weiss NH, Kiefer R, Goncharenko S, Raudales AM, Forkus SR, Schick MR, et al. Emotion regulation and substance use: a meta-analysis. Drug Alcohol Depend. 2022;230:109131.
4. Paulus DJ, Heggeness LF, Raines AM, Zvolensky MJ. Difficulties regulating positive and negative emotions in relation to coping motives for alcohol use and alcohol problems among hazardous drinkers. Addict Behav. 2021;115:106781.
5. Messina I, Calvo V, Masaro C, Ghedin S, Marogna C. Interpersonal emotion regulation: from research to group therapy. Front Psychol. 2021;12:636919.
6. Greenberger D, Padesky CA. A mente vencendo o humor: mude como você se sente, mudando o modo como você pensa. 2. ed. Porto Alegre: Artmed; 2017.

CAPÍTULO 8.6

MINDFULNESS PARA COMPORTAMENTOS ADITIVOS E COMPULSIVOS

ANGÉLICA NICKEL ADAMOLI

Com raízes nas tradições contemplativas orientais, o *mindfulness* costuma ser associado à prática formal de meditação, embora seja mais do que meditação:[1] trata-se de uma habilidade metacognitiva, um estado de consciência que surge ao se prestar atenção, propositalmente, ao presente, sem julgar as experiências reveladas momento a momento.[2] Tal habilidade pode ser desenvolvida em programas estruturados conhecidos como intervenções baseadas em *mindfulness* (MBI, do inglês *mindfulness-based interventions*).[2,3]

O protocolo *Mindfulness-based relapse prevention* (MBRP), desenvolvido pelo Prof. Alan Marlatt e sua equipe,[4,5] é uma MBI utilizada como complemento em vários modelos de tratamento para adições.[3,6] O protocolo MBRP integra habilidades cognitivo-comportamentais de prevenção de recaída e prática de meditação *mindfulness*, tendo como base e elemento central o treinamento sistemático e sustentado em práticas formais e informais de meditação *mindfulness* e exercícios relacionados destinados a aumentar a conscientização, a aceitação e o não julgamento das experiências internas associadas ao comportamento de uso de substâncias.[5] Ensaios clínicos randomizados apresentam evidências sobre os benefícios que o protocolo MBRP traz para pessoas com transtorno por uso de substâncias (TUS) no manejo da fissura, na adesão ao tratamento, na diminuição de dias e quantidade de consumo de substâncias,[3,4,6] bem como no manejo da raiva.[7,8]

Durante o programa, os participantes desenvolvem habilidades para reconhecer e lidar com situações de risco (gatilhos), padrões destrutivos habituais e reações automáticas, reconhecendo as tendências da mente de maneira geral, sem tentar "consertar" ou modificar algo.[5,9] Trata-se de criar espaços para responder em vez de reagir, desenvolvendo qualidades de gentileza, curiosidade, abertura e não julgamento das experiências.[9] Uma abordagem consciente pode ajudar a diminuir a tendência da mente a exacerbar estados emocionais negativos, reduzindo o estigma, a vergonha e a culpa normalmente experimentados por pessoas que tentam solucionar seus comportamentos aditivos.[5]

PROGRAMA DE PREVENÇÃO DE RECAÍDA BASEADO EM *MINDFULNESS*

O programa de prevenção de recaída baseado em *mindfulness* (MBRP) consiste em um protocolo estruturado de oito sessões semanais, de 2 horas cada, em um formato de grupo, integrando habilidades cognitivo-comportamentais com práticas de *mindfulness*. O objetivo é promover maior consciência de pensamentos, emoções e sensações relacionadas à escolha de comportamentos por meio de diferentes práticas de *mindfulness*, visando auxiliar no processo de prevenção da recaída para comportamentos aditivos e compulsivos com vistas a uma vida em recuperação mais saudável.[5]

O MBRP é planejado para pessoas que concluíram o tratamento inicial para TUS, com ou sem internação, e que estejam motivadas a sustentar os objetivos do tratamento.[5] O ingresso no programa ocorre a partir da avaliação da equipe assistencial junto ao usuário, que deve estar abstinente e não apresentar sintomas psicóticos, comprometimentos cognitivos graves e ideação suicida.

Cada grupo é formado por 6 a 12 participantes, sendo coordenado por um instrutor de *mindfulness* com experiência profissional no tratamento de TUS e na condução de grupos terapêuticos. Os recursos materiais incluem uma sala ampla, reservada, que disponha de cadeiras, colchonetes e/ou almofadas, um espaço agradável que permita a exploração da experiência com diferentes práticas para as pessoas, estejam elas sentadas ou em movimento. Materiais de papelaria e recursos audiovisuais também podem ser utilizados.

A sessão possui temáticas e objetivos específicos divididos em fases: as 3 primeiras semanas são dedicadas à consciência especialmente das sensações corporais durante as práticas formais de *mindfulness* e no dia a dia. Nas semanas 4 a 6, os participantes resgatam memórias dolorosas e situações difíceis, desenvolvendo habilidades de aceitação e tolerância. Nas duas últimas sessões, o foco passa para a consciência da humanidade compartilhada, compaixão e manutenção de um estilo de vida que sustente a prática de *mindfulness*.

Cada sessão é dividida em checagem, práticas de *mindfulness*, inquérito e partilha sobre as experiências, revisão de práticas semanais, orientações sobre a prática domiciliar (tarefas e práticas com utilização de áudios) e encerramento.

O estilo e a estrutura do grupo têm a intenção de enfatizar a experiência direta. Os participantes são estimulados a falar sobre suas experiências a partir da descrição de sensações corporais, emoções e pensamentos, a trazer suas dúvidas e a descrever situações de risco para recaída e/ou comportamentos disfuncionais nas quais usaram ou poderiam utilizar os princípios e práticas de *mindfulness*. O **Quadro 8.6.1** apresenta os temas abordados em cada encontro.

QUADRO 8.6.1 ▶ TEMAS ABORDADOS NO PROGRAMA DE PREVENÇÃO DE RECAÍDA BASEADO EM *MINDFULNESS*

SESSÃO	TEMÁTICA
Sessão 1	Piloto automático e recaída
Sessão 2	Consciência de gatilhos e fissuras
Sessão 3	*Mindfulness* na vida diária
Sessão 4	*Mindfulness* em situação de alto risco
Sessão 5	Aceitação e ação habilidosa

(Continua)

QUADRO 8.6.1 ▶ TEMAS ABORDADOS NO PROGRAMA DE PREVENÇÃO DE RECAÍDA BASEADO EM *MINDFULNESS* (Continuação)	
SESSÃO	TEMÁTICA
Sessão 6	Vendo pensamentos como pensamentos
Sessão 7	Autocuidado e equilíbrio de estilo de vida
Sessão 8	Apoio social e prática continuada

▶ DINÂMICAS

São trabalhadas quatro técnicas principais de meditação formal de *mindfulness*: escaneamento corporal, atenção plena na respiração, movimentos conscientes e bondade amorosa, além de práticas breves a serem utilizadas informalmente no dia a dia, seja para sair do piloto automático ou para lidar com situações desafiadoras como a fissura. As práticas breves incluem Comer com atenção plena e PARAR para respirar. Alguns exemplos são dados a seguir.

■ ATENÇÃO PLENA NA RESPIRAÇÃO

Não é possível atentar para a respiração no passado ou no futuro, pois a respiração está sempre no momento presente. Concentrando a atenção na respiração, é possível perceber claramente quando se perde o foco e a mente está divagando, ganhando a oportunidade de voltar a atenção para a respiração, momento a momento, como a prática apresentada no **Quadro 8.6.2**.

QUADRO 8.6.2 ▶ ORIENTAÇÃO PARA A TÉCNICA DE ATENÇÃO PLENA NA RESPIRAÇÃO

- Encontre uma postura confortável, sentada(o) em uma cadeira ou sobre almofadas, feche os olhos, se for confortável para você, ou deixe-os semiabertos, se preferir, repousando o olhar em um ponto próximo.
- Coloque a intenção de atentar para as sensações da respiração, dizendo "respirando". Tente observar sua respiração. Resista à urgência de mudar ou modificar algo.
- Da melhor forma que puder, mantenha o foco da sua atenção na respiração, observando o impacto do ar movendo-se em diferentes partes do corpo. Observe a região do corpo onde notar a respiração acontecendo com maior facilidade. Talvez você sinta a entrada e saída do ar na ponta do nariz ou para dentro e para fora do peito. Pode ser útil colocar as mãos sobre o abdome e sentir a respiração, momento a momento.
- Se sua mente divagar, o que irá acontecer em poucos segundos, note a distração e diga para você mesmo: "Isso não é respiração". Gentilmente, solte essa "não respiração", não importa o que seja – pensamentos, preocupações, uma coceira, uma dor incômoda – e leve mais uma vez a atenção para "respiração". A distração faz parte da prática. Isso irá acontecer uma centena de vezes, e está tudo bem; da melhor maneira que puder, leve curiosidade a cada momento da experiência.
- Ao seu tempo, com uma ou duas respirações mais profundas, vá encontrando um final para essa prática.

ESPAÇO PARAR PARA RESPIRAR

Este é um exercício que pode ser feito a qualquer momento, pois é muito rápido e simples. Pode ser usado para simplesmente "dar um tempo", ter consciência de si em determinado momento ou quando se está incomodado com alguma coisa, bem como ao sentir impulsos e fissuras pelo uso de substâncias.

Para praticá-lo, utiliza-se o acrônimo **PARAR** da forma apresentada no **Quadro 8.6.3**.

QUADRO 8.6.3 ▶ ORIENTAÇÕES PARA A TÉCNICA PARAR PARA RESPIRAR

P - Parar. Pare. Desacelere e verifique o que está acontecendo. Esse é o primeiro passo para sair do piloto automático.
A - Atentar. Leve sua atenção às sensações corporais. O que sente em seu corpo (tensão, temperatura, coração batendo)? Que emoções está sentindo (medo, raiva, ansiedade, alegria, euforia)? Que pensamentos estão presentes (julgamento, crítica, fantasia)?
R - Respirar. Respire. Recolha sua atenção e a leve para a respiração. Onde percebe a respiração em seu corpo (abdome, peito, narinas)? Qual seu ritmo e intensidade (curta, longa, ofegante)? Você não precisa mudá-la; simplesmente sinta e observe.
A - Ampliar. Amplie sua consciência, incluindo sensações corporais, emoções e pensamentos, impulsos presentes com curiosidade, gentileza e sem julgamento.
R - Responder. Responda com consciência (em vez de reagir). O que você realmente precisa fazer para cuidar de si neste momento? Qual é a sua real necessidade? O que quer que esteja acontecendo em seu corpo e mente, você tem escolha de como responder.

ATENÇÃO PLENA EM UMA ATIVIDADE DO DIA A DIA

É possível escolher uma atividade da rotina e prestar especial atenção à experiência do momento presente, observando detalhes como imagens, sons, cheiros, gostos, tato, pensamentos, emoções, sensações e impulsos.

Ações do dia a dia que podem ser realizadas com atenção plena incluem fazer uma refeição, tomar banho, escovar os dentes, escutar os sons ao seu redor, exercitar-se.

▶ CONSIDERAÇÕES FINAIS

O estilo e a estrutura do grupo de MBRP podem apresentar desafios teóricos e práticos, especialmente em contextos de tratamento clínico em instituições. Alguns desses desafios incluem a agenda, a notificação do uso de drogas, a motivação do participante e as barreiras para a prática. Em ambientes institucionais, pode haver limitações quanto à duração e aos horários dos grupos. O tempo de 2 horas costuma ser suficiente para cobrir a agenda de cada sessão; no entanto, aumentar o número de encontros, diminuindo o tempo das sessões, pode ser uma alternativa viável.

Para que uma intervenção baseada em *mindfulness* seja efetiva e facilite a adesão de pessoas com TUS, o protocolo MBRP deve ser conduzido por profissionais treinados, com prática pessoal de *mindfulness* consolidada e habilidades para prevenção de recaída apresentadas e praticadas de forma compatível com a base de *mindfulness*. É lamentavelmente fácil adotar uma atitude habitual de "ensinar" ou instruir, em vez de extrair os temas do grupo. Nesse sentido, salienta-se a importância de que não se tome a prática pela prática, como uma "técnica a ser aplicada", mas sim como um processo com base em pressupostos teóricos claros que necessitam ser considerados para garantir sua qualidade e coerência.

▶ REFERÊNCIAS

1. Shapiro SL, Carlson LE, Astin JA, Freedman B. Mechanisms of mindfulness. J Clin Psychol. 2006;62(3):373-86.
2. Kabat-Zinn J. Mindfulness-based interventions in context: past, present, and future. Clin Psychol Sci Pract. 2003;10(2):144-56.
3. Félix IJ, Júnior, Donate APG, Noto AR, Galduróz JCF, Simionato NM, Opaleye ES. Mindfulness-based interventions in inpatient treatment for substance use disorders: a systematic review. Addict Behav Rep. 2022;16:100467.
4. Bowen S, Witkiewitz K, Clifasefi SL, Grow J, Chawla N, Hsu SH, et al. Relative efficacy of mindfulness-based relapse prevention, standard relapse prevention, and treatment as usual for substance use disorders. JAMA Psychiatry. 2014;71(5):547.
5. Bowen S, Chawla N, Grow J, Marlatt GA. Mindfulness-based relapse prevention for addictive behaviors a clinician's guide. 2nd ed. New York: Guilford; 2021.
6. Korecki JR, Schwebel FJ, Votaw VR, Witkiewitz K. Mindfulness-based programs for substance use disorders: a systematic review of manualized treatments. Subst Abuse Treat Prev Policy. 2020;15(1):51.
7. Machado MPA, Fidalgo TM, Brasiliano S, Hochgraf PB, Noto AR. The contribution of mindfulness to outpatient substance use disorder treatment in Brazil: A preliminary study. Braz J Psychiatry. 2020;42(5):527-31.
8. Félix IJ, Júnior, Opaleye ES, Donate APG, Bedendo A, Machado MPA, Galduróz JCF, et al. Effectiveness of mindfulness for anger expression on men in treatment for substance use disorders: a randomized controlled trial. Int J Ment Health Addict. 2023:1-19.
9. Ludwig MWB, Adamoli AN, Oliveira MS. Terapias contextuais aplicadas à psicologia da saúde. In: Seabra CR, Santos FR, organizadores. Compêndio de psicologia da saúde. Curitiba: CRV; 2022. p. 399-421.

LEITURA RECOMENDADA

Adamoli AN, Rittmann I, Previdelli JFA, Carvalho JR, Markus J, Szupszynski KPD, et al. O uso de álcool e outras drogas em tempos de pandemia. Porto Alegre: PUCRS; 2020.

► CAPÍTULO 8.7 ◄

PRÁTICA DE EXERCÍCIOS FÍSICOS

CÁSSIO LAMAS PIRES ◄
JONATHAS DA SILVA MORAES ◄
SABRINA RODRIGUES ◄

O exercício físico é apontado como uma prática terapêutica adjuvante no tratamento de inúmeras doenças clínicas e psiquiátricas.[1] Em estudos recentes, é também considerado uma escolha viável e atraente para pessoas com transtornos aditivos e comportamentais (TAC), com boa possibilidade de melhora em vários aspectos da saúde, como qualidade de vida, sono e humor, além de reduzir sintomas ansiosos e depressivos.[2] A estratégia da prática de exercícios físicos no tratamento e na prevenção dos TAC apresenta efeitos positivos sobre a estrutura cerebral e, como consequência, facilita a reabilitação cognitiva, melhorando a função mental dos praticantes.[3]

► PROGRAMA DE EXERCÍCIOS FÍSICOS

A prática sistemática de exercícios físicos está associada à redução e ao controle de fatores de risco para doenças crônico-degenerativas.[4] Outros aspectos descritos na literatura incluem sensação de bem-estar, relaxamento, melhora da autoestima e socialização, bem como redução do consumo de álcool e outras substâncias.[5,6] Sendo assim, oferecer bem-estar e uma experiência sistematizada para as pessoas aumenta o repertório terapêutico.

O programa de exercícios físicos é estruturado a partir de um treinamento combinado de força e de exercícios aeróbicos e possui os seguintes benefícios:

- Ativação dos sistemas de resistência neuromuscular e cardiorrespiratória.
- Melhora da flexibilidade muscular e mobilidade articular.
- Estímulo à consciência corporal e ao relaxamento do corpo e da mente.

Já o alongamento, por ser uma prática corporal simples e de movimentos lentos, permite que mesmo participantes com maior prejuízo físico e cognitivo possam praticá-lo, podendo ser utilizado e incentivado como uma ferramenta para o manejo da fissura e da ansiedade.

O objetivo é proporcionar aos participantes, por meio do exercício físico estruturado e supervisionado, um espaço para aprendizagem, e aquisição de hábitos de vida mais ativos e saudáveis, assim como contribuir para o manejo da fissura, o que aumenta a motivação em seu processo terapêutico. O caráter educativo da atividade gera outra perspectiva que incentiva à prática individual. As atividades recomendadas são as que possam ser praticadas junto a pessoas significativas e em locais adequados, evitando exposição a situações de risco.

▶ TESTES AVALIATIVOS

Os processos de avaliação e mensuração das capacidades físicas dos participantes podem vir a ser morosos e demandantes, exigindo que se façam as escolhas pelos testes que, além de verificar os índices de maior relevância das capacidades físicas, possibilitem uma aplicação não invasiva, de menor custo e ágil. Dentro do escopo de testes físicos e funcionais, sugerimos, como ferramentas de avaliação, a utilização dos seguintes:

- *Time Up and Go Test* (TUG) para analisar o equilíbrio funcional e o risco de quedas.
- *Short Physical Performance Battery* (SPPB) para avaliar a capacidade funcional do indivíduo a partir do seu equilíbrio estático, da velocidade da marcha e da força dos membros inferiores.
- Teste de Caminhada de 6 Minutos (TC6M) para aferir a capacidade funcional cardiorrespiratória.
- Teste de força muscular de 1 repetição máxima (1RM).

Na comparação dos dados a cada reavaliação, é importante demonstrar ao participante seus avanços e as variáveis que carecem de atenção.

▶ PROTOCOLO DE TREINAMENTO COMBINADO DE FORÇA MUSCULAR E AERÓBICO

As sessões de exercícios físicos devem primar pela intensidade leve e/ou moderada e ser divididas em dois momentos principais: 15 a 30 minutos de exercícios aeróbicos (avaliação do tempo conforme a condição do participante), realizados em esteira ou bicicleta ergométrica e até mesmo ao ar livre, e 15 a 30 minutos de exercícios de força para grandes grupos musculares (peitorais, dorsais, quadríceps e gastrocnêmios) de forma contínua, sem intervalo entre eles.[7] A escolha pelos grandes grupos musculares se dá devido ao objetivo de melhorar a capacidade funcional dos participantes. É importante que o profissional da ciência do exercício esteja atento às peculiaridades de cada participante, sua condição clínica e física, para que a dose de exercício esteja dentro das possibilidades individuais.

Recomenda-se que o exercício aeróbico seja planejado e monitorado a partir do marcador biológico da frequência cardíaca (FC) e que seja sistematizado em progressão de intensidade entre 65 e 80% da $FC_{máx}$,[8] estimada por meio da fórmula de Tanaka, Monahan e Seals:[9] $FC_{MÁXIMA} = 208 - (0{,}7 \times idade)$. Para a prescrição do treino aeróbico, são aferidos e definidos os valores da $FC_{MÁXIMA}$ e $FC_{REPOUSO}$. A FC_{TREINO} é estipulada pela fórmula expressa no **Quadro 8.7.1**.

QUADRO 8.7.1 ▶ FÓRMULA DE KARVONEN

$$FC_{TREINO} = FC_{REPOUSO} + (Intensidade/100) \times (FC_{MÁXIMA} - FC_{REPOUSO})$$

Fonte: Karvonen e Vuorimaa.[10]

Os exercícios de força muscular são prescritos com cargas relativas aos valores do teste de uma repetição máxima (1RM), conforme mostra a **Tabela 8.7.1**. No treino de força, podem ser acrescidos exercícios localizados como bíceps, tríceps, deltoides, abdome, adutores e abdutores, a partir da avaliação e indicação para cada participante.

TABELA 8.7.1 ▶ PROGRESSÃO DO TREINO DE FORÇA MUSCULAR

PERÍODO	1RM	VOLUME DE TREINO	TEMPO DE TREINO DE FORÇA*
Sessões 1, 2, 3 e 4	50%	2 × 15	15 a 30 minutos
Sessões 5, 6, 7 e 8	60%	2 × 12	
Sessões 9, 10, 11 e 12	65%	2 × 12	
Sessões 13, 14, 15 e 16	70%	2 × 10	
Sessões 17, 18, 19 e 20*	75%	3 × 8	

*A partir da 20ª sessão, pode-se optar pela manutenção ou pelo aumento do volume e intensidade de treino conforme os objetivos traçados para cada participante.

▶ CONSIDERAÇÕES FINAIS

Estimular pessoas com TAC para a prática de exercícios físicos é desafiador, motivo pelo qual se recomenda atentar para a baixa tolerância aos incômodos próprios da atividade física, como a aceleração da FC e os desconfortos musculares provenientes dos exercícios de força. Também é comum na prática clínica que os participantes apresentem um menor grau de motivação, bem como pouca e/ou nula experiência com exercício físico.

Uma forma de motivar os indivíduos com TAC a se engajarem em um programa de exercícios físicos é planejar ações adjuvantes que amenizem barreiras físicas ou psicológicas que possam surgir, como fornecer informações complementares sobre os benefícios da atividade física para a saúde, monitorar os indicadores biológicos da FC e da pressão arterial, incentivar a realização da prática de preferência e estabelecer metas progressivas ao longo do tempo. O rol de estratégias propostas neste capítulo pelos profissionais da ciência do exercício pode contribuir para o aumento nas taxas de adesão e a manutenção da prática em pessoas com TAC.

▶ REFERÊNCIAS

1. Pedersen BK, Saltin B. Exercise as medicine: evidence for prescribing exercise as therapy in 26 different chronic diseases. Scand J Med Sci Sports. 2015;25 Suppl 3:1-72.
2. Giménez-Meseguer J, Tortosa-Martínez J, Cortell-Tormo JM. The benefits of physical exercise on mental disorders and quality of life in substance use disorders patients. systematic review and meta-analysis. Int J Environ Res Public Health. 2020;17(14):5184.
3. Hallgren M, Vancampfort D, Giesen ES, Lundin A, Stubbs B. Exercise as treatment for alcohol use disorders: systematic review and meta-analysis. Br J Sports Med. 2017;51(14):1058-64.

4. Vorkapic C, Leal S, Alves H, Douglas M, Britto A, Dantas EHM. Born to move: a review on the impact of physical exercise on brain health and the evidence from human controlled trials. Arq Neuropsiquiatr. 2021;79(6):536-50.
5. Lardier DT, Coakley KE, Holladay KR, Amorim FT, Zuhl MN. Exercise as a useful intervention to reduce alcohol consumption and improve physical fitness in individuals with alcohol use disorder: a systematic review and meta-analysis. Front Psychol. 2021;12(675285):1-12.
6. Stoutenberg M, Rethorst CD, Lawson O, Read JP. Exercise training: a beneficial intervention in the treatment of alcohol use disorders? Drug Alcohol Depend. 2016;160:2-11.
7. Pires CL, Mentz LR, Cardoso NK, Sordi A, Figueira FR, Schuch FB, et al. Combined physical training associated with multidisciplinary intervention in the treatment of alcohol use disorder: a study with n of 1. J Bras Psiquiatr. 2023;72(3):177-83.
8. American College of Sports Medicine. Diretrizes do ACSM para os testes de esforço e sua prescrição. 9. ed. Rio de Janeiro: Guanabara Koogan; 2014.
9. Tanaka H, Monahan KD, Seals DR. Age-predicted maximal heart rate revisited. J Am Coll Cardiol. 2001;37(1):153-6.
10. Karvonen J, Vuorimaa T. Heart rate and exercise intensity during sports activities. Practical application. Sports Med. 1988;5(5):303-11.

▶ CAPÍTULO 8.8 ◀

GRUPO DE MULHERES

ELIZANDRA FERREIRA PIRES DE CARVALHO ◀
ANNE ORGLER SORDI ◀
JOANA CORRÊA DE MAGALHÃES NARVAEZ ◀

A preocupação com o uso de substâncias por mulheres vem aumentando mundialmente. Estima-se hoje que a cada três usuários de substâncias um seja do sexo feminino.[1] Diversas são as especificidades que devem ser consideradas na estruturação do tratamento para transtorno por uso de substâncias psicoativas voltado à população de mulheres, como as questões hormonais relacionadas ao desenvolvimento da dependência, as questões sociais que ainda constituem um estigma ao público feminino, além da alta prevalência de situações traumáticas na infância, que se perpetuam na circuitaria interpessoal devido a múltiplas violências na adultez, transmitidas de forma transgeracional, e que favorecem o uso de substâncias como forma de anestesia das dores.[2-4]

A estruturação de protocolos de tratamento para mulheres deve considerar que elas tendem a assumir e acumular inúmeras demandas, como maternidade, sustento financeiro e cuidados com o lar – muitas vezes com redes afetivas precárias e configurações monoparentais. No que tange aos modelos de tratamento, as terapias de grupo específicas para mulheres se configuram como um espaço de apoio onde elas podem se sentir confortáveis em dividir experiências. O grupo possibilita a diminuição da sensação de isolamento, a convivência e as trocas de experiências com exemplos práticos e vivenciais de mudanças, a psicoeducação e a incorporação de técnicas voltadas à redução e cessação do consumo de substâncias.[5] Ao desenvolver protocolos de tratamento de grupo para mulheres usuárias de substâncias, é interessante adaptar técnicas clássicas dos tratamentos dos transtornos aditivos (como psicoeducação, redução de danos, entrevista motivacional, prevenção de recaídas e técnicas cognitivo-comportamentais) de forma atrelada a temas que fazem parte do universo feminino.

Algumas sugestões para a estruturação desses protocolos incluem o seguinte:

- Grupos com, no máximo, 15 pessoas, para que todas possam participar ativamente.
- Tempo de duração que varia de 1h a 1h30min.

- Terapeuta e coterapeuta do sexo feminino.
- Inclusão de mulheres transgênero.

Também se sugere que algumas regras sejam definidas pelo grupo e retomadas ao início de cada encontro. Essas regras podem ser voltadas para o sigilo das informações que são compartilhadas, bem como para o respeito entre as participantes.

O **Quadro 8.8.1** traz sugestões de temas a serem abordados nos encontros em grupo.

QUADRO 8.8.1 ▶ SUGESTÕES DE TEMAS PARA SEREM ABORDADOS NOS GRUPOS DE MULHERES

1. Tratamento como um lugar de pertencimento
2. Metas a serem atingidas ao longo do processo
3. Feminismo e machismo estrutural; racismo
4. Trauma infantil (negligência, trauma físico e abuso sexual)
5. Violência entre parceiros íntimos, doméstica e urbana
6. Autocuidado e autoproteção
7. Sexualidade e o lugar social do corpo feminino
8. Comorbidades e questões hormonais relacionadas ao TUSP
9. Maternidades e desafios ligados ao maternar
10. Independência e sustento financeiro, violência patrimonial

TUSP, transtorno por uso de substâncias psicoativas.

Para concretizar as atividades em grupo de forma prática, dois modelos de dinâmicas são apresentados no **Quadro 8.8.2**.

QUADRO 8.8.2 ▶ MODELOS DE DINÂMICAS PARA ATIVIDADES PRÁTICAS EM GRUPO

DINÂMICA 1 – Trabalhando os mitos sobre o tratamento para dependência química

Objetivos: esclarecer dúvidas, fortalecer o conhecimento e a motivação para o tratamento.
Material necessário: quadro branco e caneta.
Tempo: 55 minutos.
Orientações: o coordenador do grupo deverá estimular as participantes a falarem sobre seus pensamentos e receios em relação ao tratamento. Depois que cada uma tiver feito o seu relato, o coordenador escreverá temas derivados dos relatos no quadro. Ao final, é solicitado que o grupo exponha suas opiniões e esclareça dúvidas, proporcionando assim a discussão dos aspectos que se fazem presentes devido a crenças distorcidas sobre o tratamento.
Exemplos de frases que poderão surgir: "Vão me chamar de louca se souberem que venho para cá"; "Estou aqui porque minha família quer, pois não tenho problemas? com drogas"; "Não vou conseguir"; "No tratamento só falaremos de problemas".

(*Continua*)

QUADRO 8.8.2 ▶ MODELOS DE DINÂMICAS PARA ATIVIDADES PRÁTICAS EM GRUPO (Continuação)

DINÂMICA 2 – Traumas em mulheres e sua relação com o uso de substâncias

Objetivos: proporcionar um espaço seguro para partilha de vivências traumáticas e estabelecer a associação dessas dores com o uso de substâncias.
Material necessário: balões, cartolina ou quadro e canetas.
Tempo: 45 minutos.
Orientações: primeiramente, fazer uma roda de partilha de experiências consideradas traumáticas pelas mulheres usuárias e como se associam com seu uso atual de substâncias. Entregar um balão a cada uma das participantes, que deverão enchê-lo. Explicar para o grupo que o coordenador irá fazer a leitura de mitos e verdades que serão escritos em uma cartolina ou no quadro, e toda vez que as participantes identificarem que a frase é um mito, uma delas deverá estourar o balão e discutir qual seria a versão "verdadeira" daquela colocação.
Modelo de frases:

Mitos	Verdades
O trauma só acontece em famílias de baixo nível educacional e econômico.	O trauma pode acontecer a qualquer pessoa, independentemente de idade, gênero, classe social ou religião.
Mulheres que sofreram traumas como violência sexual ou física não usam drogas como forma de minimizar o sofrimento.	Mulheres que sofreram traumas como violência sexual ou física podem usar drogas como forma de minimizar o sofrimento.
Violência por parceiro íntimo é algo raro de acontecer.	Violência por parceiro íntimo é comum de acontecer. Mas as mulheres, em alguns casos, têm dificuldade de identificar.
Fazer sexo com o parceiro só para agradar não é violência contra a mulher.	Fazer sexo com o parceiro só para agradar é uma forma de violência.
Os traumas só ocorrem durante a infância.	Os traumas podem acontecer em qualquer período da vida.
Todo mundo que passa por um trauma vai sofrer e ter consequências iguais.	As pessoas têm diferentes formas de lidar com um trauma. O uso de substâncias pode ter surgido como uma maneira de lidar com um trauma.

Tendo em vista que muitas vezes os temas abordados nos grupos são delicados e podem evocar sentimentos complexos nas mulheres, sugere-se que os encontros sejam encerrados com uma prática de 20 minutos de relaxamento ou *mindfulness*.

▶ NÃO ESQUEÇA!

- As mulheres tendem a sofrer mais preconceito do que os homens em relação ao uso de álcool e drogas.
- Um ambiente acolhedor e de fácil acesso fortalece a adesão ao tratamento.
- A segurança oferecida pelo grupo muitas vezes proporciona a oportunidade de a mulher falar pela primeira vez sobre traumas passados e atuais.
- Nem sempre o uso de substâncias precisa ser o tema central da sessão de grupo.
- O terapeuta deve conhecer os protocolos legais previstos na constituição brasileira envolvendo as possíveis situações de violência que possam aparecer nas falas.

▶ REFERÊNCIAS

1. United Nations Office on Drugs and Crimes. World drug report 2021 [internet]. Viena: UNODC; 2021 [capturado em 27 maio 2024]. Disponível em: https://www.unodc.org/unodc/en/data-and-analysis/wdr2021.html.
2. McHugh RK, Votaw VR, Sugarman DE, Greenfield SF. Sex and gender differences in substance use disorders. Clin Psychol Rev. 2018;66:12-23.
3. Hameed M, O'Doherty L, Gilchrist G, Tirado-Muñoz J, Taft A, Chondros P, et al. Psychological therapies for women who experience intimate partner violence. Cochrane Database Syst Rev. 2020;(7):CD013017.
4. Magalhães JC, Roglio, VS, Di Tommaso B, Pechansky F. Transgenerational cycle of traumatization and HIV risk exposure among crack users. Int J Environ Res Public Health. 2023;20(7):5285.
5. Greenfield SF, Sugarman DE, Freid CM, Bailey GL, Crisafulli MA, Kaufman JS, et al. Group therapy for women with substance use disorders: results from the Women's Recovery Group Study. Drug Alcohol Depend. 2014;142:245-53.

► CAPÍTULO 9 ◄

AVALIAÇÃO E MANEJO CLÍNICO DAS ADIÇÕES COMPORTAMENTAIS

THIAGO HENRIQUE ROZA ◄
DANIEL TORNAIM SPRITZER ◄
BIBIANA BOLTEN LUCION LORETO ◄
FELIX HENRIQUE PAIM KESSLER ◄

De forma semelhante ao que acontece no uso de substâncias psicoativas, muitos comportamentos podem ser percebidos como – ou associados a – recompensas de curto prazo e, por isso, podem ser naturalmente reforçados, gerando hábitos persistentes e repetitivos, apesar da existência de consequências adversas relacionadas a eles. A redução da capacidade de controle e o desejo recorrente – conceitos centrais que definem a adição a substâncias psicoativas – também se aplicam ao contexto desses comportamentos problemáticos. Além disso, muitas evidências sugerem que comportamentos aditivos se assemelham a transtornos por uso de substâncias em muitos domínios, incluindo história natural, fenomenologia, tolerância, sintomas de abstinência, comorbidades, genética, mecanismos neurobiológicos, resposta ao tratamento, entre outros. Essas semelhanças embasam o conceito de "adições comportamentais", que genericamente engloba diversas síndromes clínicas análogas à dependência de substâncias psicoativas.[1-3]

As síndromes englobadas dentro desse conceito amplo de adições comportamentais podem, em alguns casos, incluir comportamentos essenciais à sobrevivência humana e manutenção da espécie (como alimentação e sexo), comportamentos fundamentais para a vida em sociedade (compras e trabalho) e hábitos comumente promotores de saúde (exercícios). Entretanto, para se tornarem um transtorno mental diagnosticável (ainda que muitas dessas síndromes emergentes careçam de categorias diagnósticas oficiais em classificações como o *Manual diagnóstico e estatístico de transtorno mentais*, 5ª ed., Texto revisado [DSM-5-TR]), tais comportamentos devem ser em essência problemáticos, ocasionando sofrimento e/ou prejuízo significativos nas populações afetadas.[1,3,4] Além disso, muitas dessas síndromes ganharam relevância com o significativo desenvolvimento tecnológico das últimas décadas, por estarem intimamente associadas a ferramentas e dispositivos digitais ou até mesmo às mídias sociais. Na atualidade, embora tais tecnologias tenham se tornado praticamente essenciais à vida moderna, em muitos contextos, também podem promover comportamentos problemáticos que merecem a atenção por parte do profissional de saúde.[3,5]

Desse modo, neste capítulo discutimos alguns desses comportamentos problemáticos, com foco na avaliação, no manejo clínico e no tratamento, a fim de fornecer um guia prático para os profissionais de saúde que se deparam com esses pacientes em cenários clínicos reais.

▶ HIPERSEXUALIDADE E USO PROBLEMÁTICO DE PORNOGRAFIA

Em termos de categorias diagnósticas oficiais, recentemente a Organização Mundial da Saúde incluiu o transtorno de comportamento sexual compulsivo na *Classificação estatística internacional de doenças e problemas relacionados à saúde* (CID-11).[6] Esse transtorno pode ser descrito como um padrão persistente que dura pelo menos 6 meses, marcado pela falha em controlar impulsos sexuais intensos e recorrentes, resultando em comportamento sexual repetitivo. Os sintomas podem incluir atividades sexuais recorrentes que se tornam o foco central na vida da pessoa, a ponto dela negligenciar outros aspectos da vida; numerosos esforços fracassados de reduzir o comportamento sexual recorrente; e comportamento sexual repetitivo continuado, apesar de consequências adversas ou de pouca ou nenhuma satisfação com o comportamento sexual. O transtorno também está associado a prejuízos ou sofrimento significativos para o indivíduo e/ou outros. De acordo com a CID-11, pode ser expresso por meio de diferentes comportamentos sexuais, incluindo interações sexuais com outras pessoas, uso de pornografia, cibersexo, masturbação, entre outros. Além disso, o sofrimento associado exclusivamente a visões morais negativas em relação aos impulsos ou comportamentos sexuais não é suficiente para caracterizar o diagnóstico do transtorno.[6]

Embora esse conceito represente um avanço importante na área, é essencial destacar que o transtorno de comportamento sexual compulsivo não contempla muitos dos casos de uso problemático de pornografia. Esse uso é um conceito ainda em construção e com uma definição mais ampla, que congrega indivíduos que relatam sintomas e/ou disfunções sexuais (ou outras queixas de saúde física e mental) associados ao consumo regular de conteúdo sexualmente explícito. Em muitos contextos, o uso problemático de pornografia pode estar associado à incongruência e desaprovação moral, que poderiam contribuir de forma significativa para o sofrimento e os prejuízos experimentados pelo paciente.[2]

■ AVALIAÇÃO CLÍNICA

De acordo com a experiência clínica, recomenda-se o seguinte:
- Avaliar as características do comportamento sexual problemático (tipo, frequência, hábitos associados, progressão, etc.).
- Avaliar a presença de disfunções sexuais (ejaculação precoce, disfunção erétil, ejaculação retardada, etc.).
- Avaliar eventuais conflitos morais e religiosos.
- Avaliar a qualidade da relação amorosa atual e o histórico de relações prévias (namoro, casamento, relações casuais, etc.).
- Investigar outros comportamentos sexuais de risco.
- Avaliar a presença de chemsex ou uso abusivo de inibidores da fosfodiesterase tipo 5 (fármacos usados no tratamento de disfunção erétil).
- Fazer uma avaliação complementar com um informante qualificado sempre que possível.
- Avaliar comorbidades clínicas ou psiquiátricas, uso de substâncias e outros comportamentos aditivos.
- Solicitar sorologias para infecções sexualmente transmissíveis (ISTs).
- Avaliar a presença de fantasias, comportamentos ou transtornos parafílicos.

- Investigar prejuízos associados ao comportamento sexual problemático.
- No caso de uso problemático de pornografia, avaliar a presença de sintomas de abstinência em tentativas de interromper o comportamento (**Quadro 9.1**).

> **QUADRO 9.1** ▶ **SINTOMAS DE ABSTINÊNCIA RELATADOS EM PACIENTES COM USO PROBLEMÁTICO DE PORNOGRAFIA**
>
> - Fissura intensa e aumento da excitação/desejo sexual.
> - Procura por outras atividades *on-line* e/ou objetos sexuais alternativos.
> - Pensamentos sexuais frequentes e fantasias sobre cenas de sexo e/ou pornografia.
> - Sonhos eróticos.
> - Pensamentos intrusivos relacionados à pornografia.
> - "*Flatline*": termo usado em fóruns *on-line* de abstinência à pornografia, que se refere à libido baixa ou ausente após a abstinência de conteúdo pornográfico, que pode ser acompanhado por afeto negativo e outros sintomas.
> - Sintomas de saúde mental: depressão, ansiedade social e outros sintomas de ansiedade, aumento da emotividade, dificuldades de concentração e atenção, irritabilidade e agressividade, apatia, insônia e outras dificuldades de sono, "névoa mental", sentimentos de solidão, perda de motivação, angústia, inquietação, humor disfórico, sonolência, sentimentos de culpa ou vergonha, dificuldade em tomar decisões, dificuldade em resolver problemas e tarefas.
> - Sintomas físicos: dores de cabeça, sudorese, calafrios, fadiga, tremores, palpitações, problemas musculares e dores em outras partes do corpo, dor de estômago e náusea.

Fonte: Roza e colaboradores.[2]

■ TRATAMENTO

Mesmo que muitos tratamentos para pacientes com hipersexualidade e uso problemático de pornografia já tenham sido investigados, a maior parte dos estudos apresenta baixa qualidade e limitações significativas.[7] De forma geral, é essencial o tratamento das comorbidades clínicas e psiquiátricas, bem como o uso de tratamentos psicológicos, como técnicas de terapia cognitivo-comportamental (TCC) de segunda e terceira onda, terapia psicodinâmica, terapia de casal e família, abordagens mistas, entre outras, com o tipo de psicoterapia variando conforme as manifestações clínicas do paciente. O uso de psicofármacos, como naltrexona/nalmefeno e inibidores seletivos da recaptação de serotonina (ISRSs), é recomendável em pacientes que apresentam quadros com compulsividade, fissura e urgência sexual, além de dificuldade de autocontrole. Nesses casos, os psicofármacos devem ser utilizados em conjunto com o tratamento psicoterápico (principalmente no caso de sintomas moderados/intensos).

Todos os pacientes com uso problemático de pornografia devem ser aconselhados a usar bloqueadores de conteúdo pornográfico, tanto no celular quanto no computador pessoal. Além disso, é importante recomendar atividade física regular, atividades sociais (longe de telas) e planejamento de rotina para evitar tempo ocioso (gatilho para recaídas no uso de pornografia).[7] A **Figura 9.1** apresenta um fluxograma breve sugerindo as etapas sequenciais de tratamento para esses pacientes.

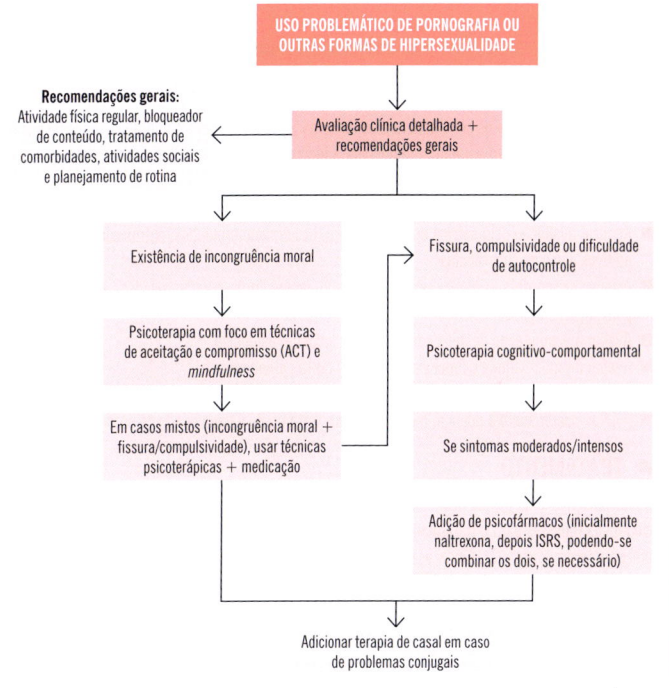

```
                    ┌─────────────────────────────────────┐
                    │ USO PROBLEMÁTICO DE PORNOGRAFIA OU  │
                    │  OUTRAS FORMAS DE HIPERSEXUALIDADE  │
                    └─────────────────────────────────────┘
                                       ↓
   Recomendações gerais:     ┌─────────────────────────────┐
Atividade física regular,    │  Avaliação clínica detalhada +│
bloqueador de conteúdo,  ←── │      recomendações gerais    │
tratamento de comorbidades,  └─────────────────────────────┘
atividades sociais e                   ↓
planejamento de rotina    ┌────────────┴────────────┐
                          ↓                         ↓
          ┌──────────────────────────┐   ┌────────────────────────────┐
          │ Existência de incongruência│←─│ Fissura, compulsividade ou │
          │         moral             │   │ dificuldade de autocontrole│
          └──────────────────────────┘   └────────────────────────────┘
                     ↓                                ↓
          ┌──────────────────────────┐   ┌────────────────────────────┐
          │ Psicoterapia com foco em  │   │ Psicoterapia cognitivo-    │
          │ técnicas de aceitação e   │   │ comportamental             │
          │ compromisso (ACT) e       │   └────────────────────────────┘
          │ mindfulness               │                ↓
          └──────────────────────────┘   ┌────────────────────────────┐
                     ↓                   │ Se sintomas moderados/     │
          ┌──────────────────────────┐   │ intensos                   │
          │ Em casos mistos (incon-  │──→└────────────────────────────┘
          │ gruência moral + fissura/│                ↓
          │ compulsividade), usar    │   ┌────────────────────────────┐
          │ técnicas psicoterápicas +│   │ Adição de psicofármacos    │
          │ medicação                │   │ (inicialmente naltrexona,  │
          └──────────────────────────┘   │ depois ISRS, podendo-se    │
                     │                   │ combinar os dois, se       │
                     │                   │ necessário)                │
                     │                   └────────────────────────────┘
                     │                                ↓
                     └────────────→  ┌────────────────────────────┐
                                     │ Adicionar terapia de casal │
                                     │ em caso de problemas       │
                                     │ conjugais                  │
                                     └────────────────────────────┘
```

FIGURA 9.1 ▶ FLUXOGRAMA DE TRATAMENTO DE HIPERSEXUALIDADE E USO PROBLEMÁTICO DE PORNOGRAFIA.

ISRS, inibidor seletivo da recaptação de serotonina.

Fonte: Roza e colaboradores.[7]

▶ COMPRAS COMPULSIVAS

O transtorno de compras compulsivas é um fenômeno emergente, caracterizado por atividades de compras problemáticas (com perda de tempo significativo na atividade) e gastos excessivos em itens de consumo que não são necessários ou não são utilizados para os fins pretendidos, podendo se manifestar por comportamentos de compra *off-line* (p. ex., em lojas) ou de forma *on-line* (*sites* de compras). Além disso, as características diagnósticas do transtorno também incluem dificuldade de autocontrole sobre o comportamento de compras (em termos de frequência, intensidade, duração e contexto), bem como o aumento da prioridade dada ao ato de comprar, de modo que as atividades de consumo interferem em outros interesses, atividades de lazer, deveres profissionais ou responsabilidades diárias. O transtorno de compras compulsivas também está associado a prejuízo e/ou sofrimento significativos que podem afetar diferentes áreas da vida do indivíduo (pessoais, familiares, sociais, educacionais, ocupacionais, entre outras). Não raramente, existe a acumulação dos itens comprados, o que em alguns casos pode sugerir um diagnóstico comórbido de transtorno de acumulação.[8]

■ AVALIAÇÃO CLÍNICA

Durante a avaliação clínica de um paciente com suspeita de comportamento problemático de compras, é essencial uma anamnese completa com o paciente e com um familiar de referência (anamnese objetiva), devendo-se dar atenção especial aos seguintes pontos:[8,9]

- Mapear as práticas e os comportamentos de compras (tipos de itens comprados, idade de início e evolução do problema, gastos, frequência e tempo na atividade, hábitos associados, locais e *sites* utilizados para as compras, empréstimos, etc.).
- Avaliar a magnitude de dívidas e outros prejuízos.
- Realizar avaliação psiquiátrica detalhada, com foco em comorbidades, outros comportamentos aditivos e uso de substâncias.
- Avaliar o risco de suicídio (principalmente após acúmulo de grandes dívidas) e outros riscos psiquiátricos agudos.
- Avaliar a acumulação de itens comprados no local de residência.
- Avaliar a produtividade e funcionalidade para outras atividades.
- Avaliar padrões de sono, suporte social e atividade física.
- Avaliar *insight* sobre a doença, motivação para tratamento e capacidade de autocontrole.

■ TRATAMENTO

De forma semelhante ao que acontece com outros comportamentos aditivos, não existem evidências científicas robustas para o tratamento do transtorno de compras compulsivas, por este se tratar de um transtorno emergente. Ainda assim, existem várias opções (farmacológicas e psicoterápicas) que podem auxiliar no manejo clínico desses pacientes. Como regra, é essencial o tratamento das comorbidades clínicas e psiquiátricas, a psicoeducação sobre o problema e a avaliação de riscos psiquiátricos agudos. Em termos de prescrição de psicofármacos, os estabilizadores de humor e os antidepressivos foram úteis para a redução de sintomas relacionados ao transtorno (p. ex., sintomas impulsivos e compulsividade). Alguns pesquisadores da área sugerem benefícios com a prescrição de antipsicóticos atípicos e naltrexona, podendo-se utilizar uma combinação dos psicofármacos antes descritos em casos mais graves. Além disso, é essencial o uso de psicoterapia (seja em formato individual ou em grupo), principalmente intervenções baseadas em TCC, que podem ser aplicadas em monoterapia em casos leves.[8,9]

▶ *TRADING* PROBLEMÁTICO (CRIPTOMOEDAS E *DAY TRADING*)

Diversas modalidades de investimento financeiro, principalmente de longo prazo, apresentam características positivas como retornos consideráveis, baixo risco e significativa utilidade econômica. No entanto, em alguns contextos, existe uma semelhança entre investimentos e jogos de azar, sobretudo quando se trata de especulação financeira (que envolve investimentos de maior risco e de curto prazo), como *day trading* e criptomoedas. *Day trading* é um tipo de investimento caracterizado por movimentações financeiras rápidas, com compra e venda de ações no mesmo dia, e potencial de ganhos (e perdas) maiores em curtos períodos de tempo. Criptomoedas são, em termos gerais, ativos altamente voláteis, razão pela qual são amplamente consideradas investimentos arriscados e especulativos. Nesse sentido, ainda que o comportamento de *trading* problemático não seja reconhecido como um diagnóstico oficial, devido ao aumento considerável na quantidade de investidores e em comportamentos de investimento de risco, esse fenômeno emergente representa um problema relevante, com impacto significativo em termos socioeconômicos e de saúde nas populações afetadas.[10]

■ AVALIAÇÃO CLÍNICA

Pacientes que apresentam padrões comportamentais problemáticos em investimentos raras vezes procuram tratamento para esse fenômeno, comumente entrando em contato com o profissional de saúde mental por outro motivo (p. ex., comorbidades e riscos psiquiátricos). Essa falta de engajamento pode estar associada à falta de conhecimento ou ao estigma em relação aos problemas de saúde mental, o que, na visão do paciente, pode comprometer seu *status* e carreira.[10] Nesse sentido, quando o profissional de saúde se depara com um potencial caso de *trading* problemático, vale a pena fazer uma avaliação detalhada, como descrito no **Quadro 9.2**.

> **QUADRO 9.2 ▶ AVALIAÇÃO CLÍNICA DE PACIENTES COM *TRADING* PROBLEMÁTICO**
>
> - Adaptar os critérios diagnósticos de transtorno do jogo (gambling disorder) do DSM-5-TR[4] para o contexto de investimentos do paciente (avaliar se ele preenche critérios para o transtorno).
> - Mapear as práticas e comportamentos de investimento do paciente (tipos de investimentos, gastos, frequência, hábitos associados, plataformas utilizadas, empréstimos, grau de conhecimento sobre investimentos, etc.).
> - Avaliar a magnitude de perdas financeiras e outras consequências (p. ex., divórcio, processos criminais, demissão, endividamento).
> - Realizar avaliação psiquiátrica detalhada, com foco em comorbidades, outros comportamentos aditivos e uso de substâncias.
> - Avaliar o risco de suicídio (principalmente após grandes perdas financeiras) e outros riscos psiquiátricos agudos.
> - Avaliar a produtividade e funcionalidade para outras atividades.
> - Avaliar padrões de sono, suporte social e atividade física.

Fonte: Roza e colaboradores.[10]

■ MANEJO CLÍNICO E TRATAMENTO

Como o *trading* problemático representa um fenômeno emergente, existem poucas evidências com relação a estratégias de tratamento para pacientes com o problema. Ainda assim, é possível utilizar estratégias comumente recomendadas para o manejo de pacientes com outros comportamentos aditivos (sobretudo jogo patológico), adaptando-as para o contexto de comportamentos problemáticos de investimentos.[10] De acordo com a experiência clínica, recomenda-se o manejo desses pacientes com a combinação de estratégias psicoterápicas e psicossociais (psicoeducação, educação financeira, entrevista motivacional, prevenção de recaídas, TCC, promoção de suporte social, intervenções familiares, programas de 12 passos, entre outras), bem como com o uso de psicofármacos (especialmente naltrexona, ISRSs ou bupropiona). Além disso, é essencial fazer o correto tratamento de comorbidades psiquiátricas, bem como o manejo em ambiente de internação psiquiátrica para aqueles que apresentam risco de suicídio ou outros riscos psiquiátricos agudos.[10,11]

▶ ADIÇÕES TECNOLÓGICAS

A dependência de tecnologias é definida por um padrão de uso excessivo e descontrolado, associado a prejuízos significativos na saúde física e emocional, relações sociais e/ou vida profissional. Trata-se de um termo guarda-chuva que inclui diversos tipos de atividades realizadas na internet, como o uso de jogos eletrônicos, redes sociais, envio de mensagens de texto, compras, entre outros. O transtorno do jogo eletrônico (TJE) é o subtipo mais estudado de dependência de tecnologia, e foi incluído como um diagnóstico oficial na CID-11, dentro da categoria dos transtornos por uso de substâncias e comportamentos aditivos. Esse transtorno pode atingir entre 1 e 3% da população mundial, sendo mais prevalente em adolescentes e adultos jovens, afetando mais homens do que mulheres.[6,12]

■ DIAGNÓSTICO

O TJE se caracteriza por um padrão persistente de uso de jogos (jogos digitais ou *videogames*), que pode ocorrer predominantemente *on-line* (ou seja, pela internet ou redes eletrônicas similares) ou *off-line*, manifestado pelos seguintes aspectos:[6]

- Controle prejudicado sobre o comportamento de jogo (p. ex., início, frequência, intensidade, duração, término, contexto).
- Prioridade crescente atribuída ao comportamento de jogo, a ponto de este prevalecer sobre outros interesses de vida e atividades diárias.
- Continuação ou escalada do comportamento de jogos, apesar de consequências negativas (p. ex., conflitos familiares devido ao comportamento de jogo, desempenho escolar deficiente, impacto negativo na saúde).

O padrão de comportamento de jogo resulta em sofrimento significativo ou prejuízo em áreas pessoais, familiares, sociais, educacionais, ocupacionais ou outras áreas importantes do funcionamento. Esse padrão pode ser contínuo ou episódico e recorrente, mas deve ser manifestado ao longo de um período prolongado (no mínimo 12 meses). Além disso, é importante que o comportamento de jogos não seja mais bem explicado por outro transtorno mental (p. ex., episódio maníaco) nem decorrente dos efeitos de uma substância ou medicamento.[6]

O diagnóstico do TJE requer uma avaliação abrangente do indivíduo, considerando seu contexto pessoal, cultural e social. Uma análise minuciosa dos sintomas, histórico clínico, comorbidades, uso de substâncias e condições médicas e neurológicas é essencial para estabelecer um diagnóstico preciso e distingui-lo de outras condições. A entrevista clínica é o padrão-ouro na avaliação, durante a qual devem ser explorados detalhadamente os padrões de uso de jogos digitais, assim como o impacto na vida diária e os fatores de risco. Além disso, a utilização de questionários de autorrelato (como o *Internet Gaming Disorder Test-10* e o *Internet Gaming Disorder Scale-9*, validados para uso no Brasil) pode proporcionar um exame mais estruturado dos sintomas, facilitando o diagnóstico e o acompanhamento clínico.[13,14]

■ TRATAMENTO

A abordagem clínica do TJE pode integrar diversas modalidades de tratamento, como psicoterapia individual, terapia familiar e, se necessário, intervenções farmacológicas, adaptando-se às necessidades específicas de cada paciente.[5,14]

A psicoterapia individual, com ênfase na TCC, permite identificar e modificar o uso excessivo de jogos, compreender conflitos subjacentes, desenvolver habilidades de enfrentamento, regulação emocional e resolução de problemas. Essa abordagem costuma ser a escolhida quando o paciente reconhece o comportamento problemático e concorda com a mudança.[5,14]

A terapia familiar é especialmente útil para adolescentes e adultos jovens desmotivados para a terapia individual. Além disso, pode facilitar a conscientização sobre o TJE, a identificação e modificação de dinâmicas familiares disfuncionais, envolvendo a família como parte do sistema de apoio e melhorando a comunicação e o relacionamento familiar, além de oferecer suporte emocional para os demais membros da família.[5,14]

Intervenções farmacológicas são ainda pouco estudadas para o tratamento desse transtorno. Estudos limitados investigaram medicamentos utilizados nas comorbidades psiquiátricas associadas, como bupropiona e escitalopram. Dada a escassez de evidências, não há uma medicação específica aprovada para o tratamento do TJE. O tratamento medicamentoso é recomendado para transtornos comórbidos com evidências suficientes de resposta a essa abordagem.[5,14]

▶ TRANSTORNO DE APOSTAS

O transtorno de apostas é caracterizado pela perda de controle sobre o comportamento de apostar, associado a diversas consequências negativas (p. ex., prejuízo financeiro, problemas nos relacionamentos, dificuldades emocionais, queda no desempenho acadêmico ou profissional e criminalidade). Os problemas financeiros, frequentemente relatados como os prejuízos mais comuns, costumam ser o ponto crítico que leva à busca de tratamento. A presença de transtornos mentais comórbidos é bastante comum, sobretudo os transtornos da personalidade, os transtornos de humor e ansiedade, além dos transtornos relacionados ao uso de álcool e substâncias. O sexo masculino também é um fator de risco consistente para o desenvolvimento de problemas relacionados às apostas. A prevalência estimada de jogo problemático varia entre diferentes países (0,1 a 5,8%), refletindo principalmente a disponibilidade de diferentes produtos de jogo.[15]

■ DIAGNÓSTICO

O transtorno de apostas, antes denominado jogo patológico, é a primeira "dependência comportamental" a ser incluída no DSM. Os critérios diagnósticos do DSM-5-TR estão apresentados no **Quadro 9.3**.[4] A CID-11 recentemente classificou o jogo de apostas como um "transtorno devido a comportamentos aditivos", definido por controle prejudicado sobre as apostas, prioridade crescente atribuída ao apostar em detrimento de outros interesses e atividades de vida, e persistência ou aumento das apostas apesar das consequências negativas.[6]

QUADRO 9.3 ▶ CRITÉRIOS DIAGNÓSTICOS PARA TRANSTORNO DO JOGO PELO DSM-5-TR

A. Comportamento persistente e recorrente de apostas resultando em prejuízo ou sofrimento clinicamente significativo, indicado pelo indivíduo apresentando quatro (ou mais) dos seguintes em um período de 12 meses:
- Necessita apostar com quantias crescentes de dinheiro para alcançar a excitação desejada.
- Fica inquieto ou irritado ao tentar reduzir ou parar de apostar.
- Fez repetidas tentativas malsucedidas de controlar, reduzir ou parar de apostar.
- Está frequentemente absorto pelas apostas (p. ex., com pensamentos persistentes de reviver experiências passadas de jogo, planejando a próxima aposta, pensando em maneiras de obter dinheiro para jogar).
- Frequentemente aposta ao se sentir angustiado (p. ex., indefeso, culpado, ansioso, deprimido).
- Após perder dinheiro em apostas, frequentemente retorna em outro dia para recuperar as perdas (perseguindo suas perdas).
- Mente para ocultar a extensão do envolvimento com as apostas.
- Colocou em risco ou perdeu um relacionamento significativo, emprego, oportunidade educacional ou de carreira devido às apostas.
- Depende de outros para fornecer dinheiro e aliviar situações financeiras desesperadas causadas pelas apostas.

B. O comportamento de apostar não é mais bem explicado por um episódio maníaco.

Fonte: American Psychiatric Association.[4]

TRATAMENTO

Assim como nos transtornos relacionados ao uso de substâncias, relativamente poucas pessoas com transtorno de apostas buscam tratamento. As razões mais comuns para a busca de ajuda psiquiátrica são depressão, ideação suicida e/ou tentativas de suicídio devido a perdas no jogo. Ansiedade, depressão e eventos estressantes da vida pioram o prognóstico, reforçando a importância do reconhecimento e tratamento das comorbidades.[16,17]

Intervenções psicológicas, principalmente TCC e entrevista motivacional, são consideradas como os tratamentos de primeira linha nos problemas relacionados às apostas. As reuniões de grupos como os Jogadores Anônimos (JA) são a opção de tratamento mais comum disponível. O JA baseia-se em uma abordagem de 12 passos semelhante à dos Alcoólicos Anônimos (AA), e os grupos são focados nos pares e na abstinência.[16,17]

Quanto à abordagem psicofarmacológica, as melhores evidências disponíveis para a redução da gravidade dos sintomas estão relacionadas ao uso de antagonistas opioides, como a naltrexona, e, em menor medida, antipsicóticos atípicos, como a olanzapina. As evidências relacionadas ao uso de estabilizadores de humor e anticonvulsivantes (como lítio e topiramato) são ainda inconclusivas, e os antidepressivos não se mostram mais eficazes do que o placebo.[16,17]

> **ATENÇÃO!**
>
> O uso de medicamentos com ação agonista de dopamina, como a terapia de reposição de dopamina e o aripiprazol, tornou-se um fator de risco bem conhecido para o desenvolvimento do transtorno de apostas. Ao prescrever tais medicações, a possibilidade do surgimento de problemas relacionados a apostas deve ser monitorada, inclusive em indivíduos sem histórico de comportamentos semelhantes e mesmo em doses baixas.[18]

ADIÇÃO AO TRABALHO

A definição de adição ao trabalho ou *workaholism* é um tópico ainda em discussão na literatura. Embora não conste em classificações diagnósticas como o DSM-5-TR e a CID-11, a conceitualização e os fatores implicados no desenvolvimento têm sido foco de diferentes pesquisadores.[19] Muitos estudos procuraram associar essa condição a traços de personalidade, porém os dados sobre a epidemiologia da adição ao trabalho parecem variar conforme a amostra avaliada.[20] O *workaholism* pode ser entendido como uma estratégia de regulação emocional desadaptativa, possivelmente com mecanismos cognitivos semelhantes aos encontrados em outros transtornos aditivos.[21] Padrões de trabalho em excesso podem estar associados ao uso de substâncias com o objetivo de ampliar a capacidade cognitiva. As substâncias mais usadas para esse fim são os psicoestimulantes, embora não haja evidências sólidas que apontem benefícios dessa prática.[22] Já foi cogitado que o *workaholism* poderia incluir aspectos benéficos para a relação com o trabalho. No entanto, mais estudos têm associado a adição ao trabalho ao desenvolvimento de *burnout*.[23]

AVALIAÇÃO CLÍNICA

Estudos mais recentes tendem a definir a adição ao trabalho com critérios semelhantes aos utilizados para outros transtornos aditivos nas classificações diagnósticas. Os aspectos mais importantes seriam a saliência, as alterações de humor, o conflito do trabalho com as próprias necessidades, abstinência, tolerância, recaída e problemas interpessoais e relacionados à saúde devido ao padrão de trabalho.[20] Alguns instrumentos foram desenvolvidos para complementar a avaliação clínica, sendo estes os mais relevantes: *Work Addiction Risk Test* (WART), *Workaholism Battery* (WorkBAT), *Dutch Work Addiction Scale* (DUWAS), *Bergen Work Addiction Scale* (BWAS) e *Work Craving Scale* (WCS).[19,20]

■ TRATAMENTO

A literatura sobre prevenção e tratamento da adição ao trabalho ainda é escassa. As estratégias incluem medidas organizacionais e abordagens individuais, conforme descrito a seguir:[24]

- Promoção de equilíbrio entre vida pessoal e profissional.
- Adequação entre demandas e recursos relacionados ao trabalho.
- Sistemas de recompensa organizacionais que não estimulem o *workaholism*.
- Acompanhamento por médicos do trabalho.
- Desenvolvimento de inteligência emocional e estratégias de autorregulação.
- Técnicas de relaxamento.
- Aconselhamento baseado em autovalidação.
- Aconselhamento de carreira.
- Técnicas baseadas em *mindfulness*.
- TCC.
- Grupos de autoajuda (*workaholics* anônimos).

▶ ADIÇÃO A EXERCÍCIOS FÍSICOS

A adição a exercícios físicos não é uma categoria estabelecida nas classificações diagnósticas mais utilizadas, embora a literatura sobre esse tema tenha crescido. Alguns autores consideram que a prática de exercícios físicos pode ser compreendida dentro de um espectro, que incluiria a prática de risco, o exercício problemático e a adição a exercícios.[25] Estudos recentes sugerem que a adição a exercícios poderia ser definida com critérios semelhantes aos que existem no DSM-5-TR para o transtorno do jogo.[26] Outros autores utilizam o conceito de dependência de exercícios, que estaria dentro do grupo das dependências comportamentais. Dados sobre a epidemiologia ainda são escassos, mas parece ser uma condição pouco comum entre os praticantes de exercício, com cerca de 1% dessa população apresentando consequências graves de um padrão de exercício em excesso.[27]

■ AVALIAÇÃO CLÍNICA

O padrão mais típico de apresentação inclui a prática de exercício diário, por período prolongado, com padrão estereotipado e sem períodos de descanso. O indivíduo pode passar muito tempo planejando ou pensando sobre o exercício, além de apresentar lesões físicas decorrentes da prática e também consequências emocionais, como sintomas de abstinência, alterações de humor e prejuízo no âmbito profissional e interpessoal.[27] Diferentes instrumentos foram desenvolvidos para auxiliar na avaliação desses sintomas, tais como *Commitment to Exercise Scale* (CES), *Compulsive Exercise Test* (CET), *Excessive Exercise Scale* (EES), *Exercise Addiction Inventory* (EAI), E*xercise Beliefs Questionnaire* (EBQ), *Exercise Dependence Questionnaire* (EDQ), *Exercise Dependence Scale* (EDS) e *Obligatory Exercise Questionnaire* (OEQ). No entanto, essas ferramentas apresentam diferenças na definição de exercício problemático, dependência e adição.[25]

■ TRATAMENTO

As recomendações para o tratamento da adição a exercícios são escassas. Os sintomas são abordados frequentemente quando ocorrem de forma comórbida com transtornos alimentares. São descritas algumas estratégias avaliadas nesse perfil de pacientes:[28,29]

- Psicoeducação.
- Técnicas cognitivo-comportamentais.
- Técnicas de regulação emocional.

▶ REFERÊNCIAS

1. Grant JE, Potenza MN, Weinstein A, Gorelick DA. Introduction to behavioral addictions. Am J Drug Alcohol Abuse. 2010;36(5):233-41.
2. Roza TH, Noronha LT, Shintani AO, Massuda R, Kessler FHP, Passos IC. Withdrawal-like symptoms in problematic pornography use: a scoping review. J Addict Med. 2024;18(1):19-27.
3. Fernandez DP, Kuss DJ, Griffiths MD. Short-term abstinence effects across potential behavioral addictions: a systematic review. Clin Psychol Rev. 2020;76:101828.
4. American Psychiatric Association. Manual diagnóstico e estatístico de transtornos mentais: DSM-5-TR. 5. ed. Porto Alegre: Artmed; 2023.
5. Roza TH, Noronha LT, Makrakis MA, Spritzer DT, Gadelha A, Kessler FHP, et al. Gaming disorder and problematic use of social media. In: Passos IC, Rabelo-da-Ponte FD, Kapczinski F, editors. Digital mental health: a practitioner's guide. New York: Springer; 2023. p. 237-53.
6. World Health Organization. International Classification of Diseases 11th revision (ICD-11). Geneva: WHO; 2022.
7. Roza TH, Noronha LT, Shintani AO, Massuda R, Lobato MIR, Kessler FHP, et al. Treatment approaches for problematic pornography use: a systematic review. Arch Sex Behav. 2024;53(2):645-72.
8. Müller A, Laskowski NM, Thomas TA, Antons S, Tahmassebi N, Steins-Loeber S, et al. Update on treatment studies for compulsive buying-shopping disorder: a systematic review. J Behav Addict. 2023;12(3):631-51.
9. Racine E, Kahn T, Hollander E. Compulsive buying disorder. In: Rosenberg KP, Feder LC, editors. Behavioral addictions. San Diego: Academic; 2014. p. 285-315.
10. Roza TH, Tavares H, Kessler FHP, Passos IC. Problematic trading: gambling-like behavior in day trading and cryptocurrency investing. Trends Psychiatry Psychother. 2023.
11. Grant JE, Odlaug BL. Diagnosis and treatment of gambling disorder. In: Rosenberg KP, Feder LC, editors. Behavioral addictions. San Diego: Academic; 2014. p. 35-59.
12. Fineberg NA, Menchón JM, Hall N, Dell'Osso B, Brand M, Potenza MN, et al. Advances in problematic usage of the internet research: a narrative review by experts from the European network for problematic usage of the internet. Compr Psychiatry. 2022;118:152346.
13. Castro-Calvo J, King DL, Stein DJ, Brand M, Carmi L, Chamberlain SR, et al. Expert appraisal of criteria for assessing gaming disorder: an international Delphi study. Addiction. 2021;116(9):2463-75.
14. King DL, Chamberlain SR, Carragher N, Billieux J, Stein D, Mueller K, et al. Screening and assessment tools for gaming disorder: a comprehensive systematic review. Clin Psychol Rev. 2020;77:101831.
15. Dowling NA, Merkouris SS, Greenwood CJ, Oldenhof E, Toumbourou JW, Youssef GJ. Early risk and protective factors for problem gambling: a systematic review and meta-analysis of longitudinal studies. Clin Psychol Rev. 2017;51:109-24.
16. Dowling N, Merkouris S, Lubman D, Thomas S, Bowden-Jones H, Cowlishaw S. Pharmacological interventions for the treatment of disordered and problem gambling. Cochrane Database Syst Rev. 2022; (9):CD008936.
17. Mestre-Bach G, Potenza MN. Pharmacological management of gambling disorder: an update of the literature. Expert Rev Neurother. 2024;24(4):391-407.
18. 18. Akbari M, Jamshidi S, Sheikhi S, Alijani F, Kafshchi P, Taylor D. Aripiprazole and its adverse effects in the form of impulsive-compulsive behaviors: a systematic review of case reports. Psychopharmacology. 2024;241(2):209-23.
19. Andreassen CS. Workaholism: an overview and current status of the research. J Behav Addict. 2014;3(1):1-11.
20. Andreassen CS, Griffiths MD, Hetland J, Kravina L, Jensen F, Pallesen S. The prevalence of workaholism: a survey study in a nationally representative sample of Norwegian employees. PLoS One. 2014;9(8):e102446.
21. Kun B, Urbán R, Bőthe B, Griffiths MD, Demetrovics Z, Kökönyei G. Maladaptive rumination mediates the relationship between self-esteem, perfectionism, and work addiction: a largescale survey study. Int J Environ Res Public Health. 2020;17(19):7332.

22. Roberts CA, Jones A, Sumnall H, Gage SH, Montgomery C. How effective are pharmaceuticals for cognitive enhancement in healthy adults? A series of meta-analyses of cognitive performance during acute administration of modafinil, methylphenidate and D-amphetamine. Eur Neuropsychopharmacol. 2020;38:40-62.
23. Cheung F, Tang CSK, Lim MSM, Koh JM. Workaholism on job burnout: a comparison between American and Chinese employees. Front Psychol. 2018;9:2546.
24. Cossin T, Thaon I, Lalanne L. Workaholism prevention in occupational medicine: a systematic review. Int J Environ Res Public Health. 2021;18(13):7109.
25. Sicilia Á, Paterna A, Alcaraz-Ibáñez M, Griffiths MD. Theoretical conceptualisations of problematic exercise in psychometric assessment instruments: A systematic review. J Behav Addict. 2021;10(1):4-20.
26. Colledge F, Cody R, Buchner UG, Schmidt A, Pühse U, Gerber M, et al. Excessive exercise-a meta-review. Front Psychiatry. 2020;11:521572.
27. Adams J. Exercise dependence. In: Miller PM, editor. Principles of addiction. San Diego: Academic; 2013. p. 827-35.
28. Hallward L, Di Marino A, Duncan LR. A systematic review of treatment approaches for compulsive exercise among individuals with eating disorders. Eat Disord. 2022;30(4):411-36.
29. Hay P, Touyz S, Arcelus J, Pike K, Attia E, Crosby RD, et al. A randomized controlled trial of the compuLsive Exercise Activity TheraPy (LEAP): a new approach to compulsive exercise in anorexia nervosa. Int J Eat Disord. 2018;51(8):999-1004.

► CAPÍTULO 10 ◄

ABORDAGEM DOS TRANSTORNOS DA PERSONALIDADE NOS TRANSTORNOS POR USO DE SUBSTÂNCIAS

ANA LAURA WALCHER ◄
GABRIELLE TEREZINHA FOPPA ◄
TIAGO BORDIN LUCAS ◄

É comum, na prática clínica, a coocorrência de transtornos por uso de substâncias e transtornos da personalidade. Ambos são associados a importantes prejuízos de saúde, econômicos e sociais.[1] A prevalência de transtornos da personalidade na população geral é de cerca de 7,8%;[2] já entre aqueles com transtorno por uso de substâncias, a prevalência é de 34,8 a 73%.[3]

A associação ao transtorno da personalidade tem correlação positiva com a gravidade do transtorno por uso de substâncias e é um preditor de mau prognóstico na resposta ao tratamento e no desfecho.[4] Ambos os transtornos têm maior cronicidade quando em coocorrência em comparação à apresentação individual.[5] O estudo brasileiro de Hanna e colaboradores constatou que a presença de transtorno da personalidade do grupo B aumentava de forma significativa a chance de consumo, abuso e formas mais severas de transtorno por uso de álcool.[6]

O transtorno da personalidade *borderline* e o transtorno da personalidade antissocial são particularmente relacionados ao transtorno por uso de substâncias,[1] pois estão associados às consequências decorrentes de falhas no controle emocional e comportamental.[5] Ambos se manifestam por uma gama de comportamentos mal-adaptativos, incluindo comportamento suicida, suicídio, autoagressão, heteroagressão, comportamento criminal e abuso de substâncias.[7]

Em comparação à população geral, na qual a ocorrência de transtorno da personalidade antissocial é de 3 a 4%,[8] na população com transtorno por uso de substâncias as taxas chegam a ser de 40 a 50%.[9] Entre aqueles com transtorno da personalidade antissocial, a taxa de transtorno por uso de substâncias ao longo da vida chega a 90%. Naqueles com transtorno da personalidade *borderline*, a taxa de transtorno por uso de substâncias é de 63,5% ao longo da vida.[10]

Neste capítulo, nosso foco é a abordagem dos pacientes com transtorno por uso de substâncias e com transtornos da personalidade *borderline* e/ou antissocial comórbidos em razão de maior prevalência, pior prognóstico e dificuldades de adesão em tais casos.

▶ MANEJO GERAL

Dependendo da gravidade do transtorno por uso de substâncias, a desintoxicação pode ser necessária no primeiro momento, para posteriormente ser possível uma avaliação mais acurada da personalidade. Sintomas como irritabilidade, alterações do humor e ansiedade podem estar associados ao uso intenso da substância ou abstinência, podendo melhorar com o tratamento.[11]

Na sequência, é preciso abordar outros transtornos psiquiátricos comórbidos, que têm maior prevalência na população com transtornos da personalidade em relação à população geral. Por fim, pode ser necessária a abordagem dos transtornos da personalidade relacionados, inicialmente com psicoterapia e, se necessário, abordagem farmacológica de sintomas refratários.

■ TRANSTORNO DA PERSONALIDADE *BORDERLINE*

Em revisão sistemática e metanálise publicada no JAMA em 2017, que avaliou a eficácia de psicoterapias para transtorno da personalidade *borderline*, concluiu-se que as psicoterapias, principalmente a terapia comportamental dialética (DBT, do inglês *dialectical behavior therapy*) e as abordagens psicodinâmicas, são eficazes para sintomas do referido transtorno e problemas relacionados (automutilação e suicídio). No entanto, os efeitos são pequenos, inflacionados pelo risco de viés e viés de publicação, e particularmente instáveis no acompanhamento. Também não foram encontradas diferenças entre os tipos de psicoterapias. A maioria dos ensaios se concentrou na DBT seguida pelas abordagens psicodinâmicas, e ambos os tipos geraram tamanhos de efeito significativos e pequenos entre os grupos, com baixa heterogeneidade para a DBT. A terapia cognitivo-comportamental (TCC) não foi superior às condições de controle.[12]

Apesar do uso comum de farmacoterapias para pacientes com transtorno da personalidade *borderline*, sua eficácia é limitada e as evidências disponíveis não apoiam seu uso por si só para redução da gravidade. Antipsicóticos de segunda geração, anticonvulsivantes e antidepressivos não foram capazes de reduzir de forma consistente a gravidade do referido transtorno. Evidências de baixa qualidade indicam que os anticonvulsivantes podem melhorar sintomas específicos associados ao transtorno da personalidade *borderline*, como raiva, agressão e labilidade afetiva, mas as evidências são limitadas a estudos únicos. Os antipsicóticos de segunda geração têm pouco efeito na gravidade dos sintomas específicos do transtorno da personalidade *borderline*, mas melhoraram os sintomas psiquiátricos gerais em pacientes com esse transtorno.[13]

■ TRANSTORNO DA PERSONALIDADE ANTISSOCIAL

Embora o tratamento do transtorno por uso de substâncias seja desafiador, seus benefícios podem se estender também para o transtorno da personalidade antissocial. Em um estudo com indivíduos com transtornos da personalidade antissocial e por uso de substâncias comórbidos, os participantes tratados em manutenção com metadona eram menos propensos a se envolverem em comportamentos antissociais ou criminosos, tinham menos conflitos familiares e menos problemas emocionais em comparação aos que mantinham o uso indevido de substâncias.[14]

Há evidências muito limitadas sobre intervenções psicoterápicas para adultos com transtorno da personalidade antissocial. Em uma revisão sistemática recente, apenas o manejo de contingência como tratamento adjuvante (melhora no funcionamento social em pacientes ambulatoriais seis meses após a intervenção), a DBT (redução no número de dias de automutilação em pacientes ambulatoriais dois meses após a intervenção) e terapia do esquema (redução na média de dias até receber licença sem supervisão) mostraram evidências de serem mais eficazes do que a intervenção-controle para transtorno da personalidade antissocial. Nenhuma intervenção relatou evidências convincentes de mudança no comportamento antissocial. No geral, a certeza da evidência foi baixa ou muito baixa, o que traduz pouca confiança nas estimativas de efeito dos estudos.[15]

Nos casos graves (p. ex., na psicopatia), a psicoterapia é proscrita, podendo ser, além de ineficaz, prejudicial. Uma perspectiva é que a rígida estrutura de personalidade desses indivíduos, em geral, resiste à influência externa, observando-se que na terapia eles muitas vezes simplesmente seguem os movimentos do terapeuta e podem até aprender habilidades que os ajudam a influenciar ou explorar melhor os outros. Tal preocupação é particularmente relevante para a terapia de grupo.[16]

Dados limitados apoiam o manejo farmacológico do comportamento agressivo em indivíduos com transtorno da personalidade antissocial. Em uma metanálise recente, não houve evidências suficientes que apoiassem o uso de qualquer intervenção farmacológica em monoterapia no tratamento da agressividade no transtorno da personalidade antissocial. Entretanto, pequenos ensaios e relatos de casos sugerem que vários medicamentos podem ser úteis na redução do comportamento agressivo em amostras de indivíduos associados a taxas mais altas de transtorno da personalidade antissocial (p. ex., prisioneiros, indivíduos com histórico de agressão, crianças com transtorno de conduta), sendo os antipsicóticos de segunda geração os mais utilizados.[17]

▶ CONSIDERAÇÕES FINAIS

A intersecção entre transtornos por uso de substâncias e transtornos da personalidade impõe uma complexidade significativa ao tratamento, destacando-se a necessidade de abordagens integradas e individualizadas. Intervenções psicoterapêuticas, porventura associadas à farmacoterapia focada em domínio de sintomas, despontam como a via mais promissora, embora desafiadora, para a gestão desses casos. Abordagens psicoterapêuticas específicas para pacientes com transtorno da personalidade *borderline* apontam para potenciais benefícios, ainda que pequenos, na redução de desfechos como suicídio e automutilação. A despeito da existência limitada de evidências sobre intervenções focadas especificamente em transtornos da personalidade, reforça-se a importância de um manejo contínuo e multidisciplinar, objetivando-se a redução de riscos e o tratamento de comorbidades, bem como a promoção da qualidade de vida desses pacientes.

▶ REFERÊNCIAS

1. Hasin D, Fenton MC, Skodol A, Krueger R, Keyes K, Geier T, et al. Personality disorders and the 3-year course of alcohol, drug, and nicotine use disorders. Arch Gen Psychiatry. 2011;68(11):1158-67.
2. Winsper C, Bilgin A, Thompson A, Marwaha S, Chanen AM, Singh SP, et al. The prevalence of personality disorders in the community: a global systematic review and meta-analysis. Br J Psychiatry. 2020;216(2):69-78.
3. Verheul R. Co-morbidity of personality disorders in individuals with substance use disorders. Eur Psychiatry. 2001;16(5):274-82.
4. Dom G, Moggi F. Co-occurring addictive and psychiatric disorders. Berlin: Springer; 2016.
5. Helle AC, Watts AL, Trull TJ, Sher KJ. Alcohol use disorder and antisocial and borderline personality disorders. Alcohol Res. 2019;40(1):arcr.v40.1.05.
6. Chaim CH, Santana GL, Albertin PV, Silveira CM, Siu ER, Viana MC, et al. Alcohol use patterns and disorders among individuals with personality disorders in the Sao Paulo Metropolitan Area. PLoS One. 2021;16(3):e0248403.
7. McCloskey MS, Ammerman BA. Suicidal behavior and aggression-related disorders. Curr Opin Psychol. 2018;22:54-58.
8. Kessler RC, McGonagle KA, Zhao S, Nelson CB, Hughes M, Eshleman S, et al. Lifetime and 12-month prevalence of DSM-III-R psychiatric disorders in the United States. Results from the National Comorbidity Survey. Arch Gen Psychiatry. 1994;51(1):8-19.
9. Messina N, Wish ED, Nemes S. Therapeutic community treatment for substance abusers with antisocial personality disorder. J Subst Abuse Treat. 1999;17(1-2):121-8.
10. Sansone RA, Sansone LA. Substance use disorders and borderline personality: common bedfellows. Innov Clin Neurosci. 2011;8(9):10-3.

11. American Psychiatric Association. Manual diagnóstico e estatístico de transtornos mentais: DSM-5-TR. 5. ed. Porto Alegre: Artmed; 2023.
12. Cristea IA, Gentili C, Cotet CD, Palomba D, Barbui C, Cuijpers P. Efficacy of psychotherapies for borderline personality disorder: a systematic review and meta-analysis. JAMA Psychiatry. 2017;74(4):319-28.
13. Gartlehner G, Crotty K, Kennedy S, Edlund MJ, Ali R, Siddiqui M, et al. Pharmacological treatments for borderline personality disorder: a systematic review and meta-analysis. CNS Drugs. 2021;35(10):1053-1067.
14. Cacciola JS, Alterman AI, Rutherford MJ, Snider EC. Treatment response of antisocial substance abusers. J Nerv Ment Dis. 1995;183(3):166.
15. Gibbon S, Khalifa NR, Cheung NH, Völlm BA, McCarthy L. Psychological interventions for antisocial personality disorder. Cochrane Database Syst Rev. 2020;(9):CD007668.
16. Hare RD. Without conscience: the disturbing world of psychopaths among us. New York: Pocket Books; 1993.
17. Khalifa NR, Gibbon S, Völlm BA, Cheung NH, McCarthy L. Pharmacological interventions for antisocial personality disorder. Cochrane Database Syst Rev. 2020;(9):CD007667.

► CAPÍTULO 11 ◄

ABORDAGEM DAS PRINCIPAIS COMORBIDADES CLÍNICAS RELACIONADAS ÀS ADIÇÕES

KAWOANA TRAUTMAN VIANNA ◄
AMANDA VILAVERDE PEREZ ◄
ALEXANDRE KIESLICH DA SILVA ◄
JOSE MIGUEL DORA ◄

Os transtornos por uso de substâncias muitas vezes estão relacionados não apenas a condições psiquiátricas, mas também a uma série de comorbidades clínicas. Essas comorbidades podem ser influenciadas pelo método de administração das drogas, como é o caso das doenças infectocontagiosas, que podem ser transmitidas pelo uso de substâncias injetáveis, e das doenças respiratórias, associadas ao uso pela via inalatória.

Várias comorbidades clínicas estão intimamente ligadas aos efeitos farmacodinâmicos das substâncias utilizadas. Tais comorbidades podem afetar diferentes sistemas do corpo humano. Doenças cardiovasculares podem estar associadas ao uso de álcool, cocaína, crack, opioides e tabaco. Diversas drogas podem causar depressão do sistema nervoso central (SNC), tais como álcool, opioides, benzodiazepínicos e fármacos Z.

Algumas comorbidades ainda ocorrem não apenas por conta da droga e da via utilizada, mas também por características do indivíduo que a utiliza. É o caso da população idosa, para a qual é importante considerar que fármacos como opioides e benzodiazepínicos podem aumentar o risco de quedas e fraturas. Estes são apenas alguns dos exemplos de como o uso dessas substâncias pode ocasionar condições clínicas que exijam atenção médica para sua correta identificação e manejo.

► COMORBIDADES ASSOCIADAS À VIA DE ADMINISTRAÇÃO DA SUBSTÂNCIA

■ DROGAS INTRAVENOSAS

A principal preocupação em relação ao uso de drogas intravenosas (IV) é a transmissão de doenças infectocontagiosas. Há aumento do risco de infecção por vírus da imunodeficiência humana (HIV), de tuberculose, hepatite B (HBV) e hepatite C (HCV). Conforme a Organização Mundial da Saúde (OMS),[1] o uso de drogas IV é responsável por 10% das novas infecções por HIV anualmente. É importante o diagnóstico precoce das infecções, com exames de rastreio, além de política de redução de danos com programas de distribuição de seringas e agulhas. Há também risco de endocardite infecciosa, sendo mais frequente nessa população a endocardite do lado direito (valvas tricúspide e pulmonar): usuários de drogas IV constituem 90% dos casos de endocardite infecciosa do lado direito e apenas 20% dos casos de endocardite infecciosa do lado esquerdo. Na endocardite de lado direito, a febre é o sinal mais frequente, estando em geral associada a outros sintomas constitucionais (perda de peso, anorexia e sudorese noturna). Embolia séptica pulmonar também pode ocorrer, estando presente em 53% dos casos em que há envolvimento de valva tricúspide e se apresentando com tosse, hemoptise e dispneia. Diante da suspeita de endocardite, é importante a solicitação de hemoculturas e exame de imagem, como o ecocardiograma, para avaliar a presença de vegetação (estruturas compostas de plaquetas, fibrina e microrganismos infecciosos).

Cabe mencionar também o risco de infecções cutâneas, como celulite e abscessos, e infecções osteoarticulares, como artrite séptica e osteomielite.[2]

■ DROGAS INALADAS

O principal risco das drogas inaladas é o de complicações pulmonares, podendo ocorrer diferentes tipos de lesões no tecido pulmonar, como hemorragia alveolar, edema cardiogênico, pneumonite, entre outros.[3]

Elas podem ocasionar hiper-reatividade brônquica e broncospasmo em razão da irritação da mucosa das vias aéreas. A exposição repetida pode causar pneumonite de hipersensibilidade e reações granulomatosas.

Em um contexto de insuficiência respiratória aguda em usuários de drogas inalatórias, é importante lembrar de pneumotórax e de aspiração de corpo estranho.

▶ COMORBIDADES POR TIPO DE SUBSTÂNCIA

■ ÁLCOOL

O consumo de álcool pode estar associado a diversas comorbidades, como doenças cardiovasculares, doenças neurológicas, hepatopatia, neoplasias, diabetes, HIV/aids, pancreatite, etc. Entre as doenças cardiovasculares, destacam-se o aumento do risco de hipertensão, a doença arterial coronariana, a insuficiência cardíaca e a fibrilação atrial. Já em relação ao risco de doenças neurológicas, destacam-se o aumento do risco de demência, o acidente vascular cerebral e hematoma subdural e extradural em caso de quedas com traumatismo cranioencefálico. Quanto às neoplasias, o consumo de álcool também está associado ao aumento da incidência de câncer de boca, laringe, esôfago, colo do intestino, reto, fígado e mama. A hepatopatia alcoólica pode variar de um quadro de hepatite até um quadro de cirrose, que por sua vez pode predispor à ocorrência de hepatocarcinoma. O consumo de álcool está associado a um comportamento sexual de risco, aumentando potencialmente a chance de transmissão de infecções sexualmente transmissíveis, HIV e hepatites virais.[4]

O uso excessivo de álcool também está relacionado a comorbidades nutricionais. A deficiência de tiamina ocorre em 80% dos usuários pesados de álcool e pode causar neuropatia, cardiopatia e síndrome de Wernicke-Korsakoff, condições abordadas no Capítulo 6,1, Álcool, na seção específica sobre o tratamento da intoxicação e desintoxicação por álcool.

COMO ABORDAR

- Avaliar a presença de doenças cardiovasculares. A hipertensão costuma ser assintomática e pode ser avaliada objetivamente com a aferição da pressão arterial. A insuficiência cardíaca e a doença arterial coronariana podem cursar com fadiga, dispneia, angina, entre outros sintomas, e exigem investigação complementar, que pode ser iniciada com eletrocardiograma e ecocardiograma.

- Avaliar transaminases e provas de função hepática: alanina aminotransferase (ALT), aspartato aminotransferase (AST), bilirrubina e albumina podem indicar dano hepático. Uma relação AST:ALT de 2:1 sugere doença hepática induzida por álcool.

- Um hemograma com plaquetas pode sugerir doença hepática quando há presença de macrocitose (volume corpuscular médio [VCM] > 100 fL) e plaquetopenia.

- Em relação à terapia nutricional, sugere-se administração empírica de multivitamínico que inclua 100 mg de tiamina, 400 a 1.000 μg de ácido fólico e 2 mg de piridoxina. É importante administrar a suplementação de tiamina antes da administração de glicose IV para prevenir encefalopatia de Wernicke.

- Na abordagem dos sintomas da síndrome de abstinência, benzodiazepínicos são usados para tratar agitação psicomotora e prevenir a progressão de formas leves de síndrome de abstinência para formas graves.

■ COCAÍNA E *CRACK*

O uso da cocaína, devido às propriedades adrenérgicas, tem associação com comorbidades cardiovasculares. O uso agudo da droga causa taquicardia, hipertensão e aumenta a demanda de oxigênio do miocárdio, podendo precipitar síndrome coronariana aguda e arritmias. O uso crônico pode causar hipertensão arterial e insuficiência cardíaca. Também pode causar lesões no trato aerodigestivo superior (mucosa e septo nasal, cornetos, faringe, mucosa oral, laringe), sendo possível inclusive uma perfuração do septo nasal e do palato.

O uso de *crack* e de cocaína pode causar pneumotórax, edema pulmonar não cardiogênico, pneumonite e fibrose pulmonar. O "pulmão de *crack*" é uma síndrome aguda com hemorragia alveolar difusa em que o paciente apresenta febre, dispneia e hipoxemia.

A cocaína pode levar à exacerbação de asma com broncospasmo. Além disso, devido à redução de mecanismos de proteção da mucosa gástrica, seu uso também tem relação com a doença ulcerosa péptica.[5]

COMO ABORDAR

- No caso de dor torácica associada ao uso de cocaína, um benzodiazepínico IV pode aliviar a dor e deve fazer parte do manejo. Nitroglicerina IV também pode aliviar a dor. O uso de betabloqueador deve ser evitado, pois pode piorar o vasospasmo coronariano e agravar o quadro.

- Em caso de dispneia, além de avaliar causas cardíacas, é importante lembrar de avaliar broncospasmo e pneumotórax. O tratamento do "pulmão de *crack*" é de suporte, e o uso de corticosteroides é controverso.

■ BENZODIAZEPÍNICOS E FÁRMACOS Z

O uso de benzodiazepínicos e fármacos Z (zolpidem, zopiclona, eszopiclona e zaleplona) está associado a diversas condições clínicas, sobretudo às relacionadas aos seus efeitos no SNC, tais como amnésia anterógrada, sonolência, fadiga e ataxia. Os benzodiazepínicos podem causar sedação, em geral sem alteração de sinais vitais, efeito que é dose-dependente. Além disso, podem causar depressão respiratória, embora seja incomum com seu uso isolado, podendo ocorrer especialmente quando associados com outras drogas e medicações que cursem com depressão do SNC, como álcool ou opioides.

Na intoxicação por fármacos Z, é comum observar eventos neuropsiquiátricos adversos. Entre eles, destacam-se alucinações, parassonias (comportamentos ou eventos anormais durante o sono, como pesadelos, sonambulismo, alimentação, conversação, entre outros) e amnésia.[6]

Nos idosos, as modificações de farmacocinética e farmacodinâmica associadas à faixa etária tornam esses indivíduos mais sensíveis aos seus efeitos adversos. Ambas as classes estão incluídas na lista de medicações com forte recomendação para serem evitadas em idosos, por conta do risco aumentado de comprometimento cognitivo, *delirium*, quedas, fraturas e acidentes de trânsito. Além do efeito do uso crônico dos benzodiazepínicos de forma isolada, ressalta-se que o uso concomitante de três ou mais drogas com ação no SNC aumenta ainda mais o risco de quedas, uma importante causa de morbimortalidade na população idosa.

COMO ABORDAR

- Nos pacientes com depressão respiratória e do nível de consciência, com suspeita de uso concomitante de opioide, deve-se administrar inicialmente naloxona IV e, se não houver melhora, flumazenil IV. Deve-se considerar a obtenção de via aérea avançada de forma similar à avaliação de pacientes críticos.

- É fundamental questionar diretamente sobre a ocorrência de quedas, fraturas e estados confusionais nas avaliações médicas do paciente em uso desses fármacos.

- Em idosos, avaliar marcha e equilíbrio pode ser útil para identificar os mais suscetíveis a quedas e fraturas. Pode-se utilizar o Frax (*Fracture Risk Assessment*) para avaliar o risco de fraturas por osteoporose, as quais podem aumentar com o uso desses medicamentos.

- Para pacientes que apresentem queixas cognitivas, é essencial considerar realizar testagem específica. Não há indicação de rastreio com essas testagens para pacientes que não apresentem tais queixas relatadas por si ou pelos familiares.

■ OPIOIDES

A intoxicação por opioides, classicamente, cursa com depressão do SNC, depressão respiratória (bradipneia ou apneia), miose, hipotensão e redução de motilidade intestinal. Desses sinais, uma frequência respiratória < 12 incursões por minuto é o melhor preditor de toxicidade por opioide.

Essa classe de medicamentos também está associada a uma série de efeitos colaterais no trato gastrintestinal, sendo o principal deles a constipação, ocasionada pela redução da motilidade intestinal.

Entre os efeitos no SNC, destaca-se o surgimento de *delirium*, alucinações, alodinia e hiperalgesia, mioclonias, tremores e convulsões. Tais efeitos podem ser potencializados em pacientes com doença renal crônica ou em uso de doses maiores de opioides.

O uso crônico de opioides também está associado ao aumento de risco de infarto agudo do miocárdio, quedas e fraturas, bem como de acidentes com veículos.[7]

COMO ABORDAR

- Diante da suspeita de intoxicação com risco à vida, deve-se administrar naloxona IV.
- Em pacientes com constipação associada aos opioides, sugere-se a prescrição de laxativos, preferencialmente da classe dos estimulantes (p. ex., bisacodil) com ou sem associação aos emolientes (p. ex., dioctilsulfossuccinato) ou laxativos osmóticos (p. ex., polietilenoglicol).

- Em idosos, deve ser mantida a mesma orientação do uso de benzodiazepínicos sobre avaliação do risco de quedas e fraturas.
- Em pessoas com doença renal crônica, deve-se ajustar a posologia da prescrição.

TABACO

O cigarro é a principal causa de morte evitável no mundo, conforme a OMS.[8] Ele está associado a doença cardiovascular, doença pulmonar, neoplasias, doença ulcerosa péptica, osteoporose e acometimento de outros sistemas. Merece destaque a associação com doença pulmonar obstrutiva crônica (DPOC), visto que o cigarro é o fator de risco mais importante. Cessar o tabagismo reduz o declínio da função pulmonar e a chance de desenvolver DPOC. Em relação ao desenvolvimento de neoplasias, o cigarro é o principal fator de risco associado a câncer de pulmão, sendo responsável por cerca de 90% dos cânceres pulmonares.

COMO ABORDAR

- Em relação à DPOC, a avaliação diagnóstica é recomendada em pacientes sintomáticos (tosse, dispneia ou declínio na capacidade funcional). A iniciativa global para DPOC (GOLD) não recomenda investigação de pacientes assintomáticos, mas encoraja a busca ativa de casos entre pacientes com fatores de risco.[9]
- Para neoplasia, o rastreio de câncer pulmonar entre fumantes não é um consenso, não sendo recomendado um programa de rastreamento no Brasil pelo Instituto Nacional de Câncer (INCA). Já a Força-Tarefa de Serviços Preventivos dos Estados Unidos recomenda o rastreio anual com tomografia pulmonar de baixa dosagem para adultos entre 50 e 80 anos com história de tabagismo de, no mínimo, 20 maços-ano e que atualmente fumam ou pararam de fumar nos últimos 15 anos.[10]

MACONHA

A intoxicação por maconha pode manifestar-se por sintomas como alterações no estado mental, tais como euforia, desorientação, ansiedade e paranoia, bem como por sintomas físicos, incluindo taquicardia, hipotensão, secura na boca e olhos avermelhados. Em casos mais graves, pode ocorrer também comprometimento da coordenação motora e da memória, além de sintomas psicóticos agudos, como alucinações e delírios.

O uso crônico de maconha está associado a uma série de efeitos adversos, incluindo comprometimento cognitivo, especialmente em áreas como memória, atenção e função executiva. A inalação da fumaça da maconha pode aumentar o risco de desenvolvimento de bronquite crônica. Embora a relação causal entre o uso de maconha e certos tipos de câncer – como o câncer de pulmão – ainda seja motivo de debate, alguns estudos levantaram preocupações sobre essa possível associação. Além disso, evidências preliminares indicam uma potencial ligação entre o uso de maconha e o câncer de testículo.

Bem documentada na literatura é a síndrome da hiperêmese canabinoide, definida por náusea, vômito e dor abdominal em pacientes com uso pesado e/ou crônico de maconha. Em relação à função cognitiva, há estudos de melhor qualidade, associando o uso de maconha com prejuízo da concentração e da aprendizagem associativa.

COMO ABORDAR

- É importante estar atento a sinais de intoxicação por maconha, como alterações do estado de consciência (desorientação, confusão), taquicardia, vermelhidão nos olhos, boca seca, aumento do apetite e sintomas psicóticos, como alucinações ou paranoia.

- Em casos de intoxicação aguda, é essencial considerar medidas de suporte, como hidratação e monitoramento dos sinais vitais.
- Para sintomas associados à síndrome da hiperêmese canabinoide, o alívio pode ser proporcionado por exposição à água quente (banho).

O **Quadro 11.1** resume as principais comorbidades relacionadas às adições de diferentes substâncias.

QUADRO 11.1 ▶ IDENTIFICAÇÃO DE COMORBIDADES CLÍNICAS ASSOCIADAS À ADIÇÃO

DROGA/FÁRMACO	COMORBIDADES ASSOCIADAS
Álcool	- Doenças cardiovasculares (hipertensão, doença arterial coronariana, insuficiência cardíaca) - Doenças neurológicas (demência, acidente vascular cerebral, hematoma subdural e extradural) - Hepatopatia (hepatite/cirrose) - Neoplasias (boca, laringe, esôfago, colo do intestino, reto, fígado e mama) - Diabetes - Pancreatite
Cocaína e *crack*	- Doenças cardiovasculares (taquicardia, hipertensão, síndrome coronariana aguda, insuficiência cardíaca) - Lesões em trato aerodigestivo superior - Pneumotórax - Edema pulmonar - Doença ulcerosa péptica
Benzodiazepínicos e fármacos Z	- Amnésia - Sonolência/sedação - Depressão respiratória - Alucinações - Parassonias - Quedas e fraturas
Opioides	- Depressão do sistema nervoso central - Depressão respiratória - Miose - Constipação - *Delirium* - Alucinações - Mioclonias - Convulsões - Quedas e fraturas

(*Continua*)

QUADRO 11.1 ▶ IDENTIFICAÇÃO DE COMORBIDADES CLÍNICAS ASSOCIADAS À ADIÇÃO *(Continuação)*

DROGA/FÁRMACO	COMORBIDADES ASSOCIADAS
Tabaco	▪ Doenças cardiovasculares ▪ Doença pulmonar ▪ Neoplasias ▪ Doença ulcerosa péptica
Maconha	▪ Alteração do estado mental ▪ Ansiedade ▪ Taquicardia ▪ Hipotensão ▪ Comprometimento cognitivo (amnésia, desatenção, ▪ disfunção executiva) ▪ Síndrome da hiperêmese canabinoide

▶ REFERÊNCIAS

1. World Health Organization. Global HIV Programme. Geneva (CH): WHO: 2023. Available from: https://www.who.int/teams/global-hiv-hepatitis-and-stis-programmes/hiv/overview
2. Larney S, Peacock A, Mathers BM, Hickman M, Degenhardt L. A systematic review of injecting-related injury and disease among people who inject drugs. Drug Alcohol Depend. 2017 Feb 1;171:39-49.
3. Mégarbane B, Chevillard L. The large spectrum of pulmonary complications following illicit drug use: features and mechanisms. Chem Biol Interact. 2013 Dec 5;206(3)
4. Edelman EJ, Fiellin DA. In the Clinic. Alcohol Use. Ann Intern Med. 2016 Jan 5;164
5. Havakuk, O, Rezkalla, S, Kloner, R. The Cardiovascular Effects of Cocaine. J Am Coll Cardiol. 2017 Jul, 70 (1) 101–113.
6. Ben-Hamou M, Marshall NS, Grunstein RR et al (2011)
7. Spontaneous adverse event reports associated with zolpidem in Australia 2001–2008. J Sleep Res 20(4):559–568
8. Chou R, Turner JA, Devine EB, Hansen RN et al. The effectiveness and risks of long-term opioid therapy for chronic pain: a systematic review for a National Institutes of Health Pathways to Prevention Workshop. Ann Intern Med. 2015 Feb 17;162(4):276-86.
9. Mathers CD, Loncar D. Projections of global mortality and burden of disease from 2002 to 2030. PLoS Med 2006;3(11):e442.
10. Global Initiative for Chronic Obstructive Lung Disease (GOLD). Global Strategy for the Diagnosis, Management and Prevention of Chronic Obstructive Pulmonary Disease: 2024 Report. www.goldcopd.org
11. US Preventive Services Task Force. Screening for lung cancer: US Preventive Services Task Force recommendation statement. JAMA. Published March 9, 2021.

► CAPÍTULO 12 ◄

AVALIAÇÃO DA PSIQUIATRIA FORENSE EM ADIÇÕES

LISIEUX E. DE BORBA TELLES ◄
BÁRBARA FERREIRA ALTHOFF ◄
BIBIANA DE BORBA TELLES ◄

Acompanhando a tendência mundial da crescente presença da psiquiatria nos hospitais gerais e frente ao incremento da complexidade dos casos atendidos em hospitais-escola, com amplos dilemas éticos e incontáveis violências, foi criada a Consultoria Psiquiátrica Forense do Hospital de Clínicas de Porto Alegre (HCPA), vinculada à Universidade Federal do Rio Grande do Sul (UFRGS). Tal iniciativa, pioneira entre os hospitais gerais universitários do Brasil, vem crescendo progressivamente desde sua criação, em 2015, auxiliando as diversas especialidades médicas, tanto nas internações quanto nos ambulatórios.[1] Nestes 9 anos, foram solicitadas 846 consultorias para a psiquiatria forense, havendo um aumento de 130% nos pedidos entre o primeiro e o último ano (46 solicitações em 2015 e 106 solicitações em 2023). A psiquiatria de adições foi a principal especialidade solicitante, com 281 pedidos – correspondendo a 33,2% do total.

A consultoria da psiquiatria forense no serviço de adições tem por objetivo avaliar (1) a capacidade para consentir ou recusar um tratamento, (2) a coexistência de transtornos da personalidade, (3) o risco de violência e (4) a simulação no contexto de internação, temas abordados na sequência.

► AVALIAÇÃO DA CAPACIDADE PARA CONSENTIR/RECUSAR TRATAMENTO

A capacidade de consentir com o tratamento é aquela na qual o indivíduo tem de tomar uma decisão informada; pode ser determinada por qualquer médico.[2] A incapacidade de decidir é comum entre os hospitalizados[3] (até 48% dos internados por quadros agudos), sendo o motivo de 3 a 25% dos pedidos de consultorias à psiquiatria de um hospital geral.[4] O motivo mais comum para essa avaliação é a recusa do paciente em aceitar um tratamento indicado,[2] mas, na prática, percebe-se frequentemente que tal negativa decorre da sua má compreensão por falhas na comunicação entre ele e a equipe de saúde.[2] Assim, recomenda-se sempre primeiro abordar possíveis problemas subjacentes interpessoais e de comunicação, auxiliando e facilitando o diálogo entre as partes.[2,5] Alguns pacientes requerem tempo adicional para processar informações, outros têm deficiências de decisão temporárias que melhoram com a remissão da doença de base (p. ex., *delirium*).[6]

A escolha deve ser a mais livre e voluntária possível. O consultor deve determinar se as escolhas se baseiam em situações irrealistas, medos ou outras deficiências nos processos mentais.[2] Um passo a passo de como abordar uma situação de dúvida em relação à capacidade de consentir/recusar tratamentos está sugerido no **Quadro 12.1**, enquanto as habilidades que devem ser avaliadas no paciente estão descritas no **Quadro 12.2**. Quanto maior a gravidade das consequências da decisão a ser tomada, mais sofisticadas precisam ser as habilidades do paciente.[5] Logo, é fundamental avaliar se a capacidade dele é suficiente para tal decisão.[5]

É essencial que se registre em prontuário o cumprimento do dever de informar o paciente, descrevendo adequadamente o processo de consentimento fornecido, ainda que apenas verbal. Uma vez considerado capaz para decidir, o indivíduo possui o direito de recusar um tratamento proposto pela equipe de saúde,[2] devendo-se solicitar ao paciente ou seu responsável legal a assinatura do termo de desistência de tratamento a pedido e contra a indicação médica. Nesse cenário, o profissional deve registrar que foram informados todos os riscos dessa decisão, garantindo todos os cuidados de saúde necessários após a alta a pedido. Em casos de pacientes menores de idade ou já curatelados – considerados incapazes em um ou vários quesitos perante a lei – o consentimento e a autorização para tratamento/procedimento deve ser fornecido pelo tutor e/ou curador oficial. Dentro do possível, é sempre válido considerar e respeitar o desejo do paciente, ainda que ele seja incapaz.

QUADRO 12.1 ▶ ABORDAGEM EM CASO DE DÚVIDA SOBRE A CAPACIDADE DE CONSENTIR/RECUSAR TRATAMENTOS

Passo 1	Discutir o caso com a equipe assistente e, de preferência, com a equipe multidisciplinar.
Passo 2	Há indicação de um tratamento involuntário que está disponível ao paciente? Se sim, avaliar se realmente importa a presença capacidade decisória neste contexto.
Passo 3	A avaliação de capacidade só é importante na prática se a equipe estiver disposta a prosseguir com um tratamento forçado. É importante avaliar os riscos e benefícios.
Passo 4	Abordar possíveis problemas subjacentes de comunicação e interpessoais.
Passo 5	Avaliar a capacidade do paciente em ambiente adequado e com tempo suficiente.
Passo 6	Entrevistar familiares em busca de informações colaterais relevantes (anamnese objetiva), mas também como forma de auxílio ao paciente na compreensão da situação e na tomada de decisão apoiada.

QUADRO 12.2 ▶ ETAPAS DA AVALIAÇÃO DE HABILIDADES DO PACIENTE

1	Apreciação	Capacidade de reconhecer a situação e suas prováveis consequências.
2	Compreensão	Capacidade de compreender o significado de informações relevantes.
3	Raciocínio	Capacidade de examinar racionalmente informações relevantes, ponderando opções e consequências.
4	Escolha	Capacidade de comunicar uma escolha clara e consistente.

Fonte: Zhong e colaboradores.[5]

▶ AVALIAÇÃO DE TRANSTORNOS DA PERSONALIDADE

É alta a prevalência de consumo de substâncias psicoativas entre os pacientes com TP (57%). Além disso, entre os indivíduos internados em unidade psiquiátrica de hospital geral, 76% apresentava transtorno da personalidade *borderlines* (TPB) e 95%, transtorno da personalidade antissocial (TPAS).[7] O transtorno da conduta e o TPAS são mais comórbidos entre os homens.

A presença de transtornos da personalidade em dependentes de álcool está associada a um início mais precoce do consumo dessa substância, sintomas mais graves de dependência, menor nível de funcionamento social, uso mais frequente de outras substâncias psicoativas, aumento do comportamento suicida, maior frequência derecaídas e de abandono do tratamento, além de pior prognóstico.[8] A grande variabilidade de sinais e sintomas dos diferentes quadros de transtornos da personalidade associados aos transtornos aditivos pode determinar a presença de conflitos com a lei e a sociedade, condutas disruptivas e ações auto e heteroagressivas com consequências nas esferas criminal, civil e trabalhista.

A hospitalização pode ser o primeiro contato dessas pessoas com o sistema de saúde e com um psiquiatra, constituindo-se na oportunidade de realização de uma avaliação ampla. A consultoria da psiquiatria forense atua das seguintes formas: auxiliando na avaliação diagnóstica dos transtornos da personalidade, verificando os riscos e as implicações sociais e jurídicas desse transtorno na vida de cada paciente e de sua família e avaliando a necessidade de proteção legal dos pacientes e os respectivos encaminhamentos.

▶ AVALIAÇÃO DO RISCO DE VIOLÊNCIA

O transtorno por uso de substâncias (TUS) está mais intensamente associado a comportamentos violentos do que as demais doenças mentais.[7] O álcool foi a substância psicoativa mais associada à violência – 20% dos brasileiros violentados na infância e mais de 45% das violências conjugais – sendo que 5,6 a 34% dos alcoolistas, especialmente quando intoxicados, apresentam delírios de ciúme que se associam a comportamento violento.[7] A violência também já foi associada na literatura ao uso de cocaína, anfetaminas, *cannabis* e alucinógenos como dietilamida do ácido lisérgico (LSD).[7] Seja em sua forma de dependência, intoxicação/abstinência ou no transtorno psicótico induzido,[9] o TUS pode influenciar a capacidade de controle de impulsos, aumentando o risco de violência e de alterações de conduta moral/social,[8] além de estar ligado à reincidência violenta e não violenta e a resultados adversos como ferimentos, fugas, reinternações e morte.[6]

Essa avaliação é realizada por meio de entrevistas com o paciente, familiares e a equipe terapêutica. A escala HCR-20 (*Historical, Clinical and Risk Management Scale*), validada no Brasil e atualmente em sua terceira versão,[10] é o instrumento objetivo e sistematizado mais utilizado no mundo para tal avaliação, seguido pela PCL-R (*Psychopathy Checklist-Revised*),o que aumenta a confiabilidade do exame. A avaliação final é válida para um período de tempo e contexto específico.

▶ AVALIAÇÃO DE SIMULAÇÃO NO CONTEXTO DE INTERNAÇÃO

A imitação e o fingimento de sintomas de doença mental devem sempre ser considerados como uma possibilidade quando o indivíduo puder se beneficiar disso.[7] A *Classificação estatística internacional de doenças e problemas relacionados à saúde* (CID-10)[11] descreve a simulação (Z-76.5) como uma "condição não atribuível à doença mental", encarando-a como um comportamento voluntário e deliberado. A prevalência, ainda provavelmente subestimada, é de 7,4% em ambientes não forenses.[7] As condições psiquiátricas mais simuladas são transtornos dissociativos de identidade, psicoses, suicidalidade e, principalmente, transtorno de estresse pós-traumático (TEPT).[7] Os sinais de alerta para essa hipótese estão descritos no **Quadro 12.3**.

QUADRO 12.3 ▶ SINAIS DE ALERTA RELACIONADS À POSSIBILIDADE DE SIMULAÇÃO

1. O simulador busca chamar atenção para sua suposta doença (verdadeiros doentes/psicóticos tentam minimizar/esconder os sintomas).
2. Incongruência entre os sintomas relatados pelo paciente e os observados pelo clínico.
3. Descrição indiscriminada de sintomas isolados que não correspondem a uma síndrome clínica conhecida ou relato de sintomas muito raros, óbvios ou improváveis.
4. Contradições no relato do paciente, respostas vagas e superficiais como "não sei".
5. Hábito de repetir as perguntas formuladas, responder lentamente ou manter longos silêncios em uma tentativa de ganhar tempo para pensar em possíveis respostas.
6. Discrepância entre o sofrimento/deficiência apontados/relatados e os achados objetivos.
7. Coexistência entre incapacidade para o trabalho e capacidade preservada para o lazer.
8. Falta de cooperação durante a avaliação.
9. Má adesão ao tratamento prescrito.
10. Personalidade prévia desajustada com mau histórico social e empregatício/TPAS.

TPAS, transtorno da personalidade antissocial.

Em caso de suspeita, as entrevistas devem ser prolongadas. Inicia-se com perguntas abertas, aumentando a possibilidade de aparecerem as contradições. Evita-se demonstrar desconfiança ou irritação e/ou confrontar o simulador (pois ele responde intensificando o comportamento); cuida-se com induções de sintomas (falso-positivos) e perguntas rápidas (podem realçar contradições ou confundir verdadeiros doentes). Nunca se deve subestimar a capacidade de um simulador. Também são importantes a reavaliação periódica e a coleta de informações colaterais, mediante entrevista objetiva com amigos/familiares, em separado do paciente, e a avaliação de documentos/atestados prévios de saúde e ocupacionais.

A avaliação de simulação de dependência de substâncias psicoativas exige muita cautela, atenção e habilidade, devendo ser conduzida por profissionais experientes. No contexto de internação por TUS, pode estar relacionada a interesses secundários previdenciários (ganhos financeiros/benefícios), busca de maior conforto (abrigo), acesso mais fácil e rápido a medicações e exames, ou até como uma fuga para evitar prisões ou riscos no seu território de origem.

▶ CONSIDERAÇÕES FINAIS

O uso de álcool e substâncias psicoativas pode acarretar importante prejuízo à saúde física e mental, com eventual deterioração cognitiva e perdas na capacidade do auto cuidado e mesmo na capacidade para os atos da vida civil. Outras consequências possíveis são o prejuízo nas relações sociais, de trabalho e familiares chegando, algumas vezes, a representar risco para o paciente, para a sociedade e problemas legais.[12]

A comorbidade com transtornos da personalidade associa-se a variabilidade dos efeitos provocados pelas drogas e álcool em diferentes indivíduos, modificando muitas vezes o prognóstico da evolução.

Assim, a avaliação psiquiátrica forense oportuniza identificar situações de vulnerabilidade apresentadas pelos pacientes em decorrência do uso de drogas e ou álcool, bem como aferir possíveis condutas disruptivas e ou de risco, indicando o melhor encaminhamento na busca por proteção e cuidado de todos, além da prevenção da violência.

REFERÊNCIAS

1. Provin MX, Telles LEB. Consultoria psiquiátrica forense em um hospital geral universitário. Debates Psiquiatr. 2018;8(5):30-3.
2. Resnick FJ, Sorrentino R. Forensic issues in consultation-liaison psychiatry. Psychiatric Times [Internet]. 2005 [capturado em 27 maio 2024];23(14). Disponível em: https://www.psychiatrictimes.com/view/forensic-issues-
-consultation-liaison-psychiatry.
3. John S, Rowley J, Bartlett K. Assessing patients decision-making capacity in the hospital setting: a literature review. Aust J Rural Health. 2020;28(2):141-8.
4. Appelbaum PS. Clinical practice. Assessment of patients' competence to consent to treatment. N Engl J Med. 2007;357(18):1834-40.
5. Zhong R, Sisti DA, Karlawish JH. A pragmatist's guide to the assessment of decision-making capacity. Br J Psychiatry. 2019;214(4):183-5.
6. Marquant T, Van Nuffel M, Sabbe B, Goethals K. Substance use disorders as a critical element for decision-making in forensic assertive community treatment: a systematic review. Front Psychiatry. 2021;12:777141.
7. Abdalla E, Filho, Chalub ME. Psiquiatria forense de Taborda. 3. ed. Porto Alegre: Artmed; 2015.
8. Kienast T, Stoffers J, Bermpohl F, Lieb K. Borderline personality disorder and comorbid addiction: epidemiology and treatment. Dtsch Arztebl Int. 2014;111(16):280-6.
9. Ogloff JR, Talevski D, Lemphers A, Wood M, Simmons M. Co-occurring mental illness, substance use disorders, and antisocial personality disorder among clients of forensic mental health services. Psychiatr Rehabil J. 2015;38(1):16-23.
10. Telles LE, Folino JO, Taborda JG. Accuracy of the historical, clinical and risk management scales (HCR-20) in predicting violence and other offenses in forensic psychiatric patients in Brazil. Int J Law Psychiatry. 2012;35(5-6):427-31.
11. Organização Mundial da Saúde. Classificação de transtornos mentais e de comportamento da CID-10: descrições clínicas e diretrizes diagnósticas. Porto Alegre: Artmed; 1993.
12. Chalub M, Telles LEB. Álcool, drogas e crime. Rev Bras de Psiquiatr. 2006;28:69-73.

> CAPÍTULO 13 ◄

CONSULTORIA HOSPITALAR EM ADIÇÃO

LISIA VON DIEMEN ◄

A prevalência de transtornos por uso de substâncias (TUS) é maior em pacientes internados em hospitais gerais do que na população geral. Entre os pacientes internados em dois hospitais universitários brasileiros, constatou-se uma prevalência de 9,8% para transtorno por uso de álcool moderado a grave, 20,7% para consumo de álcool considerado, no mínimo, pesado e cerca de 15% para transtorno por uso de nicotina. A estimativa para drogas ilícitas fica em torno de 5 a 10%.[1]

Nas internações em unidades clínicas e cirúrgicas, a taxa de detecção dos TUS é baixa e, quando detectados, poucas vezes são abordados, especialmente se não houver uma equipe especializada para consultoria em adição no hospital. No Hospital de Clínicas de Porto Alegre (HCPA), há consultoria em psiquiatria de adição (adultos e crianças) e em enfermagem psiquiátrica de adição, as quais atendem aos pedidos de todas as unidades do hospital. Essa atuação é nova no Brasil, pois a maioria dos hospitais possui consultoria apenas em psiquiatria geral. Entretanto, a necessidade de consultoria específica na área já foi identificada em outros países e é realidade nos Estados Unidos e no Canadá, por exemplo. A consultoria específica mostrou redução nas taxas de mortalidade e nova hospitalização e maior engajamento no tratamento pós-alta e no início de medicação específica para TUS.[2,3]

▶ IDENTIFICAÇÃO DO TRANSTORNO POR USO DE SUBSTÂNCIAS NO HOSPITAL GERAL

Na maioria dos locais, os pacientes com TUS são identificados de forma não sistemática e a consultoria é solicitada quando a equipe identifica um problema ou necessidade de auxílio. Alguns hospitais possuem rastreamento universal para determinadas substâncias com instrumentos padronizados (p. ex., AUDIT-C), algo comum fora do Brasil, porém ainda raro em nossa realidade.

Os objetivos da abordagem de pacientes com TUS no hospital geral são:

- Prevenção de complicações por intoxicação ou síndrome de abstinência.
- Identificação e abordagem de transtornos menos graves.
- Motivação e encaminhamento para tratamento do TUS.

■ EQUIPE

A equipe necessita de um médico para avaliar e tratar sintomas de abstinência e comorbidades, bem como para iniciar o tratamento farmacológico. No Brasil, não existe a especialidade de clínico especialista em adição, ficando o psiquiatra responsável pela avaliação clínica e psiquiátrica dos problemas relacionados ao uso de substâncias. O modelo de consultoria no HCPA é separado por formação profissional (psiquiatria, psicologia, serviço social, enfermagem, terapia ocupacional), mas os casos são discutidos em conjunto sempre que possível, e o profissional primeiramente acionado identifica se há necessidade de incluir outros.

■ AVALIAÇÃO

A avaliação inicial deve ser focada na identificação de riscos imediatos, principalmente de intoxicação ou síndrome de abstinência – o risco é maior com substâncias depressoras (**Fig. 13.1**). Nessa avaliação, as comorbidades clínicas e psiquiátricas também devem ser avaliadas, pois algumas podem ser afetadas pelos sintomas de abstinência ou intoxicação (**Quadro 13.1**).

Após a avaliação inicial de riscos que requerem atenção clínica imediata, deve ser coletado assim que possível o restante da história para a condução do caso (**Quadro 13.1**). Os quadros clínicos de abstinência de substâncias estão presentes nas emergências, nos pronto atendimentos e nas internações, enquanto a intoxicação é mais frequente nas emergências. O manejo clínico das situações está descrito no respectivo capítulo de cada substância. Há alguns quadros clínicos que merecem atenção especial por estarem sujeitos a complicações pela intoxicação ou abstinência de substâncias e por necessitarem de uma avaliação mais detalhada e, em geral, de uma intervenção precoce. Não é objetivo do presente capítulo fazer uma revisão extensa dessas situações, mas o **Quadro 13.2** traz alguns exemplos de problemas clínicos frequentes.

▶ ATENÇÃO!

O paciente pode estar intoxicado ou em síndrome de abstinência por mais de uma substância, inclusive de classes diferentes, gerando sintomas aparentemente incompatíveis.

CONSULTORIA HOSPITALAR EM ADIÇÃO

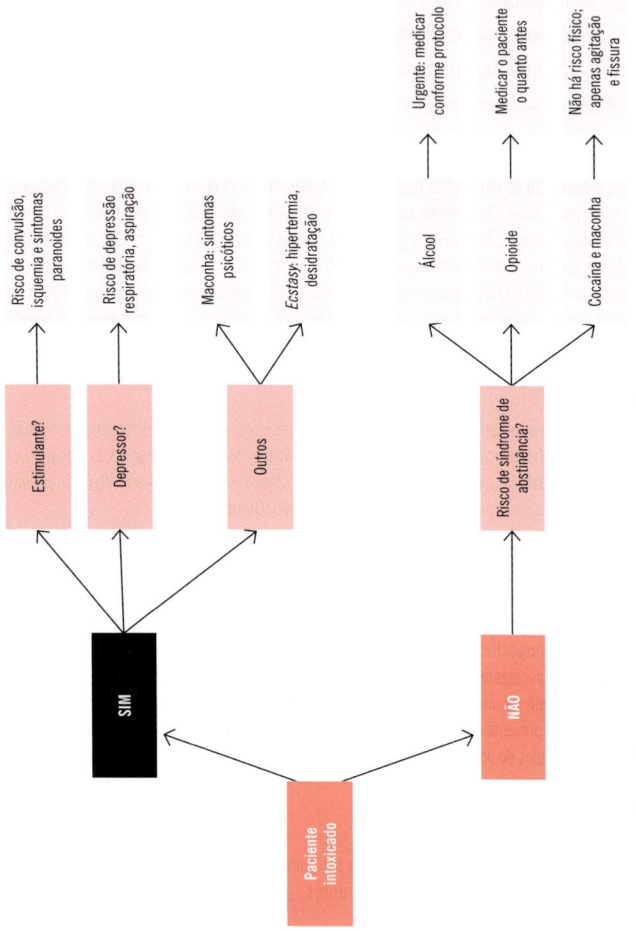

```
Paciente intoxicado
├── SIM
│   ├── Estimulante? → Risco de convulsão, isquemia e sintomas paranoides
│   ├── Depressor? → Risco de depressão respiratória, aspiração
│   └── Outros
│       ├── Maconha: sintomas psicóticos
│       └── Ecstasy: hipertermia, desidratação
└── NÃO
    └── Risco de síndrome de abstinência?
        ├── Álcool → Urgente: medicar conforme protocolo
        ├── Opioide → Medicar o paciente o quanto antes
        └── Cocaína e maconha → Não há risco físico; apenas agitação e fissura
```

FIGURA 13.1 – AVALIAÇÃO INICIAL DE RISCOS CONFORME O TIPO DE SUBSTÂNCIA.

QUADRO 13.1 – AVALIAÇÃO DO PACIENTE COM TRANSTORNO POR USO DE SUBSTÂNCIAS (TUS) NA CONSULTORIA EM HOSPITAL GERAL

Uso recente de substâncias	Identificar as substâncias de uso recente (último mês) com padrão de consumo e último consumo.
TUS	Avaliar todas as substâncias de abuso atual e passado. Definir se há TUS (leve, moderado ou grave). Verificar se já houve episódios de intoxicação ou abstinência graves.
Comportamentos de risco	Avaliar comportamentos de risco associados ao uso de substâncias (droga injetável, sexo desprotegido, direção sob efeito de substâncias, violência, etc.).
Estágio de mudança	Avaliar o estágio de mudança para cada uma das substâncias de uso problemático.
Comorbidades psiquiátricas	Avaliar se há sintomas ou síndromes psiquiátricas induzidas por substâncias ou independentemente do uso. Comorbidades psiquiátricas são muito prevalentes.
Comorbidades clínicas	Avaliar comorbidades relacionadas com o TUS (infecções por HIV, HCV, hepatite B, pancreatite, cirrose, etc.), parcialmente relacionadas com o TUS (tuberculose, pneumonia, sífilis, diabetes, câncer) ou agravadas pelo TUS (hipertensão, asma, Aids).
Situação social	Avaliar questões referentes a trabalho, moradia e uso de substâncias por pessoas próximas.
Tratamentos anteriores	Verificar se já houve encaminhamento para tratamento antes e se houve adesão a algum tipo de tratamento.
Suporte familiar	Descobrir se há familiares que podem dar suporte ? ao tratamento e como é o relacionamento com familiares próximos.

Aids, síndrome da imunodeficiência adquirida; HCV, vírus da hepatite C; HIV, vírus da imunodeficiência humana; TUA, transtorno por uso de álcool.

Fonte: Adaptado de Weinstein e colaboradores.[4]

QUADRO 13.2 – SITUAÇÕES CLÍNICAS QUE REQUEREM AVALIAÇÃO CUIDADOSA DO USO DE SUBSTÂNCIAS

QUADROS CLÍNICOS	ASSOCIAÇÃO COM SUBSTÂNCIAS PSICOATIVAS	CONDUTA
Doença cardíaca isquêmica prévia ou em quadro agudo	A intoxicação por estimulantes ou a abstinência de depressores podem induzir taquicardia, aumentar a pressão arterial e elevar o risco de infarto agudo do miocárdio ou outros quadros isquêmicos.	Medicar o paciente o quanto antes com benzodiazepínico (tratamento de escolha para intoxicação por estimulante ou abstinência de álcool e benzodiazepínico) ou opioide (em caso de abstinência de opioides).
Diabetes melito	O metabolismo da glicose consome tiamina, aumentando o risco de EW em pacientes com SAA. Frequente comorbidade com doença isquêmica.	Iniciar tiamina parenteral assim que possível se o paciente estiver em risco de SAA. Pode haver necessidade de doses maiores que a profilática se a glicemia estiver muito alta.
Acidente vascular cerebral	Pode ter sido provocado ou agravado por quadros de intoxicação por estimulantes ou abstinência de depressores.	Avaliar cuidadosamente o padrão de uso de substâncias e a relação com o desenvolvimento dos sintomas. Tratar se necessário.
Cirrose	Pode ter sido causada ou agravada por TUA. Pacientes com varizes esofágicas podem sangrar caso entrem em SAA devido ao aumento da hipertensão arterial. Os pacientes estão em risco de EW.	Tratar abstinência alcoólica e profilaxia para EW o quanto antes (usar lorazepam no lugar de diazepam) e iniciar tiamina parenteral.
Cirurgia oncológica	O TUA é fator de risco para vários tipos de câncer, e os pacientes podem estar em uso ainda no momento da cirurgia. Os pacientes estão em risco de desnutrição e maior risco de hipovitaminoses.	Avaliar risco de SAA no pré-operatório, analisar se há necessidade de adiar o procedimento; iniciar prevenção de EW e estar atento ao uso de soro glicosado.
Quadros associados a dor crônica	É muito comum a dependência de opioides, que pode estar perpetuando a dor por sintomas de abstinência de opioides e/ou hiperalgesia induzida por opioides.	Na vigência de dependência de opioides, cuidar com síndrome de abstinência e com risco de intoxicação no uso conjunto com benzodiazepínicos.

EW, encefalopatia de Wernicke; SAA, síndrome de abstinência alcoólica; TUA, transtorno por uso de álcool.

■ CONDUÇÃO DA CONSULTORIA

Idealmente, antes de avaliar o paciente em consultoria, recomenda-se que se discuta o caso com o profissional que a solicitou. Isso permite que se tenha uma ideia melhor das demandas da equipe e de dificuldades que muitas vezes não constam no prontuário. Após a avaliação, se for identificada alguma situação de intervenção imediata (p. ex., paciente entrando em síndrome de abstinência alcoólica), o ideal é falar com a equipe assistente e pedir autorização para iniciar o tratamento. Não sendo possível o contato com ela, deve-se começar o tratamento (pois o atraso no início pode agravar o quadro) e comunicá-la o quanto antes.

Após a avaliação completa do caso, deve-se discutir com a equipe assistente e os demais profissionais envolvidos no atendimento o plano terapêutico do TUS e da doença de base. O atendimento da consultoria inclui várias etapas (**Fig. 13.2**) e visa não apenas resolver o problema imediato, mas mudar o curso do TUS. Recentemente, pesquisas que avaliaram o impacto da consultoria em adição nos pacientes enquanto internados por outra causa mostraram que cerca de 40% deles atingem abstinência de, ao menos, uma substância em 90 dias de seguimento.[5]

▶ SITUAÇÕES CLÍNICAS ESPECIAIS

No HCPA, além das consultorias solicitadas pelas equipes que tratam pacientes internados, há abordagens específicas para as gestantes e puérperas com TUS e os pacientes com dor crônica e dependência de opioides, descritas a seguir.

- **Uso de substâncias psicoativas na gestação** – O uso de substâncias na gestação é subdiagnosticado no mundo inteiro. Há constrangimento e medo das pacientes em relatarem o consumo, e tal investigação não faz parte da rotina de pré-natal dos profissionais. Com isso, as pacientes internam para o parto sem o diagnóstico e a abordagem de TUS durante o pré-natal, como preconiza a Organização Mundial da Saúde. No HCPA, ocorre o rastreamento universal para álcool (AUDIT-C), maconha e cocaína (teste rápido de urina para ambas as substâncias) de todas as gestantes que são internadas no centro obstétrico como rotina assistencial. A detecção no parto permite que sintomas apresentados pelos bebês por abstinência, intoxicação ou efeito de exposição crônica das substâncias sejam abordados de forma correta. Além disso, possibilita que as mães sejam diagnosticadas, orientadas e motivadas a buscarem tratamento. Esse protocolo foi desenvolvido em conjunto com os médicos da psiquiatria da adição, neonatologistas, obstetras, enfermeiros

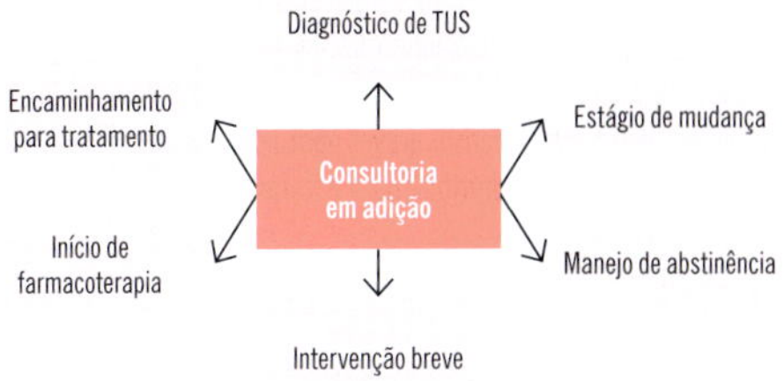

FIGURA 13.2 – ABORDAGENS REALIZADAS NA CONSULTORIA EM ADIÇÃO
TUS, transtorno por uso de substâncias.

Fonte: Terasaki e colaboradores.[6]

da adição e da obstetrícia e serviço social, além de discutido no comitê de bioética. O resultado do teste é utilizado somente para fins assistenciais. Recomenda-se que a identificação seja realizada durante o pré-natal por meio de testes padronizados, como o AUDIT-C e o teste 4P's.[7]

- **Pacientes com dor crônica e dependência de opioides** – Trata-se de um grupo de abordagem bastante complexa; no caso do HCPA, houve uma aproximação e trabalho em conjunto com a equipe da dor. Os pacientes com esse problema recebem pedido de consultoria pela equipe da dor ou da adição. A equipe que primeiro aborda o paciente identifica a necessidade de o caso ser tratado em conjunto e sugere o pedido de consultoria da outra equipe. Tais casos são discutidos em uma reunião semanal entre as duas equipes. A abordagem conjunta permite que esses casos complexos sejam tratados com um equilíbrio entre o manejo da dor e o tratamento da dependência de opioides. Houve um aumento da prescrição de opioides no tratamento da dor nos últimos anos e pouco cuidado com o risco de adição desses pacientes.[8] Além dos casos em consultoria, ambas as equipes trabalham juntamente com o núcleo de segurança do paciente, as equipes de enfermagem e farmácia para melhorar o conhecimento no tratamento da dor, o risco de adição a opioides e a redução da circulação de opioides no hospital.

■ CONSULTORIA "PASSIVA" OU "PROATIVA"

Na psiquiatria geral, é crescente o movimento em outros países para que a consultoria em psiquiatria seja proativa,[9] o que permite também a identificação dos casos menos graves e a abordagem mais precoce dos casos mais graves. Na adição, é preconizado o rastreamento de problemas com substâncias de forma universal com intervenção breve e encaminhamento para tratamento (SBIRT, do inglês *screening, brief intervention and referral to treatment*). O leitor pode encontrar mais detalhes em www.sbirtbrasil.com.br. Além da triagem universal para álcool, maconha e cocaína no centro obstétrico do HCPA, está em fase de implementação o rastreamento universal com AUDIT-C para todos os pacientes adultos internados em unidades clínicas e cirúrgicas como parte de um protocolo institucional para abordagem e tratamento do transtorno por uso de álcool. Dessa forma, o HCPA conta com um misto entre consultoria passiva e proativa. É um modelo que precisa ser adaptado para a realidade brasileira, demandando pesquisas que avaliem o impacto das diferentes abordagens.

▶ CONSIDERAÇÕES FINAIS

A consultoria hospitalar em adição tem um papel importante tanto na prevenção e no tratamento de complicações associadas ao TUS quanto no prognóstico desses pacientes em longo prazo. Um indivíduo que é internado com um TUS leve e que não teve seu problema abordado é uma oportunidade perdida de prevenir a evolução para um TUS grave. Apesar de idealmente os TUS leves serem abordados na atenção primária, em geral esses pacientes não buscam atendimentos ambulatoriais. Assim, o hospital acaba sendo uma janela de oportunidade de contato com o sistema de saúde. A evolução da consultoria de adição "sob demanda" em casos graves para uma consultoria "proativa" em casos mais leves e com melhor prognóstico pode contribuir para o tratamento mais precoce desses pacientes.

▶ REFERÊNCIAS

1. Serowik KL, Yonkers KA, Gilstad-Hayden K, Forray A, Zimbrean P, Martino S. Substance use disorder detection rates among providers of general medical inpatients. J Gen Intern Med. 2021;36(3):668-75.
2. Englander H, Dobbertin K, Lind BK, Nicolaidis C, Graven P, Dorfman C, et al. Inpatient addiction medicine consultation and post-hospital substance use disorder treatment engagement: a propensity-matched analysis. J Gen Intern Med. 2019;34(12):2796-803.

3. Wakeman SE, Kane M, Powell E, Howard S, Shaw C, Regan S. Impact of inpatient addiction consultation on hospital readmission. J Gen Intern Med. 2021;36(7):2161-3.
4. Weinstein ZM, Wakeman SE, Nolan S. Inpatient Addiction consult service. Med Clin North Am. 2018;102(4):587-601.
5. King C, Nicolaidis C, Korthuis PT, Priest KC, Englander H. Patterns of substance use before and after hospitalization among patients seen by an inpatient addiction consult service: a latent transition analysis. J Subst Abuse Treat. 2020;118:108121.
6. Terasaki D, Hanratty R, Thurstone C. More than MAT: lesser-known benefits of an inpatient addiction consult service. Hosp Pract. 2023;51(3):107-9.
7. Price HR, Collier AC, Wright TE. Screening pregnant women and their neonates for illicit drug use: consideration of the integrated technical, medical, ethical, legal, and social issues. Front Pharmacol. 2018;9:961.
8. Baker DW. History of the joint commission's pain standards: lessons for today's prescription opioid epidemic. JAMA. 2017;317(11):1117.
9. Oldham MA, Lang VJ, Hopkin JL, Maeng DD. Proactive integration of mental health care in hospital medicine: PRIME medicine. J Acad Consult Liaison Psychiatry. 2021;62(6):606-16.

▶ CAPÍTULO 14 ◀

ASSISTÊNCIA DE ENFERMAGEM EM ADIÇÕES

ALESSANDRA MENDES CALIXTO ◀
MARCIO WAGNER CAMATTA ◀
MARÍLIA BORGES OSÓRIO ◀

O presente capítulo agrupa *práticas da enfermagem baseadas em evidências* para o tratamento dos transtornos por uso de substâncias (TUS), como intervenção breve,[1] manejo de contingências, entrevista motivacional, psicoeducação, estimulação cognitiva e treinamento para regulação emocional, além de *práticas empíricas*, como manejo de situações de risco, manutenção de ambiente terapêutico, terapia de grupo, monitoramento de sintomas de abstinência, monitoramento da desintoxicação, apoio no manejo de *craving*, entre outras.

O TUS estão associados a prejuízos cognitivos que se manifestam tanto durante o uso de substâncias quanto durante a abstinência.[2] Esses déficits nas funções executivas, atenção, memória, desempenho social e habilidades de tomada de decisão interferem no autocuidado e na autonomia; além disso, os déficits cognitivos estão associados a dificuldades de prontidão, iniciativa, adesão, entre outras.[2,3] Por isso, a atuação da enfermagem prevê um ambiente seguro, o acompanhamento em atividades de vida diária, o uso de uma linguagem simples e o planejamento de atividades promotoras de bem-estar.

▶ CUIDADOS EM SERVIÇO HOSPITALAR ESPECIALIZADO

Ao ingressar em uma internação hospitalar, o paciente enfrentará a abstinência, sendo previsto que a desintoxicação apresentará riscos à saúde. As etapas do atendimento inicial pretendem elucidar a urgência das intervenções, sendo a triagem (motivos da busca), a anamnese (histórico de doença, exame do estado mental, avaliação de sinais e sintomas clínicos), o teste rápido de detecção de drogas e o etilômetro importantes sinalizadores dos primeiros passos de cuidado. Com essas informações, o enfermeiro pode determinar as ações imediatas, especialmente na prevenção de sintomas graves de abstinência.

O cuidado do enfermagem em ambiente hospitalar ocorre ao longo das 24 horas do dia, e com isso é possível implementar um plano de cuidados personalizado e efetivo, que propicie uma melhora de aspectos cognitivos e funcionais das pessoas.

O **Quadro 14.1** mostra os cuidados de enfermagem relacionados à prevenção e ao manejo da síndrome de abstinência alcoólica.

QUADRO 14.1 ▶ CUIDADOS DE ENFERMAGEM NA SÍNDROME DE ABSTINÊNCIA ALCOÓLICA

NA PREVENÇÃO	NO MANEJO
▪ Avaliar quando ocorreu a última ingestão e o volume ingerido. ▪ Aplicar a escala CIWA-Ar. ▪ Identificar pelo menos três dos seguintes sintomas: tremores de língua, tremores de pálpebras ou mãos quando estendidas, sudorese, náuseas, vômitos, taquicardia ou hipertensão, agitação psicomotora, cefaleia, insônia, tontura, fraqueza, alterações sensoperceptivas. ▪ Estimular a hidratação oral. ▪ Administrar os medicamentos prescritos e certificar-se da sua ingestão. ▪ Garantir o acesso venoso periférico. ▪ Manter o monitoramento do sistema sensorial.	▪ Aproximar-se do paciente lentamente e pela frente. ▪ Proporcionar um ambiente calmo, reduzindo ao máximo os estímulos auditivos e visuais. ▪ Promover uma relação centrada em confiança. ▪ Auxiliar na higiene e no conforto. ▪ Monitorar o risco de aspiração durante as refeições. ▪ Monitorar as eliminações. ▪ Avaliar o risco de queda, seguindo as medidas preventivas. ▪ Auxiliar na orientação temporal e espacial, utilizando pistas ambientais (p. ex., sinalizações de ambiente/placas, fotos, relógios, calendários e codificação de cores no ambiente). ▪ Seguir o protocolo de contenção mecânica em agitação psicomotora, sempre com atenção quanto ao número mínimo de profissionais para realizar o procedimento.

CIWA-Ar, *Clinical Withdrawal Assessment Revised*.

Para avaliar a gravidade dos sintomas de abstinência, é possível usar instrumentos que servem de guia para a avaliação de abstinência, como a escala *Clinical Withdrawal Assessment Revised* (CIWA-Ar). Trata-se de uma ferramenta com uma relação de 10 sinais e sintomas clínicos, de aplicação simples e rápida (2 a 5 minutos). Os sinais e sintomas avaliados na CIWA-Ar incluem agitação, ansiedade, distúrbios auditivos, orientação e alteração do sensório, cefaleia, náusea e vômito, sudorese, distúrbios táteis, tremor e distúrbios visuais. Destaca-se que a pessoa pode auxiliar respondendo a alguns itens, mas a maioria deles pode ser respondida a partir da observação pelo profissional. O escore final da escala classifica a síndrome de abstinência alcoólica em leve, moderada e grave, fornecendo subsídios para o plano de cuidado mais adequado ao paciente. O uso da escala CIWA-Ar ajuda a reduzir o tempo de desintoxicação, além de evitar a administração de medicamentos desnecessários e diminuir a incidência de *delirium tremens*.

▶ CONSULTORIA DE ENFERMAGEM EM ADIÇÕES

As consultorias de enfermagem proporcionam uma interlocução com as mais diversas áreas hospitalares. Ao ser solicitada a avaliação do enfermeiro especialista, faz-se o levantamento do caso e dos motivadores da solicitação. A partir daí, realiza-se a intervenção breve e o encaminhamento para tratamento. A intervenção breve é uma estratégia eficaz de detecção de comportamento de risco e prevenção em saúde, pois fornece as informações qualificadas e o aconselhamento das opções de enfrentamento.[1] Nas consultorias, o enfermeiro colabora no contato com a equipe, sugerindo ações ou acolhendo as dificuldades da equipe de enfermagem assistente, a rede de saúde e família, identificando a rede de apoio.[3]

▶ ACONSELHAMENTO

A abordagem motivacional destacada neste manual apoia-se nos princípios da entrevista motivacional: expressar empatia, desenvolver discrepância, evitar discussões, fluir com a resistência e estimular a autoeficácia (**Quadro. 14.2**). Essa abordagem aplicada ao cotidiano de trabalho auxilia na identificação de ambivalência em relação a essas mudanças e possibilidades frente ao seu tratamento.

QUADRO 14.2 ▶ ESQUEMA TEÓRICO-PRÁTICO PARA UMA ABORDAGEM MOTIVACIONAL

PRINCÍPIOS DA ENTREVISTA MOTIVACIONAL

RESISTIR	ENTENDER/EXPLORAR MOTIVAÇÕES	ESCUTAR COM EMPATIA	FORTALECER A PESSOA
Resistir à vontade de querer modificar o comportamento da pessoa. A motivação é intrínseca (a própria pessoa é quem evoca os motivos para mudanças).	Explorar valores, preocupações e anseios da pessoa em relação ao seu comportamento para mapear e evocar as razões para a mudança. O desejo de mudança deve ser expresso pela pessoa, não pelo profissional.	Realizar escuta atenta, empática, compreensiva, verificando o significado (conteúdo e forma) do que a pessoa está expressando.	Auxiliar a pessoa para planejar mudanças na sua vida, estimulando-a a refletir sobre as suas possibilidades.

⇩

COMUNICAÇÃO

	ESTILO		HABILIDADES
Acompanhar	Escutar com atenção, sem críticas e julgamentos, oferecendo total atenção ao que está sendo comunicado (verbal e não verbalmente).	**Perguntar**	Busca evocar a motivação interna para a mudança de comportamento, fazendo perguntas abertas para manifestar pensamentos e sentimentos importantes referentes ao seu comportamento.

(*Continua*)

QUADRO 14.2 ▶ ESQUEMA TEÓRICO-PRÁTICO PARA UMA ABORDAGEM MOTIVACIONAL *(Continuação)*

Direcionar	Direcionar a conversa, demonstrando conhecimento e confiança para auxiliar na mudança de comportamento.	**Escutar**	Escutar com atenção, dando espaço para a fala da pessoa, expressando compreensão sobre o que está sendo dito.
Orientar	Auxiliar no levantamento de alternativas para a mudança de comportamento, considerando sua realidade e as opções a serem ofertadas.	**Informar**	Compartilhar informações com clareza, objetividade e honestidade sobre as condições clínicas, as alternativas de tratamento e os recursos comunitários úteis.

⇓

COLOCANDO A ABORDAGEM MOTIVACIONAL NA PRÁTICA PROFISSIONAL

	JUSTIFICATIVA	EXEMPLOS DE ABORDAGENS
P (Perguntas abertas)	Estimular a falar ao máximo sobre pensamentos e sentimentos relacionados ao comportamento.	Incluir aqui trechos de frases (indicações estandardizadas)
A (Afirmar (reforço +)	Demonstrar compreensão e apoio verdadeiros.	Incluir aqui trechos de frases (indicações estandardizadas)
R (Refletir)	Realizar escuta reflexiva e colaborativa (horizontal, objetiva e direta) para construir confiança e evocar motivação para mudar. Estar atento à forma como as coisas são ditas, e não somente ao que é dito.	Incluir aqui trechos de frases (indicações estandardizadas)
R (Resumir)	Demonstrar que escutou, conectando os assuntos que foram discutidos, pois isso contribui para a pessoa organizar seus pensamentos e analisar os pontos positivos e negativos, o que pode ser feito a qualquer momento da abordagem.	Incluir aqui trechos de frases (indicações estandardizadas)

▶ AÇÕES EDUCATIVAS

As ações são garantidas pelo vínculo de confiança e adequação da linguagem. Elas consideram aspectos de saúde, multiculturais, espirituais, bem como limitações, capacidades, crenças, princípios e valores. A aprendizagem por modelagem comportamental tem grande impacto nas pessoas em atendimento, de modo que a postura dos profissionais e as interações junto ao grupo de pessoas precisam ser coerentes com a proposta terapêutica e ética.

Recomendações do tipo "O que fazer" e "O que não fazer" frente a situações importantes na enfermagem auxiliam na tomada de decisão (**Quadro. 14.3**).

QUADRO 14.3 ▶ RECOMENDAÇÕES SOBRE O QUE FAZER E NÃO FAZER NA ASSISTÊNCIA DE ENFERMAGEM EM ADIÇÕES

SITUAÇÃO	O QUE FAZER	O QUE NÃO FAZER
Sintomas de abstinência	Seguir protocolo de manejo clínico e comportamental.	Esperar o efeito das substâncias passar para iniciar as medidas prescritas ou o atendimento.
Alterações de comportamento e humor	Avaliar riscos, realizar um manejo tranquilizador e orientador.	Confrontar quanto às consequências do comportamento.
Alterações de conduta	Avaliar os riscos, usar medidas educativas e coletivas, realizar o manejo de contingência, apontar os benefícios da adesão às regras e recomendações.	Confrontar, usar medidas punitivas e restritivas, expor publicamente a situação ou a pessoa.

▶ CONSIDERAÇÕES FINAIS

Diante da relevância do problema de álcool, tabaco e outras drogas na sociedade, considera-se que o preparo de profissionais de enfermagem para atuar nesta especialidade deve ser considerado em toda a rede de saúde, privilegiando uma abordagem transversal e interdisciplinar dos problemas vivenciados em cada local de trabalho, pois, quando ocorre uma aprendizagem significativa, o enfermeiro atua de forma mais criativa e engajada.

▶ REFERÊNCIAS

1. Babor TF, McRee BG, Kassebaum PA, Grimaldi PL, Ahmed K, Bray J. Screening, brief intervention, and referral to treatment (SBIRT): toward a public health approach to the management of substance abuse. In: Galanter M, Saitz R, editors. Alcohol/drug screening and brief intervention: advances in evidence-based practice. Boca Raton: CRC; 2008.
2. Verdejo-Garcia A, Rezapour T, Giddens E, Zonoozi AK, Rafei P, Berry I, et al. Cognitive training and remediation interventions for substance use disorders: a Delphi consensus study. Addiction. 2023;118(5):935-51.
3. Benishek LA, Dugosh KL, Kirby KC, Matejkowski J, Clements NT, Seymour BL, et al. Prize-based contingency management for the treatment of substance abusers: a meta-analysis. Addiction. 2014;109(9):1426-36.

LEITURAS RECOMENDADAS

Day Ed, Daly C. Clinical management of the alcohol withdrawal syndrome. Addiction. 2022;117(3):804-14.

Figlie NB, Bordin S, Laranjeira R. Aconselhamento em dependência química. 3. ed. São Paulo: Roca; 2015.

United Nations Office on Drugs and Crimes. United Nations international drug control programme [Internet]. Viena: UNODC; 2021 [acesso em 27 maio 2024]. Disponível em: https://www.unodc.org/pdf/iran/programme/completed/ECO.pdf.

► CAPÍTULO 15 ◄

ABORDAGEM NUTRICIONAL EM TRANSTORNOS ADITIVOS

ANA RITA SIQUEIRA BORGES ◄
MARIANA ESCOBAR ◄

A desnutrição em usuários de substâncias psicoativas é bastante prevalente e multifatorial. Ela pode ser intensificada por baixo consumo calórico, prejuízos na função metabólica e gastrintestinal ou mesmo efeitos deletérios da própria substância. O diagnóstico de desnutrição e o baixo peso são comuns nesses pacientes. No entanto, o ganho de peso e a compulsão alimentar também são observados nessa população.[1,2]

Uma conduta/terapêutica nutricional que forneça um suporte adequado de nutrientes em todas as fases do tratamento, bem como orientações psicoeducativas focadas na mudança do estilo de vida, faz parte do tratamento tanto em regime hospitalar quanto ambulatorial. A conduta nutricional (planejamento alimentar, suplementação vitamínica e mineral) deve ser personalizada, baseada na avaliação do estado nutricional e clínico do indivíduo.

O diagnóstico de desnutrição geralmente é baseado em medidas objetivas e subjetivas do estado nutricional, incluindo avaliações da ingestão de nutrientes, dados antropométricos, exame físico e parâmetros bioquímicos. Vale ressaltar que indivíduos com sobrepeso e obesidade também podem apresentar deficiência de nutrientes. Considerando pacientes internados e ambulatoriais, são sugeridas as seguintes etapas para o diagnóstico e a terapia nutricional: triagem nutricional, avaliação subjetiva global, avaliação nutricional objetiva e conduta nutricional.

► TRIAGEM E AVALIAÇÃO NUTRICIONAL

■ TRIAGEM

A triagem de risco nutricional NRS-2002[3] (**Tab. 15.1**), um instrumento validado internacionalmente e simples de ser aplicado, tem o propósito de identificar o risco nutricional e antecede a avaliação nutricional. Pode ser aplicada por qualquer integrante da equipe multiprofissional. Destaca-se por apresentar boa correlação com os parâmetros antropométricos, bioquímicos e de mortalidade. Os pacientes identificados como de risco devem ser submetidos à avaliação mais detalhada e objetiva, realizada por um nutricionista, para depois ser estabelecida a terapia e o cuidado nutricional individualizado.

TABELA 15.1 ▶ TRIAGEM DE RISCO NUTRICIONAL NRS-2002

TRIAGEM INICIAL		SIM	NÃO
1	IMC < 20,5 kg/m²?		
2	Perda de peso nos últimos 3 meses?		
3	Redução na ingestão alimentar na última semana?		
4	Paciente gravemente doente (com alteração metabólica)?		

Se todas as respostas forem NÃO, paciente sem risco.
Se a resposta for SIM para qualquer questão, continuar a triagem com escores, conforme descritos a seguir.

ESTADO NUTRICIONAL		GRAVIDADE DA DOENÇA	
Escore 0 Ausente	Normal	**Escore 0**	Normal
Escore 1 Leve	PP > 5% em 3 meses ou Ingestão alimentar entre 50 e 75% das necessidades normais na semana anterior.	**Escore 1** Leve Paciente fraco, mas capaz de deambular ou com necessidades proteicas aumentadas (podem ser supridas via oral ou por suplementos).	▪ Fratura de quadril, pacientes crônicos com complicações agudas: cirrose, DPOC. ▪ Hemodiálise crônica, diabetes e oncologia.
Escore 2 Moderada	PP > 5% em 2 meses ou IMC entre 18,5 e 20,5 kg/m² ou Ingestão alimentar entre 25 e 50% das necessidades normais na semana anterior.	**Escore 2** Moderada Paciente confinado ao leito devido à doença ou com necessidades proteicas aumentadas (podem ser supridas via enteral).	▪ Cirurgia abdominal de grande porte, AVC. ▪ Pneumonia grave, doença maligna hematológica.

(Continua)

TABELA 15.1 ▶ TRIAGEM DE RISCO NUTRICIONAL NRS-2002 (Continuação)

ESTADO NUTRICIONAL		GRAVIDADE DA DOENÇA	
Escore 3 Grave	PP > 5% em 1 mês ou > 15% em 3 meses ou IMC < 18,5kg/m² ou Ingestão alimentar entre 0 e 25% das necessidades normais na semana anterior.	**Escore 3** Grave Paciente em ventilação mecânica em UTI ou com necessidades proteicas aumentadas (e não podem ser supridas via oral ou enteral) – degradação de proteínas e perda de nitrogênio podem ser atenuadas.	■ Traumatismo craniano, transplante de medula óssea, paciente em UTI (APACHE > 10).

AVC, acidente vascular cerebral; DPOC, doença pulmonar obstrutiva crônica; IMC, índice de massa corporal; PP perda de peso; UTI, unidade de terapia intensiva.

Fonte: Kondrup e colaboradores.[3]

■ AVALIAÇÃO NUTRICIONAL

AVALIAÇÃO NUTRICIONAL SUBJETIVA

A avaliação subjetiva global (ASG)[4] (**Quadro 15.1**) é um questionário validado, utilizado mundialmente, que considera alterações da composição corporal (perda de peso, redução de massa de gordura e muscular e presença de edema), alterações na ingestão alimentar e no padrão de dieta, função gastrintestinal (náuseas, vômitos, diarreia e anorexia), demanda metabólica associada ao diagnóstico e, também, alterações da capacidade funcional do paciente.

QUADRO 15.1 ▶ AVALIAÇÃO SUBJETIVA GLOBAL (ASG)

A. HISTÓRIA

1. Alteração do peso
Perda de peso nos últimos 6 meses? ( ) Sim ( ) Não
Quantidade perdida: _____ kg   Percentual de perda de peso: _____ %
Alteração nas últimas 2 semanas: ( ) Aumentou ( ) Sem alteração ( ) Diminuiu

2. Alteração na ingestão alimentar ( ) Sem alteração ( ) Alterada
Duração = _____ semanas
Dieta: ( ) Sólida, em menor quantidade ( ) Líquida completa ( ) Líquidos hipocalóricos ( ) Inanição

3. Sintomas gastrintestinais (que persistam por > 2 semanas)
( ) Nenhum ( ) Náusea ( ) Vômitos ( ) Diarreia ( ) Anorexia

4. Capacidade funcional
( ) Sem alteração ( ) Diminuição   Tempo de alteração = _____ semanas
Tipo: ( ) Trabalho subótimo ( ) Ambulatório ( ) Acamado

(Continua)

QUADRO 15.1 ▶ AVALIAÇÃO SUBJETIVA GLOBAL (ASG) *(Continuação)*

5. Doença e sua relação com necessidades nutricionais
Diagnóstico primário (especificar): _____
Demanda metabólica: ( ) Sem estresse ( ) Baixo estresse ( ) Moderado estresse
( ) Elevado estresse

B. EXAME FÍSICO
(Para cada categoria, especificar: 0 = normal, 1+ = leve, 2+ = moderada, 3+ = grave)
_____ perda de gordura subcutânea (tríceps, tórax) _____ perda muscular
(quadríceps, deltoide) # _____ edema de tornozelo
_____ edema sacral _____ ascite

C. AVALIAÇÃO SUBJETIVA GLOBAL (DIAGNÓSTICO)
( ) A = Bem nutrido ( ) B = Moderadamente desnutrido (ou suspeita)
( ) C = Gravemente desnutrido

Fonte: Detsky e colaboradores.[4]

AVALIAÇÃO NUTRICIONAL OBJETIVA

A antropometria é o método mais utilizado para a avaliação do estado nutricional. O índice de massa corporal (IMC) é um dos indicadores mais populares, porém não é capaz de fornecer informações sobre a distribuição de gordura e composição corporal (**Tab. 15.2**). Já a análise da composição corporal por meio da bioimpedância elétrica (BIA) fornece os valores de massa de gordura, massa magra e água corporal. No entanto, a BIA é uma ferramenta de maior complexidade, não estando disponível em todos os serviços. A classificação do peso pelo IMC para adultos e idosos está representada na **Tabela 15.2**.

TABELA 15.2 ▶ CLASSIFICAÇÃO DO ÍNDICE DE MASSA CORPORAL (IMC)

ADULTOS[5]		IDOSOS[6]	
IMC (kg/m^2)	Classificação	IMC (kg/m^2)	Classificação
< 18,5	Baixo peso	< 22	Baixo peso
18,5-24,9	Peso normal	22-27	Adequado ou eutrófico
25,0-29,9	Sobrepeso	> 27	Excesso de peso
30,0-34,9	Obesidade grau I		
35,0-39,9	Obesidade grau II		
≥ 40,0	Obesidade grau III		

Fonte: Elaborada com base em Obesity;[5] Lipschitz.[6]

▶ CONDUTA NUTRICIONAL

A definição da conduta terapêutica está relacionada ao diagnóstico resultante da triagem/avaliação nutricional. Existem recomendações nutricionais já estabelecidas, como ponto de partida, para consulta de profissionais. Contudo, vale ressaltar que a prescrição dietética deve ser personalizada e estar de acordo com as necessidades nutricionais e clínicas do paciente (**Quadro 15.2**).

O efeito do uso de substâncias psicoativas também pode ser observado em alterações nos parâmetros plasmáticos. Assim, é aconselhável monitorar o perfil lipídico, os níveis de glicose e o hemograma. As alterações observadas podem estar relacionadas à desnutrição e à diminuição da ingestão de micronutrientes.[7] Durante a abstinência das substâncias psicoativas, podem ocorrer alguns sintomas físicos, incluindo vômitos, diarreia, cãibras musculares, febre e sudorese, o que pode acarretar perda de nutrientes, líquidos e eletrólitos. A intolerância à glicose também pode acontecer, e a glicemia deve ser monitorada ao longo da desintoxicação.[8,9] Durante a abstinência, muitos pacientes podem apresentar aumento de apetite e ganho de peso.[1] A atividade física e as orientações multiprofissionais são aliados importantes no manejo desses pacientes.

▶ A NUTRIÇÃO COMO UM CUIDADO NA ABORDAGEM DOS GRUPOS PSICOEDUCATIVOS

O transtorno por uso de substâncias psicoativas pode causar muitas repercussões nos hábitos alimentares e no estado nutricional. A abordagem de temas como alimentação saudável e mudanças no comportamento alimentar pode ser uma ferramenta importante para o tratamento. Os grupos psicoeducativos podem ser desenvolvidos em espaços de atendimento ambulatorial e/ou na internação hospitalar a partir de diversas metodologias lúdicas e/ou educativas, adaptadas à cultura, ao sensório (efeito de medicação ou condição clínica) e à cognição dos pacientes. Os temas que podem ser abordados incluem alimentação durante a abstinência, alimentação saudável, hábitos para mudança no comportamento alimentar, entre outros.

QUADRO 15.2 ▶ RECOMENDAÇÕES NUTRICIONAIS

Aporte calórico	Manutenção: 25-30 kcal/kg/dia; Ganho de peso: 35-40 kcal/kg/dia; Perda de peso < 20 kcal/kg/dia
Proteínas	0,8-1g/kg de peso/dia
Carboidratos	> 50% das calorias totais
Lipídeos	< 30% das calorias totais

Fonte: Adaptada de Trumbo e colaboradores.[10]

> ### ▶ NÃO ESQUEÇA!

- Indivíduos com IMC normal, sobrepeso ou obesidade também podem apresentar deficiências nutricionais graves com necessidade de reposição vitamínica e mineral.
- A definição da conduta nutricional está relacionada ao resultado da triagem/avaliação nutricional, da condição clínica e psiquiátrica do paciente.
- Se possível, é importante monitorar hemograma, perfil lipídico, eletrólitos, vitaminas do complexo B, glicemia e hidratação.
- É preciso estar atento ao risco de aspiração em casos de confusão mental.
- Pacientes com ganho de peso excessivo na fase de recuperação precisam de acompanhamento multidisciplinar.

▶ REFERÊNCIAS

1. Escobar M, Scherer JN, Soares CM, Guimarães LSP, Hagen ME, von Diemen L, et al. Active Brazilian crack cocaine users: nutritional, anthropometric, and drug use profiles. Braz J Psychiatry. 2018;40(4):354-60.
2. Lo TW, Yeung JWK, Tam CHL. Substance abuse and public health: a multilevel perspective and multiple responses. Int J Environ Res Public Health. 2020;17(7):2610.
3. Kondrup J, Allison SP, Elia M, Vellas B, Plauth M, Educational and Clinical Practice Committee ErSoPaENE. ESPEN guidelines for nutrition screening 2002. Clin Nutr. 2003;22(4):415-21.
4. Detsky AS, McLaughlin JR, Baker JP, Johnston N, Whittaker S, Mendelson RA, et al. What is subjective global assessment of nutritional status? J Parenter Enteral Nutr. 1987;11(1):8-13.
5. Obesity: preventing and managing the global epidemic. Report of a WHO consultation. World Health Organ Tech Rep Ser. 2000;894:i-xii, 1-253.
6. Lipschitz DA. Screening for nutritional status in the elderly. Prim Care. 1994;21(1):55-67.
7. Mahboub N, Rizk R, Karavetian M, de Vries N. Nutritional status and eating habits of people who use drugs and/or are undergoing treatment for recovery: a narrative review. Nutr Rev. 2021;79(6):627-35.
8. Sigmon SC, Bisaga A, Nunes EV, O'Connor PG, Kosten T, Woody G. Opioid detoxification and naltrexone induction strategies: recommendations for clinical practice. Am J Drug Alcohol Abuse. 2012;38(3):187-99.
9. Chavez MN, Rigg KK. Nutritional implications of opioid use disorder: a guide for drug treatment providers. Psychol Addict Behav. 2020;34(6):699-707.
10. Trumbo P, Schlicker S, Yates AA, Poos M, Food and Nutrition Board of the Institute of Medicine TeNA. Dietary reference intakes for energy, carbohydrate, fiber, fat, fatty acids, cholesterol, protein and amino acids. J Am Diet Assoc. 2002;102(11):1621-30.

► CAPÍTULO 16 ◄

O PAPEL DO FARMACÊUTICO NA ASSISTÊNCIA AO PACIENTE COM TRANSTORNOS ADITIVOS

TATIANA VON DIEMEN ◄
CAROLINE ZANONI CARDOSO ◄

Como vimos, o uso de substâncias é um problema de saúde comum que, em sua forma mais extrema, é chamado transtorno por uso de substâncias (TUS). Ele está associado a múltiplas consequências médicas e a um impacto negativo na saúde individual e da população. Frequentemente, o tratamento do paciente adicto combina intervenções farmacológicas e psicoterapêuticas.

O papel do farmacêutico clínico junto à equipe multiprofissional de saúde envolvida no tratamento do paciente com transtornos aditivos abrange orientações para a equipe quanto à prescrição segura – especialmente de medicamentos prescritos com a frequência "se necessário" ou com frequência de administração programada, que podem ser fontes de dúvidas para os profissionais que administram as medicações – otimização do tratamento medicamentoso na verificação de interações medicamentosas, orientação de administração, educação a pacientes e familiares de pacientes, entre outras.

► ATUAÇÃO DO FARMACÊUTICO CLÍNICO NO TRATAMENTO DO PACIENTE COM TRANSTORNOS ADITIVOS

Durante a internação hospitalar, o farmacêutico clínico, ao desenvolver suas atividades direcionadas ao tratamento do paciente com transtornos aditivos, deve buscar identificar problemas na terapia medicamentosa e resolver potenciais discrepâncias de medicação, correlacionando os medicamentos de uso prévio com a prescrição da internação na admissão hospitalar. Diariamente, o farmacêutico deve acompanhar, junto à equipe multiprofissional, o planejamento terapêutico para o paciente, a fim de organizar as questões referentes a medicamentos, como receituários e laudos, de forma a minimizar possíveis barreiras ao acesso. No **Quadro 16.1**, são apresentadas as atividades desenvolvidas pelo farmacêutico clínico.

QUADRO 16.1 ▶ ATIVIDADES DESENVOLVIDAS PELO FARMACÊUTICO CLÍNICO

ATIVIDADE CLÍNICA	DESCRIÇÃO
Conciliação medicamentosa	Obter uma lista completa e precisa dos medicamentos de uso habitual do paciente e posteriormente compará-la com a prescrição em todas as transições de cuidado (admissão, alta hospitalar ou transferência entre unidades de internação).
Identificação e resolução de discrepâncias não intencionais	Identificar e resolver discrepâncias não intencionais na prescrição médica (p. ex., quando o paciente relata o uso de medicamento em regime contínuo e não houve inclusão na prescrição na internação por esquecimento).
Monitoramento de nível sérico de fármacos	Analisar os resultados de dosagem de nível sérico de medicamento no sangue para otimizar a farmacoterapia, permitindo o ajuste da dose de medicamentos de acordo com as características individuais do paciente (p. ex., lítio, clozapina, ácido valproico, carbamazepina, etc.).
Revisão da farmacoterapia	Verificar a indicação de uso, dose, via de administração, frequência e duração do tratamento para cada medicamento em uso, de modo que seja possível reunir as informações clínicas necessárias para avaliar a resposta do paciente em termos de efetividade e segurança.
Análise de prescrição médica	Analisar os medicamentos prescritos, evitando que possíveis erros de prescrição se tornem erros de dispensação, além de solucionar todas as dúvidas, se existentes, diretamente com o prescritor, sobretudo aquelas relacionadas à caligrafia médica, às doses e à posologia.
Acompanhamento e monitoramento de pacientes com internação devida ao uso abusivo de benzodiazepínicos	Verificar se a prescrição contempla medicamentos para aliviar os sintomas de abstinência e prevenir complicações associadas ao uso em subdose ou sobredose.
Acompanhamento e monitoramento de pacientes com fatores de risco para síndrome de abstinência alcoólica	Verificar se nas primeiras 72 horas de internação foram prescritas vitaminas do complexo B, tendo em vista que pacientes com transtorno por uso de álcool são suscetíveis à desnutrição e deficiência de vitamina B_1, fatores que podem levar à síndrome de Wernicke-Korsakoff. Nos casos em que haja necessidade de solução glicosada, é importante salientar que o uso deve ser feito somente após a administração de vitamina B_1 injetável.

(Continua)

QUADRO 16.1 ▶ ATIVIDADES DESENVOLVIDAS PELO FARMACÊUTICO CLÍNICO
(Continuação)

ATIVIDADE CLÍNICA	DESCRIÇÃO
Verificação de interações medicamentosas	Ao detectar a existência de interações medicamentosas, avaliar a relevância da medicação no contexto clínico do paciente, visto que as interações medicamentosas podem resultar em potencialização ou redução da eficácia terapêutica e surgimento de eventos adversos com diferentes níveis de gravidade.
Avaliação de medicamentos na noite anterior à terapia eletroconvulsiva	Avaliar os medicamentos em uso pelo paciente que podem interferir na terapia eletroconvulsiva.
Validação de medicamentos trazidos pelos pacientes	Avaliar se os medicamentos trazidos ao ambiente hospitalar pelo paciente estão aptos para uso, conferindo as informações da embalagem com o blíster, condições de armazenamento, prazo de validade e registro de medida cautelar emitida pela Anvisa.
Educação continuada da equipe multiprofissional	Realizar a educação continuada da equipe multiprofissional sobre a segurança no uso de medicamentos no hospital, desde a prescrição, aprazamento e administração.
Educação e orientação do paciente e familiares	Instruir e orientar sobre o uso e os efeitos adversos, engajando o paciente e os familiares na continuidade do seu tratamento.
Planejamento de alta hospitalar	Auxiliar o paciente a organizar os horários de administração dos medicamentos. Verificar a disponibilidade dos medicamentos conforme a Remume e os documentos e exames necessários para a solicitação administrativa de medicamentos do componente especializado da assistência farmacêutica.

Anvisa, Agência Nacional de Vigilância Sanitária; Remume, relação municipal de medicamentos.

▶ CONSIDERAÇÕES FINAIS

Uma das formas de estruturar o trabalho do farmacêutico clínico conforme sua área de atuação e especialização é por meio da utilização de "pacotes de cuidados" (*bundle*). Dessa forma, o acompanhamento farmacêutico dos pacientes é sistematizado de modo a contemplar os principais aspectos a serem priorizados na sua linha de cuidado, neste caso, direcionados para as necessidades e a otimização do tratamento de pacientes com transtornos aditivos.

▶ LEITURAS RECOMENDADAS

Albright G, Khalid N, Shockley K, Robinson K, Hughes K, Pace-Danley B. Innovative virtual role play simulations for managing substance use conversations: pilot study results and relevance during and after COVID-19. JMIR Form Res. 2021;5(4):e27164.

Brasil. Agência Nacional de Vigilância Sanitária. Protocolo de segurança na prescrição, uso e administração de medicamentos. Brasília: ANVISA; 2013.

Bueno D, Detanico L, von Diemen T, Santos C, Francesconi L, Ceresér K. Transitions of care in mental health. Clin Biomed Res. 2021;41(1):33-8.

Conselho Federal de Farmácia. Resolução CFF nº 585, de 29 de agosto de 2013. Regulamenta as atribuições clínicas do farmacêutico e dá outras providências. Brasília: MS; 2013.

Diehl A, Cordeiro DC, Laranjeira R. Dependência química: prevenção, tratamento e políticas públicas. Porto Alegre: Artmed; 2011.

Martinbiancho J, Silva D, Negretto G, Gonzatti J, Zuckermann J, Winter J, et al. The pharmaceutical care bundle: development and evaluation of an instrument for inpatient monitoring. Clin Biomed Res. 2021;41(1):18-26.

Ribeiro M, Laranjeira R. O tratamento do usuário de crack. 2. ed. Porto Alegre: Artmed; 2012.

San L, Arranz B, Bernardo M, Arrojo M, González-Pinto A. Manejo clínico de los pacientes adultos con un trastorno mental grave y un diagnóstico comórbido de trastorno por uso de sustancias. Adicciones. 2022;34(2):91-3.

Soubolsky A, Halpape K. The time is now for mental health care: evaluating the impact of a clinical pharmacist on an acute mental health unit. Can J Hosp Pharm. 2022;75(4):317-25.

Syrnyk M, Glass B. Pharmacist interventions in medication adherence in patients with mental health disorders: a scoping review. Int J Pharm Pract. 2023;31(5):449-58.

▶ CAPÍTULO 17 ◀

O SERVIÇO SOCIAL NA ATENÇÃO INTEGRAL AO USUÁRIO DE DROGAS

SILVIA CHWARTZMANN HALPERN ◀
ANA CRISTINA DA SILVA ◀
ALINE DA ROSA GOULART ◀
MARLOVA SCHMIDT ◀

O comportamento aditivo resulta da combinação do uso de substâncias psicoativas com características do indivíduo e sua relação com o meio ambiente. A vulnerabilidade associada ao uso de drogas só pode ser compreendida quando consideramos a tríplice relação homem--drogas-mundo, sendo esse fenômeno fundamental para diferentes níveis de intervenção.[1] No campo das adições, a exposição crônica à adversidade social e a falta de acesso ao tratamento foram atribuídas a variáveis sociais, como raça, nível socioeconômico, gênero, situação de moradia, e a experiências de vida, como envolvimento legal, violência, comportamentos de risco e exposição a traumas na infância.[2]

Indivíduos com transtornos por uso de substâncias (TUS) enfrentam uma série de vulnerabilidades que os tornam uma população de alto risco, podendo levar à sua marginalização e exclusão social. O cenário complexo envolve variáveis individuais, como comorbidades e severidade do uso, e variáveis ambientais, como situação de moradia, suporte familiar e exposição à violência, afetando a adesão ao tratamento e representando um desafio para os serviços de tratamento e para as políticas públicas.[2,3] A **Figura 17.1** ilustra a interdependência de fatores nos diferentes níveis de complexidade de vulnerabilidade social.

▶ ATENÇÃO INTEGRAL AO USUÁRIO DE DROGAS

A atenção integral ao usuário de drogas visa oferecer cuidados abrangentes diversificados para indivíduos que consomem substâncias psicoativas, buscando atender às necessidades complexas e multifacetadas dos usuários, considerando não apenas o aspecto do uso em si, mas também as questões sociais e de saúde mental associadas a esse quadro.[4]

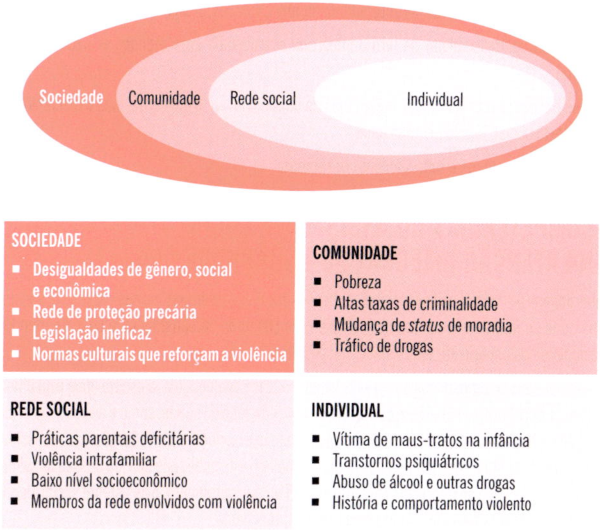

SOCIEDADE
- Desigualdades de gênero, social e econômica
- Rede de proteção precária
- Legislação ineficaz
- Normas culturais que reforçam a violência

COMUNIDADE
- Pobreza
- Altas taxas de criminalidade
- Mudança de *status* de moradia
- Tráfico de drogas

REDE SOCIAL
- Práticas parentais deficitárias
- Violência intrafamiliar
- Baixo nível socioeconômico
- Membros da rede envolvidos com violência

INDIVIDUAL
- Vítima de maus-tratos na infância
- Transtornos psiquiátricos
- Abuso de álcool e outras drogas
- História e comportamento violento

FIGURA 17.1 ▶ MODELO ECOLÓGICO DE VIOLÊNCIA.
Fonte: Adaptada de White e Klein.[5]

A Política Nacional de Saúde Mental consolidou-se por meio da Rede de Atenção Psicossocial (RAPS), um modelo de atenção onde o usuário tem acesso aos serviços e equipamentos de saúde de maneira livre e de base comunitária, objetivando a garantia de acesso.[4,6] As diretrizes da RAPS são pautadas no respeito aos direitos humanos, garantindo a autonomia e a liberdade das pessoas, equidade, combate ao estigma, acesso de qualidade, cuidado integral, humanização e estratégias de redução de danos que são valores essenciais na prestação de serviços de saúde mental.[4] Dessa forma, a atenção integral ao usuário de drogas envolve a oferta de serviços que abrangem a prevenção, a redução de danos e a promoção da recuperação e reinserção social do usuário (**Fig. 17.2**).

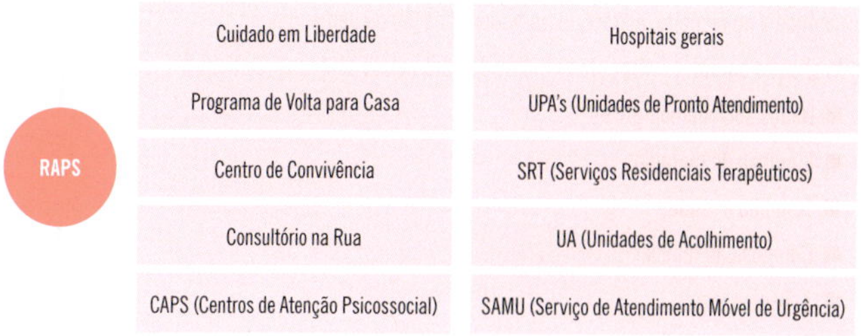

RAPS
- Cuidado em Liberdade
- Programa de Volta para Casa
- Centro de Convivência
- Consultório na Rua
- CAPS (Centros de Atenção Psicossocial)
- Hospitais gerais
- UPA's (Unidades de Pronto Atendimento)
- SRT (Serviços Residenciais Terapêuticos)
- UA (Unidades de Acolhimento)
- SAMU (Serviço de Atendimento Móvel de Urgência)

FIGURA 17.2 ▶ DIFERENTES DISPOSITIVOS DA REDE DE ATENÇÃO PSICOSSOCIAL (RAPS).
Fonte: Adaptada de Brasil.[7]

Segundo a RAPS, as principais características da atenção integral ao usuário de drogas incluem:[7]

1. Abordagem multidisciplinar de forma integrada e articulada para atender às necessidades do usuário.
2. Ações baseadas nas demandas individuais do usuário, levando em conta suas especificidades e o contexto social, familiar e emocional.
3. Inclusão de familiares e rede social no tratamento.

▶ COMPETÊNCIAS DO ASSISTENTE SOCIAL NA ATENÇÃO INTEGRAL AO USUÁRIO DE DROGAS

As abordagens de caráter psicossocial reconhecem que o uso de drogas muitas vezes está associado a uma série de fatores e impactos que vão além do consumo da substância, e buscam atender às necessidades do usuário em todas as dimensões de sua vida.

É de competência do profissional de serviço social realizar o acolhimento, a escuta ativa e qualificada, a articulação com outros serviços e outros dispositivos da rede de saúde, como a assistência social, a educação e o trabalho, a promoção de ações de prevenção e cuidado, a identificação das necessidades e a defesa dos direitos, contribuindo assim para a melhoria da qualidade de vida desses indivíduos e suas famílias.[8] No que se refere aos pacientes com TUS em tratamento, o assistente social identifica demandas apresentadas pelo usuário e sua família, tais como:

- Vínculos familiares frágeis ou rompidos, o que dificulta a adesão aos tratamentos propostos.
- Desconhecimento sobre os dispositivos da RAPS que podem ser acessados no seu território.
- Dúvidas sobre os direitos trabalhistas e os encaminhamentos de suporte previdenciário.
- Falta de acesso a direitos básicos como moradia, alimentação e acesso para tratamento de saúde.[3,9]

▶ INTERVENÇÃO

Diante das demandas apresentadas, a intervenção do assistente social é pautada por um instrumental que auxilia na leitura da realidade do indivíduo, possibilitando, assim, uma abordagem na qual as diversas áreas da vida sejam analisadas e consideradas.[3,9,10] Esse instrumental inclui:

- **Acolhimento** – Escuta ativa do usuário nas suas necessidades, atendimento de qualidade pautado na ética e no respeito, estratégia para identificação de demandas.
- **Avaliação social** – Entrevista estruturada para coleta de dados relativos a:
  - Dados sociodemográficos.
  - Situação de moradia.
  - Trabalho e renda.
  - Composição familiar.
  - Aspectos legais.
  - Rede de suporte familiar.
  - Rede intersetorial (Sistema Único de Saúde [SUS] e Sistema Único de Assistência Social [SUAS]).
  - Plano de intervenção e encaminhamentos.

- **Ecomapa** – Ferramenta em forma de diagrama onde se visualizam as relações do usuário com a rede, a fim de compreender a ligação dos indivíduos com as instituições no território, pessoas significativas e relações com os serviços da comunidade, auxiliando na intervenção profissional.
- **Visita domiciliar** – Instrumento de trabalho com o qual se busca conhecer os aspectos de moradia, condições e modo de vida da população em sua realidade, contribuindo para o atendimento, aproximando a instituição que está atendendo o usuário e sua família.
- **Abordagem familiar** – Intervenção com famílias de forma individual ou grupal no sentido de estimular a participação e identificação de fatores que possam dificultar a adesão ao tratamento.
- **Matriciamento** – Espaço onde duas ou mais equipes criam uma proposta de cuidado compartilhado e colaborativo entre a saúde mental e a Atenção Primária em Saúde.

▶ NÃO ESQUEÇA!

- Realizar uma escuta sensível e empática do usuário com TUS e sua família é fundamental no trabalho com dependentes químicos.
- O usuário deve ser protagonista e participar do seu processo de tratamento.
- A família dos usuários também apresenta necessidades específicas e deve ser objeto de intervenção dos profissionais.
- O trabalho com dependentes químicos deve envolver o mapeamento e a ampliação da rede de apoio familiar e da rede intersetorial do usuário e sua família.

▶ REFERÊNCIAS

1. Crocq MA. Historical and cultural aspects of man's relationship with addictive drugs. Dialogues Clin Neurosci. 2007;9(4):355-61.
2. Mulia N, Zemore SE. Social adversity, stress, and alcohol problems: are racial/ethnic minorities and the poor more vulnerable? J Stud Alcohol Drugs. 2012;73(4):570-80.
3. Souza DPO. Políticas sobre drogas e redes sociais: desafios e possibilidades. In: Silva EA, Moura YG, Zugman DK, editores. Vulnerabilidades, resiliência, redes uso, abuso e dependência de drogas. São Paulo: Red; 2015. p. 267-86.
4. Brasil. Ministério da Saúde. Portaria nº 3.088, de 23 de dezembro de 2011. Brasília: MS; 2011.
5. White JM, Klein DM. The ecological framework. In: White JM, Klein DM, Martin TF, editors. Family theories: an introduction. 4th ed. Thousand Oaks: SAGE; 2015. p. 239-70.
6. Brasil. Ministério da Saúde. Instrutivo técnico da rede de atenção psicossocial (Raps) no Sistema Único de Saúde (SUS) [Internet]. Brasília: MS; 2022 [capturado em 27 maio 2024]. Disponível em: https://bvsms.saude.gov.br/bvs/publicacoes/instrutivo _ tecnico _ raps _ sus.pdf.
7. Brasil. Ministério da Saúde. Rede de atenção psicossocial [Internet]. Brasília: MS; 2011 [capturado em 27 maio 2024]. Disponível em: https://www.gov.br/saude/pt-br/composicao/saes/desmad/raps.
8. Conselho Federal de Serviço Social. Parâmetros para atuação de assistentes sociais na política de saúde. Brasília: CFESS; 2010.
9. Gomes GC, Nascimento LA do, Morais DN, Sousa RB. Drogas e suas consequências no contexto familiar: o olhar do assistente social e dos usuários do CAPS de Pedreiras - MA. Res Soc Develop. 2022;11(4):e24711427302.
10. Veloso DB. Rede intersetorial de serviços e apoio psicossocial às famílias. In: Payá R, editor. Intervenções familiares para abuso e dependência de álcool e outras drogas. Rio de Janeiro: ROCA; 2017. p. 171-81.

► CAPÍTULO 18 ◄

REDE DE ASSISTÊNCIA PÓS-ALTA

LUIZA BOHNEN SOUZA ◄
PAULA GONÇALVES FILIPPON ◄
GABRIELLA DE ANDRADE BOSKA ◄

A assistência em saúde se dá em rede e passa pelos três níveis de atenção: *primário* (atenção básica), *secundário* (atenção especializada) e *terciário* (atenção hospitalar). A alta faz parte de todo esse processo de cuidado, podendo ocorrer da atenção hospitalar para as demais, da atenção especializada para a primária, ou mesmo para outro ponto da rede de saúde. Quando se esgotam os recursos terapêuticos nos níveis de atenção primária e/ou secundária, é que se aponta a necessidade de um tratamento em ambiente hospitalar e, para tal, é preciso manter o enfoque na alta melhorada e na continuidade do cuidado. Assim, proporcionar as condições necessárias para a manutenção da saúde em ambiente extra-hospitalar, construindo o retorno do usuário ao território, é fundamental.[1,2] Neste capítulo, são apresentadas essas condições para a continuidade da atenção em saúde no pós-alta, além dos principais pontos da rede que podem se articular para o acompanhamento das pessoas usuárias de álcool e outras drogas (AOD).

► REDE DE ATENÇÃO PSICOSSOCIAL AO USUÁRIO DE ÁLCOOL E OUTRAS DROGAS

Após a implementação em 2011 de uma série de portarias, consolidando a construção efetiva da rede de serviços para usuários de AOD, instituiu-se a Rede de Atenção Psicossocial (RAPS). Essa rede é entendida como a articulação de diversos pontos de atenção à saúde, contemplando os serviços da atenção básica, serviços especializados de saúde mental, atenção hospitalar, serviços de urgência e estratégias de desinstitucionalização e reabilitação psicossocial.[3]

No **Quadro 18.1**, estão identificados os pontos de atenção de cada componente da RAPS.

QUADRO 18.1 ► COMPONENTES E PONTOS DE ATENÇÃO DA REDE DE ATENÇÃO PSICOSSOCIAL

COMPONENTES	PONTOS DE ATENÇÃO
1. Atenção Básica em Saúde	■ Unidades básicas de saúde (UBS) ■ Equipes de atenção básica para populações em situações específicas ■ Núcleo de apoio à saúde da família (NASF) ■ Centro de convivência e cultura
2. Atenção Psicossocial	■ Centro de atenção psicossocial (CAPS) em suas diferentes modalidades
3. Atenção de Urgência e Emergência	■ Unidade de pronto atendimento (UPA) ■ Serviço de atendimento móvel de urgência (Samu) ■ Sala de estabilização ■ Portas hospitalares de atenção à urgência/Pronto-socorro
4. Atenção Residencial de Caráter Transitório	■ Unidade de acolhimento adulto e infanto-juvenil ■ Serviços de atenção em regime residencial – comunidades terapêuticas
5. Atenção Hospitalar	■ Leitos de psiquiatria em hospital geral ■ Serviço hospitalar de referência
6. Estratégias de Desinstitucionalização	■ Serviço residencial terapêutico (SRT) ■ Programa de volta para casa (PVC)
7. Estratégia de Reabilitação Psicossocial	■ Cooperativas sociais ■ Empreendimentos solidários ■ Geração de trabalho e renda

Fonte: Adaptado de Brasil.[3,4]

Na rede de saúde mental de alguns municípios, constam também no componente de atenção psicossocial as equipes multiprofissionais de atenção especializada em saúde mental, como ambulatórios especializados e demais equipes de referência. A internação em hospital geral é um dos recursos da RAPS ao qual se pode recorrer em momentos de agudização dos riscos relacionados ao uso de AOD. A rede de atenção ao usuário de AOD entende o Centro de Atenção Psicossocial Álcool e Drogas (CAPS AD) como principal articulador do Projeto Terapêutico Singular (PTS) para casos graves e persistentes, por estar inserido no território próximo à comunidade e à família, possibilitando uma atenção em saúde voltada aos vínculos sociais e às potencialidades da pessoa.[1,3]

► *REVOLVING DOOR*: O FENÔMENO DA PORTA GIRATÓRIA

O fenômeno do ciclo recidivo de reinternações hospitalares é conhecido como *revolving door*, ou fenômeno da porta giratória. A escassez dos serviços substitutivos na comunidade e a dificuldade de adaptação do usuário a esses serviços e de engajamento aos tratamentos extra-hospitalares são os principais motivos para a ocorrência de tal fenômeno.[5]

Um estudo realizado com 96 pessoas internadas em uma unidade psiquiátrica em hospital geral aponta que 35,5% das pessoas entrevistadas tinham internações frequentes (duas ou mais internações em 12 meses).[2] Já em alguns países da Europa, a taxa cai para 10%.[6] Os transtornos mentais mais prevalentes são os relacionados ao uso de AOD, correspondendo a 40,5% dos casos de reinternação.[5]

O fortalecimento da RAPS e a garantia de um cuidado articulado entre os serviços pode reduzir o número de reinternações.[5] Nesse sentido, as equipes das unidades de internação exercem um papel fundamental na articulação da continuidade do cuidado após a alta, a fim de evitar o fenômeno da porta giratória.

▶ ARTICULAÇÃO DO CUIDADO PÓS-ALTA

A articulação do cuidado pós-alta inicia já na chegada do usuário à internação, ao ser resgatado na entrevista inicial o caminho percorrido pelo indivíduo até ali. É importante conhecer o contexto prévio à sua chegada: quais foram os serviços que identificaram a demanda de assistência desse usuário e o encaminharam para internação? Quais são os serviços de referência do território do paciente e que, portanto, serão os responsáveis, junto a ele e sua família, por sustentar a continuidade do tratamento pós-alta? O **Quadro 8.2** resume as informações que precisam ser investigadas.

O mapeamento dos serviços de referência do usuário, com ou sem acompanhamento prévio, pode se dar a partir do documento de referência (encaminhamento); na anamnese ou entrevista inicial; e na entrevista com familiares, que pode ocorrer na chegada ou ao longo da internação. A **Figura 18.1** apresenta algumas situações e respectivas condutas a serem seguidas pela equipe de internação nos encaminhamentos pós-alta.

O usuário que necessita de internação pode apresentar não apenas demandas de saúde mental, mas também clínicas e sociais. Ao construir a alta, é preciso revisar as questões já resolvidas e as que ainda necessitarão de acompanhamento pelos demais serviços da rede. Estes podem ser os serviços da rede de assistência social; a unidade básica de saúde ou os serviços clínicos especializados; o CAPS ou outra equipe de saúde mental; a rede de apoio do usuário, ou seja, as pessoas de referência para o seu cuidado (familiares, amigos, vizinhos ou quem mais a pessoa considerar).

■ QUEM FAZ?

O cuidado durante uma internação é realizado por diversos profissionais de diferentes formações, e não prevê a centralização em um profissional somente, sendo executado em equipe. Na equipe de referência, os diferentes papéis podem ser organizados entre os membros, sempre tendo em vista as necessidades da pessoa. Olhares plurais tendem a oferecer maior gama de possibilidades na estruturação e no acompanhamento do PTS.[7]

QUADRO 18.2 ▶ INFORMAÇÕES IMPORTANTES A INVESTIGAR NA CHEGADA DO USUÁRIO PARA INTERNAÇÃO

- Quem encaminhou?
- Quem acompanha?
- Quem seguirá acompanhando?
- Quem é a rede de apoio social (família e outros espaços, como igreja, escola, trabalho, etc.)?

QUANDO HÁ ACOMPANHAMENTO PRÉVIO	QUANDO NÃO HÁ ACOMPANHAMENTO PRÉVIO	ALTA A PEDIDO
■ Discussão do caso entre equipes ■ Construção da continuidade do cuidado com os serviços de referência ■ Visita dos serviços ao usuário ainda no período da internação	■ Contato com serviço de referência e discussão do caso ■ Vínculo antecipado (visitas ao local de referência ou acompanhamento no primeiro atendimento, ainda internado) ■ Encaminhamento por escrito e orientações ao usuário e à família	■ Contato com familiar/rede de apoio (quando houver alguém de referência vinculado à internação) ■ Notificação do serviço que encaminhou sobre a alta ■ Orientações ao usuário e à família/rede de apoio

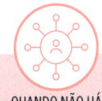

FIGURA 18.1 ▶ ARTICULAÇÃO DO CUIDADO COM A REDE DE ASSISTÊNCIA PÓS-ALTA.
Obs.: Todas as ações preveem a construção conjunta do cuidado com o usuário e sua rede de apoio.

■ ALTA DE UNIDADE CLÍNICA

Uma realidade dos hospitais gerais é a identificação de pacientes com problemas com o uso de AOD no decorrer de internações clínicas. Esses usuários se beneficiam de abordagens como intervenção breve, entrevista motivacional, redução de danos, entre outras, acerca de seu uso, assim como de um planejamento para a continuidade do cuidado, quando assim se avaliar necessário. Nesses casos, deve ser realizado o mapeamento de recursos de seu território e a articulação para o segmento, como já citado. Um exemplo recorrente é o caso do tabagismo: para manutenção do tratamento e de insumos após a alta, o paciente precisará estar vinculado a um programa de tabagismo ou a uma equipe de referência, e essa articulação pode ser feita pela equipe de referência na unidade clínica ou por equipes consultoras em saúde mental/adições.

▶ NÃO ESQUEÇA!

- A internação é uma alternativa terapêutica fundamental em alguns casos, porém se trata de um espaço de passagem, de um recorte da trajetória do usuário.
- O diálogo e a construção conjunta do cuidado entre a equipe que assiste a pessoa durante a internação e as demais equipes que a acompanham de forma longitudinal e contínua é essencial.

▶ REFERÊNCIAS

1. Lima DK, Guimarães J. Articulação da rede de atenção psicossocial e continuidade do cuidado em território: problematizando possíveis relações. Physis Rev SaUde Coletiva. 2019;29(3):e290310.
2. Zanardo GLP, Silveira LHC, Rocha, CMF, Rocha, KB. Internações e reinternações psiquiátricas em um hospital geral de Porto Alegre: características sociodemográficas, clínicas e do uso da Rede de Atenção Psicossocial. Rev Bras Epidemiol. 2017;20(3):460-74.
3. Brasil. Ministério da Saúde. Portaria nº 3.088, de 23 de dezembro de 2011. Institui a Rede de Atenção Psicossocial para pessoas com sofrimento ou transtorno mental e com necessidades decorrentes do uso de crack, álcool e outras drogas, no âmbito do Sistema Único de Saúde (SUS). Brasília: MS; 2011.
4. Brasil. Ministério da Saúde. Portaria GM/MS nº 757, de 21 de junho de 2023. Revoga a Portaria GM/MS 3.588,

de 21 de dezembro de 2017, e dispositivos das Portarias de Consolidação GM/MS nº 3 e 6, de 28 de setembro de 2017, e repristina redações. Brasília: MS; 2023.
5. Pereira PG, Giuliani CD, Mendonça GS. Reinternações e o efeito porta giratória em uma unidade de saúde mental em um hospital de grande porte na cidade de Uberlândia. Rev FT. 2023;27(126).
6. Zanardo GLP, Moro LM, Ferreira GS, Rocha KB. Factors associated with psychiatric readmissions: a systematic review. Paideia. 2018;28:e2814.
7. Brasil. Ministério da Saúde. HumanizaSUS: equipe de referência e apoio matricial [Internet]. Brasília: MS; 2004 [capturado em 27 maio 2024]. Disponível em: https://bvsms.saude.gov.br/bvs/publicacoes/equipe _ referencia.pdf.

▶ CAPÍTULO 19 ◀

INTERFACES ENTRE AS ADIÇÕES E A BIOÉTICA

ALESSANDRA MENDES CALIXTO ◀
LUCAS FRANÇA GARCIA ◀
JOSÉ ROBERTO GOLDIM ◀

A bioética, que é um campo interdisciplinar, enfrenta desafios únicos ao abordar transtornos aditivos e comportamentais (TAC), interligando aspectos relacionados à ética e ao direito. Este capítulo visa explorar a aplicabilidade da bioética clínica no tratamento de pacientes com transtornos envolvendo álcool, tabaco e outras drogas.

Uma visão possível é a dos princípios da dignidade, da liberdade, da integridade e da vulnerabilidade. Esses princípios podem orientar as equipes multidisciplinares em decisões éticas complexas. A tomada de decisão em casos complexos requer uma reflexão realizada pela equipe multiprofissional, de preferência em uma abordagem interdisciplinar. Essa reflexão deve levar em conta o bem-estar e as necessidades do paciente em recuperação, assim como a atuação adequada e segurança da equipe profissional.

▶ CONCEITOS PRINCIPAIS

Alguns conceitos são balizadores para as discussões de caso envolvendo tomada de decisões, além de importantes orientadores para a avaliação dos pacientes em suas múltiplas dimensões e alternativas. São eles:

- **Dignidade** – É a característica que estabelece o caráter de humanidade em todas as pessoas e, por isso, nos une. Todos são dignos em qualquer etapa ou situação de vida. Reconhecer a dignidade é dar a possibilidade de que a pessoa seja vista como um fim em si mesma, com suas características peculiares, suas virtudes e suas fraquezas. A dignidade é inerente à pessoa; ela não cresce, nem se reduz: ela é!

- **Liberdade** – Essa característica busca preservar a possibilidade de escolha, a possibilidade de tomar decisões livres de coerções externas. A autonomia é a capacidade de tomar decisões, é a característica que permite verificar se a pessoa pode tomar decisões no seu melhor interesse.

Por outro lado, a autodeterminação é o exercício da autonomia, é a escolha efetiva de alternativas existentes em cada situação de vida. A autodeterminação é o exercício da vontade. A avaliação da autonomia, entendida como desenvolvimento psicológico-moral, é determinante para verificar a adequação ou não da autodeterminação. Um paciente, ainda que não capaz, pode expressar suas vontades. A questão central é verificar se elas representam o melhor interesse do próprio paciente. O processo de consentimento do paciente passa pelo reconhecimento da sua capacidade e possibilidade de entendimento das alternativas propostas. O processo de consentimento vai muito além da simples obtenção de uma assinatura em um termo de consentimento. É a liberdade que justifica a possibilidade de desistência de tratamento ainda que contrariamente à indicação da equipe assistencial, desde que o paciente seja considerado capaz e que tenha compreendido as repercussões decorrentes de sua decisão.

- **Integridade** – Pode se manifestar de maneira física, mental, social ou até mesmo espiritual. Inúmeras situações podem indicar a necessidade de atendimento de um paciente quando uma ou mais dessas dimensões esteja ameaçada. Muitas vezes, os danos físicos ficam mais evidentes, mas as demais dimensões têm riscos igualmente ameaçadores à integridade da pessoa. Um exemplo de integridade a ser preservada é a referente aos dados, imagens e materiais biológicos armazenados. Os profissionais têm um dever de confidencialidade que se refere à preservação dessas informações. A confidencialidade é uma característica central para o estabelecimento e a preservação do vínculo entre o paciente e o profissional. Em raras situações, a confidencialidade pode ter exceções, com base no que se denomina de justa causa. Isso pode ocorrer quando uma terceira pessoa identificada estiver em risco real e a revelação possa ser um fator de proteção adicional para o próprio paciente e para essa mesma pessoa. A revelação de tal possibilidade visa impedir que a ação ocorra, com benefícios para ambos os envolvidos: um pelo impedimento de realizar uma ação com graves consequências associadas e o outro por minimizar o risco uma ação previsível. O paciente deve ser informado de que essas informações serão compartilhadas.

- **Vulnerabilidade** – Surge com a identificação de um risco ou dano à dignidade, à liberdade ou à integridade de uma pessoa. A vulnerabilidade é decorrência da avaliação dessas características. Quando uma vulnerabilidade é identificada, surge a necessidade de estabelecer medidas de proteção adicional que visam minorar tal situação. É neste momento que a equidade se torna central. A equidade parte do pressuposto de que indivíduos diferentes merecem tratamento igualmente diferente. A equidade é a manifestação concreta da justiça, entendida como princípio. A vulnerabilidade pode ocorrer pelo não reconhecimento da dignidade de uma pessoa, ainda que ela esteja em uma situação degradante. Outra possibilidade é ter sua liberdade comprometida por perdas cognitivas ou abalos de ordem moral, entre outros, que dificultam ou impedem sua possibilidade de tomar decisões no seu melhor interesse. A identificação de situações em que a integridade de uma determinada pessoa ou grupo possam estar abaladas, são igualmente fatores de vulnerabilidade. É a vulnerabilidade que dá justificativa para que sejam tomadas medidas extraordinárias, como tratamentos e internações involuntárias, desde que avaliados caso a caso, e não como medidas genéricas estabelecidas de forma normativa, sempre na perspectiva do melhor interesse do paciente.

▶ SITUAÇÕES COMPLEXAS

Na **Tabela 19.1**, apresentamos situações comuns na prática assistencial que podem conduzir a uma consultoria em bioética clínica. Tais situações podem envolver a decisão de alta hospitalar, de encaminhamento à rede de saúde e à avaliação psiquiátrica forense. Essa tensão destaca a necessidade de uma abordagem individualizada e compreensiva, que leve em conta os valores e as circunstâncias únicas de cada paciente, ao mesmo tempo em que se esforça para prevenir danos e promover a justiça.

TABELA 19.1 ▶ SITUAÇÕES NA PRÁTICA ASSISTENCIAL QUE PODEM DEMANDAR CONSULTORIA EM BIOÉTICA CLÍNICA

SITUAÇÃO	PROBLEMA	CONSIDERAÇÕES	FATORES ASSOCIADOS À DECISÃO
Gestante usuária de substâncias	Potenciais danos ao bebê em desenvolvimento	Uma questão central é não fazer julgamentos morais. A equipe deve envolver a paciente na tomada de decisão e respeitar as opiniões. Devem ser avaliados os riscos previsíveis associados ao uso dessas substâncias, tanto para a gestante quanto para o bebê em desenvolvimento. Devem ser enfatizadas as possibilidades de mudança no estilo de vida que possam ser associadas a essa situação. A ênfase deve estar na precaução, e não na culpabilização.	É preciso equilibrar os riscos previsíveis associados a essa situação com os direitos da mãe, considerando-se sua dignidade, liberdade, integridade e vulnerabilidade. O bebê em desenvolvimento deve ter a consideração de todos esses princípios, exceto a liberdade, o que o torna ainda mais vulnerável. São essas características que devem ser levadas em consideração quando medidas mais drásticas, como uma internação compulsória, são discutidas.
Puérpera usuária de substâncias	Repercussão para a guarda legal após alta hospitalar	Associar a manutenção da guarda do bebê à abstinência e/ou tratamento para o TAC deve levar em consideração uma série de fatores, como a rede de apoio social e familiar, o risco à vida e à integridade do bebê, bem como as condições da paciente para o cuidado de ambos.	Esta decisão extrapola o âmbito da saúde. Ao ter a constatação de um menor em situação de risco à sua integridade, os profissionais de saúde têm o dever legal de comunicar tal fato às autoridades competentes. Pode ser avaliada a possibilidade de estabelecer um plano de segurança para todos: bebê, mãe, pai e família/rede de apoio existente. A comunicação à autoridade competente visa garantir a possibilidade de acesso a serviços especializados de apoio social e de alternativas de enfrentamento ao uso de drogas.

(*Continua*)

INTERFACES ENTRE AS ADICÇÕES E A BIOÉTICA

TABELA 19.1 ▶ SITUAÇÕES NA PRÁTICA ASSISTENCIAL QUE PODEM DEMANDAR CONSULTORIA EM BIOÉTICA CLÍNICA (Continuação)

SITUAÇÃO	PROBLEMA	CONSIDERAÇÕES	FATORES ASSOCIADOS À DECISÃO
Usuário de substâncias e risco de situações de violência	Paciente revela plano de homicídio de terceiros ou membro da equipe. Paciente revela plano de suicídio em circunstâncias específicas relacionadas a desfechos específicos de vida (possibilidade de divórcio, perda de patrimônio, prisão). Família denuncia abuso e violência infligida pelo paciente.	As situações envolvendo violência, já ocorrida ou potencial, merecem sempre uma consideração especial. Essas situações não podem ser desconsideradas ou minimizadas, devendo ser avaliadas. Um importante fator é verificar se tal situação de risco é associada a aspectos dos TACs, se os atos estão relacionados a uma eventual intoxicação.	As situações de violência envolvendo menores, mulheres e idosos são de comunicação mandatória pelos profissionais às autoridades competentes. Cada um desses grupos tem legislação específica e processos de comunicação peculiares, envolvendo diferentes tipos de instâncias sociais. As equipes profissionais devem estar informadas da possibilidade de situações de risco pessoal e para terceiros. Essa comunicação deve ser feita com a preservação da confidencialidade, ou seja, apenas para os profissionais que possam ter alguma ação associada ao cuidado desses pacientes. Sua justificativa é no sentido de orientar aspectos de segurança física, emocional e social.

(Continua)

TABELA 19.1 ▶ SITUAÇÕES NA PRÁTICA ASSISTENCIAL QUE PODEM DEMANDAR CONSULTORIA EM BIOÉTICA CLÍNICA (*Continuação*)

SITUAÇÃO	PROBLEMA	CONSIDERAÇÕES	FATORES ASSOCIADOS À DECISÃO
Decisão de tratamento contrariamente à sua vontade: internação involuntária ou compulsória	O paciente se nega a permanecer em tratamento mesmo diante do agravamento de riscos previsíveis para sua integridade, incluindo a possibilidade de morte ou de situações que configuram ameaça à sua segurança ou à vida de terceiros.	Nestas situações, todos os fatores associados à vulnerabilidade devem ser avaliados, seja em termos de restrição de liberdade, como de ameaça à integridade pessoal e de terceiros. As medidas possíveis de serem implementadas devem ser justificadas como sendo de proteção adicional, e não apenas como de restrição à liberdade.	A decisão de manter um paciente em tratamento contrariamente à sua vontade deve envolver o Ministério Público e a Justiça, pois caracteriza restrição à liberdade. Caso o paciente não autorize sua internação de forma voluntária, ela poderá ocorrer de maneira involuntária ou compulsória. As internações psiquiátricas podem ser: ■ *Voluntárias*: quando ocorrem com o consentimento do próprio paciente. ■ *Involuntárias*: quando ocorrem sem o consentimento do paciente e a pedido justificado de um terceiro. Em tal situação, há um familiar ou pessoa responsável que se responsabiliza pela internação, posteriormente comunicada ao Ministério Público para conhecimento e eventuais providências. ■ *Compulsórias*: quando determinadas pela Justiça, com base em situações de risco de vida pessoal ou de terceiros, havendo prejuízo, ainda que temporário, na capacidade de tomada de decisão do paciente, respeitando o período de tempo estabelecido.

TACs, transtornos aditivos e comportamentais.

▶ CONSIDERAÇÕES FINAIS

É relevante considerar que, no tratamento dos TACs, a discussão sobre a relação entre o indivíduo, sua família e a sociedade está sempre presente. A utilização dos princípios da dignidade, da liberdade, da integridade e da vulnerabilidade deve buscar uma coerência na sua aplicação – e não uma simples ponderação. A dignidade de cada um dos envolvidos, seja o paciente, seus familiares, profissionais e a comunidade, deve ser levada em consideração. Essas situações envolvem vulnerabilidades, sobretudo as que se referem à liberdade e à integridade. A dignidade deve ser sempre preservada.

As avaliações das situações não devem buscar um predomínio da liberdade sobre a integridade ou da integridade sobre a liberdade, mas sim uma composição que permita contemplar coerentemente as demandas de todos os envolvidos, a partir do atendimento do paciente. Não é uma tarefa simples, pois exige uma reflexão que permita avaliar os diferentes aspectos implicados, suas repercussões pessoais, considerando todos os envolvidos, e a precaução necessária para evitar ou minimizar danos previsíveis. O importante é sempre que as reflexões bioéticas buscam argumentos que justifiquem as ações que estão sendo avaliadas, mas não a realização de julgamentos baseados em padrões previamente estabelecidos. As reflexões bioéticas são construídas ao longo da avaliação de cada caso em particular, mantendo o rigor necessário à sua busca de adequação.

▶ LEITURAS RECOMENDADAS

Etemadi-Aleagha A, Akhgari M. Psychotropic drug abuse in pregnancy and its impact on child neurodevelopment: a review. World J Clin Pediatr. 2022;11(1):1-13.

Goldim JR, Fernandes MS. Bioética complexa e a saúde da mulher. Cad Ibero Am Direito Sanit. 2023;12(1):92-104.

Goldim JR. Bioética complexa: uma abordagem abrangente para o processo de tomada de decisão. Rev AMRIGS. 2009;53(1):58-63

Kemp P. The globalization of the world. In: Fløistad G, editor. Philosophical problems today: world and worldhood. Berlin: Springer; 2005. p. 19-24.

Salles AA, Castelo L. Privacidade e confidencialidade nos processos terapêuticos: presença da fundamentação bioética. Rev Bioét. 2023;31:e3340PT.

ÍNDICE

As letras *f, q, t* indicam, respectivamente, figuras, quadros e tabelas

A

Abordagem familiar nos TUS, 105-108
  características das famílias, 105-107
  familiar codependente, 106*q*
  intervenções familiares, 107-108
Abordagem nutricional, 198-203
  avaliação nutricional, 200-201
    objetiva, 201
    subjetiva, 200-201
  como cuidado na abordagem dos grupos psicoeducativos, 202-203
  conduta nutricional, 202
  triagem, 198-200
Abstinência, 38, 40f *ver também* Efeito de violação da abstinência, 97
Ações educativas, 196
Aconselhamento, 194-195
Adições comportamentais, 6, 156-166
  adição a exercícios físicos, 165-166
    avaliação clínica, 165
    tratamento, 166
  adição ao trabalho, 164-165
    avaliação clínica, 164-165
    tratamento, 165
  adições tecnológicas, 161-163
    diagnóstico, 162
    tratamento, 162-163
  compras compulsivas, 159-160
    avaliação clínica, 160
    tratamento, 160
  hipersexualidade e uso problemático da pornografia, 157-159
    avaliação clínica, 157-158
    tratamento, 158-159
  trading problemático, 160-161
    avaliação clínica, 161
    manejo clínico e tratamento, 161
  transtorno de apostas, 163-164
    diagnóstico, 163
    tratamento, 164
Álcool, 29-36, 173-174
  identificação do TU, 30, 35
  manejo da intoxicação, 30-31
  outras hipovitaminoses, 34
  SAA, 31-34
  complicações, 32, 33f
  manejo, 32, 34
Aliança terapêutica, 15-18
Alucinose alcoólica, 32
Anfetaminas prescritas, 66-69
  definição e diagnóstico, 66-69
    complicações clínicas, 68
    complicações psiquiátricas, 68
    tratamento farmacológico, 69
    tratamento não farmacológico, 68-69
Ansiedade, 68
Apostas, transtorno de, 163-164
  diagnóstico, 163
  tratamento, 164
Assistência de enfermagem em adições, 192-196
  ações educativas, 196
  aconselhamento, 194-195
  consultoria de enfermagem, 193-194
  cuidados em serviço hospitalar especializado, 192-193
Atenção plena, 145
  em atividade do dia a dia, 146
  na respiração, 145

B

Benzodiazepínicos e fármacos Z, 43-47, 174-175
  identificação do transtorno por uso de, 43
  intoxicação e abstinência, 44
  tratamento da abstinência e desprescrição, 45-47
  tratamento da intoxicação, 44-45
Bioética e adições, 217-222
  conceitos principais, 217-218
  situações complexas, 218-221
Borderline, transtorno da personalidade, 169

C

CID-11, 5-6
  para dependência de substâncias, 6*q*
  para uso nocivo de substâncias, 6*q*
Ciência da implementação e adições, 21-24
  estratégias de implementação, 24*q*
  fases do processo de implementação, 22*q*
  origem e objetivos, 21-23
Cocaína, 37-42, 174
  identificação do TUC, 37-38
  manejo da abstinência, 38, 40f

manejo da fissura, 40
manejo da intoxicação, 38, 39f
manejo do TUC, 40-42
Codependência, 106q
Cognição, 68
Comorbidades clínicas, 172-178
   associadas à via de administração, 172-173
      drogas inaladas, 173
      drogas intravenosas, 172-173
   associadas aos efeitos de, 173-178
      álcool, 173-174
      benzodiazepínicos e fármacos Z, 174-175
      cocaína e *crack*, 174
      maconha, 176-178
      opioides, 175-176
      tabaco, 176
Compras compulsivas, 159-160
   avaliação clínica, 160
   tratamento, 160
Consultoria, 184-190, 193-194
   de enfermagem, 193-194
   hospitalar em adição, 184-190
      identificação do TUS no hospital geral, 184-189
         avaliação, 185-188
         condução da consultoria, 188
         equipe, 185
      situações clínicas especiais, 189-190
Contingências, manejo de *ver* Manejo de contingências
Crack, 174
Cuidado pós-alta, articulação do, 214-215

D

DARES, 80-81q
Decisões aparentemente irrelevantes (DAIs), 97
Delirium tremens, 32
Depressão, 68
Drogas, 70-77, 172-173
   inaladas, 173
   intravenosas, 172-173
   sintéticas e NSP, 70-77
      definição e diagnóstico, 70-72, 73-74t, 75q
      ação, 73-74t
      classificação, 73-74t
      complicações clínicas e psiquiátricas, 75q
      duração do efeito, 73-74t
      vias de administração, 73-74t
      manejo e tratamento, 72, 76t
DSM-5-TR, critérios diagnósticos, 4-5
   para TUS, 4-5q

E

Entrevista motivacional, 84-94
   aplicações da, 85
   espírito da entrevista, 88
   estratégias para eliciar a conversa sobre mudança, 91-93

   habilidades de comunicação, 89-91
   habilidades-chave, 88
   MTM, 85-87
   na prática, 88-89
   planejamento da mudança, 93
Escala CIWA, 32
Estilo de vida, 97
Exame do estado mental (EEM), 18
Exercícios físicos, 148-150, 165-166
   adição a, 165-166
      avaliação clínica, 165
      tratamento, 166
   programa de, 148-149
   protocolo de treinamento, 149-150
   testes avaliativos, 149
Eye movement desensitization and reprocessing (EMDR), 41f

F

Farmacêutico, atuação na adição, 204-206
Fármacos, 35
   para tratamento do TUA, 35t
Fissura, 40
FRAMES, 79-80q

G

Grupo(s), 125-129, 133-142, 202-203
   de manejo da raiva, 136-139
   de mulheres com transtornos aditivos, 152-155
   de prevenção à recaída, 133-135
   de regulação emocional, 140-142
   motivacional, 125-129
      acolher em grupo, 126
      elementos trabalhados, 128-129
      encaminhamento, 128
      estrutura física, 127
      número de encontros, 127
      organização de um grupo, 127
      princípios do acolhimento, 126-127
      protagonismo dos usuários, 128
      tempo de duração do encontro, 127
   psicoeducativos e nutrição, 202-203

H

Habilidades, 89-91, 130-131
   de comunicação, 89-91
   sociais, 130-131
Hipersexualidade, 157-159
   avaliação clínica, 157-158
   tratamento, 158-159
Hipovitaminoses, 34
Hospital geral, 184-189

I

Instrumento AUDIT-C, 82
Interdisciplinaridade no cuidado, 25-28

Internação hospitalar, 52, 182-183
   avaliação de simulação no contexto de, 182-183
   para desintoxicação de opioides, 52f
Intervenção breve, 78-83
   como fazer, 79-82
   diretrizes de ação FRAMES e DARES, 79-81
   instrumento AUDIT-C, 82
   finalidade, 78-79
Intervenções familiares, 107-108
Intoxicação, 38, 39f

M

Maconha, transtorno por uso de (TUM), 62-64, 176-178
   diagnóstico, 62-63
   tratamento, 63-64
      manejo da intoxicação e desintoxicação, 64
      tratamento farmacológico, 64
      tratamentos psicossociais, 64
Manejo, 118-123, 136-139
   da raiva, tratamento em grupo para, 136-139
      dinâmica, 137-139
      modelo de grupo, 136-137
   de contingências, 118-123
      princípios do, 119-120t
      programas de pontos, 122-123
      uso de quadros, 121-122
Mindfulness, 143-146
   dinâmicas, 145-146
      atenção plena em atividade do dia a dia, 146
      atenção plena na respiração, 145
      espaço parar para respirar, 146
   programa de prevenção de recaída baseado em (MBRP), 144
Modelo transteórico da mudança (MTM), 85-87
Mulheres com transtornos aditivos, grupo de, 152-155
   modelos de dinâmicas, 153-154q
   sugestões de temas, 153q

N

Neurobiologia dos transtornos aditivos, 9-13
Novas substâncias psicoativas (NSP) *ver* Drogas sintéticas e NSP
Nutrição *ver* Abordagem nutricional em transtornos aditivos

O

Opioides, transtorno por uso de (TUO), 48-53, 175-176
   identificação do, 49-50
   manejo da intoxicação, 50-51
   tratamento, 51-53
      desintoxicação, 51, 52f
      manutenção da abstinência, 51
      terapia de substituição, 51

P

Pornografia, uso problemático da, 157-159

Pós-alta, assistência, 212-215
   articulação do cuidado pós-alta, 214-215
      alta de unidade clínica, 215
      quem faz, 214
   rede de atenção psicossocial, 212-213
   revolving door, 213-214
Prevenção de recaídas, 95-99, 133-135
   antecedentes encobertos de recaída, 97
      decisões aparentemente irrelevantes (DAIs), 97
      estilo de vida, 97
   determinantes imediatos de recaída, 96
      fatores interpessoais, 96q
      fatores intrapessoais, 96q
   efeito de violação da abstinência, 97
   estratégias de intervenção, 97-99
      específicas, 97-98q
      globais, 98-99q
   grupo de, 133-135
Programa de prevenção de recaída baseado em *mindfulness* (MBRP) *ver* Mindfulness
Protocolo SMART, 109-111
   ferramentas para a família, 111
   programa, 109-110
   quatro pontos, 110-111
   reuniões e recursos, 110
Psicologia e psiquiatria positiva, 113-117
   exercícios práticos, 116-117
   importância, 114-116
   proposta de intervenção, 114-116q
Psicose, 68
Psiquiatria forense em adições, 179-183
   avaliação da capacidade para consentir/recusar tratamento, 179-181
   avaliação de simulação no contexto de internação, 182-183
   avaliação de transtornos da personalidade, 181
   avaliação do risco de violência, 181-182

R

Raiva, manejo da *ver* Manejo da raiva, tratamento em grupo para
Recaídas *ver* Prevenção de recaídas
Rede de atenção psicossocial, 212-213
Redução de danos, 100-104
   ações, 102-104
   modelo de abordagem, 100, 102
   perguntas de apoio, 102
   população-alvo, 102
   princípios e diretrizes, 101f
Regulação emocional, grupo de, 140-142
   dinâmica, 141-142
   estrutura do, 141
Respiração, 145-146
Revolving door, 213-214
Role-play ver Treinamento de habilidades sociais (*role-play*)

S

Serviço hospitalar especializado, cuidados em, 192-193
Serviço social, 208-211
    atenção integral ao usuário de drogas, 208-210
    competências do assistente social, 210
    intervenção, 210-211
Sinais do uso da cocaína, 38q
Síndrome de abstinência alcoólica (SAA), 31-34, 193q ver também Álcool
    complicações, 32, 33f
        alucinose alcoólica, 32
        manejo, 32, 34
        síndrome de Korsakoff (SK), 32, 33f
    quadro clínico e psiquiátrico, 31q
SMART ver Protocolo SMART
Substâncias psicoativas com potencial de abuso (SPAs), 2

T

Tabagismo, 54-61, 176
    abordagem e tratamento, 55-57
    abordagem farmacológica, 57-61
    abordagem não farmacológica, 57
    diagnóstico e avaliação, 54-55
Tecnologias, adições, 161-163
    diagnóstico, 162
    tratamento, 162-163
Terapia cognitivo-comportamental (TCC), 41
    no uso de cocaína, 41f
Trabalho, adição ao, 164-165
    avaliação clínica, 164-165
    tratamento, 165
Trading problemático, 160-161
    avaliação clínica, 161
    manejo clínico e tratamento, 161
Transtorno de apostas, 163-164
    diagnóstico, 163
    tratamento, 164
Transtorno por uso de cocaína (TUC), 37-38 ver também Cocaína
    identificação, 37-38, 40-42
    manejo, 40-42
Transtorno por uso de maconha (TUM) ver Maconha, transtorno por uso de (TUM)
Transtorno por uso de opioides (TUO) ver Transtorno por uso de opioides (TUO)
Transtorno por uso do álcool (TUA), 29-30, 35 ver também Álcool
    tratamento, 35
Transtornos aditivos, 1-20, 25-28
    avaliação, 14-20
        como primeira oportunidade de intervenção, 14-15
        desenvolvimento da aliança terapêutica, 15-18
        diagnóstico, 19-20
        exame do estado mental (EEM), 18
        exames complementares, 18-19
        história do desenvolvimento psicossocial, 18
    diagnóstico e classificação, 3-7
        adições comportamentais, 6
        TUS, 3-5
    multidisciplinaridade, interdisciplinaridade e transdisciplinaridade, 25-28
    neurobiologia, 9-13
        desregulação da ativação dos modos da mente predostática (DREXI3), 11-13
        neurocircuitos da adição, 9-11
        tomada de decisão, 11
    problemas relacionados ao consumo, 3
    SPAs, 2
    tolerância e síndrome de abstinência, 2-3
Transtornos da personalidade nos TUS, 168-170
    transtorno da personalidade antissocial, 169-170
    transtorno da personalidade borderline, 169
Transtorno por uso de benzodiazepínicos e fármacos Z, 43-47, 174-175
Transtornos por uso de substâncias (TUS), 3-5, 105-108, 184-189
    abordagem familiar, 105-108
    identificação no hospital geral, 184-189
Treinamento de habilidades sociais (role-play), 130-132
    dinâmica, 132
    habilidades sociais, 130-131
    modelo do grupo, 131-132
    role-play/ensaio comportamental, 131

U

Unidade clínica, alta de, 215
Usuário de drogas, atenção integral ao, 208-210
Uso, 3-6, 29-30, 35, 37-38, 41, 43-47, 105-108, 157-159, 174-175, 184-189
    da cocaína, 38q, 41f
        sinais, 38q
        tratamento, 41f
    nocivo de substâncias (CID-11), 6q
    problemático da pornografia, 157-159
    transtorno por uso de benzodiazepínicos e fármacos Z, 43-47, 174-175
    transtorno por uso de cocaína (TUC), 37-38 ver também Cocaína
    transtorno por uso de maconha (TUM) ver Maconha, transtorno por uso de (TUM)
    transtorno por uso de opioides (TUO) ver Transtorno por uso de opioides (TUO)
    transtorno por uso do álcool (TUA), 29-30, 35 ver também Álcool
    transtornos por uso de substâncias (TUS), 3-5, 105-108, 184-189

V

Vida, estilo de, 97
Violação da abstinência, efeito de, 97
Violência, avaliação do risco de, 181-182